新疆西域
骨伤流派及特色

王继先 / 主审　　　　苗德胜　吕发明 / 编著

全国百佳图书出版单位
中国中医药出版社
·北京·

图书在版编目（CIP）数据

新疆西域骨伤流派及特色 / 苗德胜，吕发明编著 .
北京：中国中医药出版社，2025.6
ISBN 978-7-5132-9593-2

Ⅰ . R274

中国国家版本馆 CIP 数据核字第 2025SV0572 号

中国中医药出版社出版

北京经济技术开发区科创十三街 31 号院二区 8 号楼
邮政编码   100176
传真   010-64405721
唐山市润丰印务有限公司印刷
各地新华书店经销

开本 787×1092   1/16   印张 13.25   字数 267 千字
2025 年 6 月第 1 版   2025 年 6 月第 1 次印刷
书号   ISBN 978 - 7 - 5132 - 9593 - 2

定价   80.00 元
网址   www.cptcm.com

服 务 热 线   010-64405510
购 书 热 线   010-89535836
维 权 打 假   010-64405753

微信服务号   zgzyycbs
微商城网址   https://kdt.im/LIdUGr
官 方 微 博   http://e.weibo.com/cptcm
天猫旗舰店网址   https://zgzyycbs.tmall.com

如有印装质量问题请与本社出版部联系（010-64405510）

医学的出现显然与人类自救求生的本能有关。当文明发展出聚落、城邦和城市这些具有阶层划分和政治秩序的群居模式后，医学便演变为救人的行业和职业。

医学过程中所积累的成功与失败的经验教训，以口耳相传和文字记载的方式实现同代和跨代转移，并在某一时刻由某一智者或群体完成具有奠基意义的证实或证伪的知识表达，这种医学才有可能具有继续存在和延续的驱动力。

在我过去的认知中，中华文明始终处于太平洋、黄土高原和青藏高原的封闭地理中独立发育成熟，而在她的体系内部，有着仅属于自身的术语和逻辑解释体系。比如太阳和月亮这两个显性的天体，被早期华夏族人定义为阴阳的属性代表：日为阳，月为阴；向日为阳，背日为阴；日升则昼为阳，月明则夜为阴。地球自转所产生的太阳周日视运动促进人们对节律进行了最早的观察，行星地球围绕恒星太阳公转的周年视运动所引发的温凉寒暑的四季和生化敛藏的物候变迁，又被充分演化为木火土金水的五行生克共存。

这种来源于直觉观察和思维提炼的哲学主导了古代中国人的认知行为模式，在中医药学和其他学科领域有充分的渗透和引用。直到今天，我们都认为这是中医药学所固有的与其他医学的根本差异。

然而，将视域置于全球尺度和历史维度，传统医学的起源和描述具有惊人的接近和相似。当我从最初的惊愕中冷静思考个中缘由时，很容易将之与萨满崇拜进行联想，这种起源久远的原始万物崇拜相当程度地解释了古人类在懵懂阶段对太多不能理解事物的困惑。古人类普遍认同人和大自然的互相观照和作用，"天人相应"和"天人感应"便是这种认知在中医药学留下的深刻痕迹。

我们可不可以推断，各具特色的文明在其内核有着相似起源和共通属性，只是在存续过程中，融合了彼时彼地的物候人事，从而形成外在差异化巨大的形态。就医学本身而言，具有爱人爱己的普世属性决定了无论时代和方法变化与否，都总是被置于文明的主要观察点。

在中国历史和版图变迁中，曾多次发生征服、被征服和规模巨大的人口迁徙，而医学总是伴随着人群和解决当下迫切而存在。我们可以发现，中医学理论和临床的数次飞跃均发生在社会急剧动荡的时代，因为无论瘟疫、战争还是饥荒，解决当下难题的医学需求总是急剧放大，从而形成突破的可能性。

我们在复习历史进程和探寻其内在的可能联系时，原本存在的中医药发展的单一途径这一认知便开始动摇。至少现在，我们相信在这一过程中，域外文明的介入和混合是肯定存在的，草原游牧民族、穆斯林信仰等所包含的医学信息在漫长年代一定会渗透其中并共同进化，从而变成中医药"固有""特有"的属性。

在全球传统医学范畴中，某种观点、经验或某种方法常是突出而重要的部分，虽然会受到地域、风俗和信仰的影响，但传统医学总体上是可以互鉴和互通的，比如植物药、外治法等。《新疆西域骨伤流派及特色》一书用大量篇幅所描述的民族传统医药，都在反复提示我们，一种适用的方法并不具有壁垒，在合适的场景和时期，这一种适用的方法依然具有可重复性和值得被尝试。

人们所从事的行业总是局限的，但从事局限行业人们的眼界总是存在高下不同，固有认知和狭隘视野常常会提高阻碍行业演进的难度。而在传统医学领域，破除偏执和狭隘始终是个重要命题，困顿在单一观点和方法的牢笼，执拗于固定不变的解释逻辑只会让枷锁愈加沉重。本书的作者显然是在更高维度上重新审视"司空见惯"的事物，在观点和方法提炼上也更具跨文明特性，这种平行叙事的风格特别适合我们在阅读中同时进行比选，作者似乎不持观点但却有明确的指向并将选择抛给读者，我将这种理念和方法称为圆融。将在此过程中所获取的灵感，并以此生发、蓬勃、开枝和散叶所演进的观点、立场、理论和方法的总集，发育为太阳系人居行星中最蔚为壮观的传统医学科技树时，这就是文明本身。

中华中医药学会学术流派传承分会副主任委员

王挺

2025 年 1 月

新疆古称西域，是一个多民族聚居地区，共有 47 个民族成分，其中世居民族有汉族、维吾尔族、哈萨克族、蒙古族、回族、柯尔克孜族、塔吉克族、锡伯族、满族、乌孜别克族、俄罗斯族、达斡尔族、塔塔尔族 13 个。在中华人民共和国成立以前，新疆由于特殊的地理位置和民族结构，与内地的文化交流较少。在医学方面，当地多以维吾尔医、哈萨克医、回医及蒙医等为主，中医骨伤基本是空白。1959 年，新疆维吾尔自治区中医医院建院，由于当时医疗资源匮乏，尤其是医生短缺，遂面向社会招收了一些有医疗技能的个体行医者，这其中也有中医骨伤人才。1964 年，我从洛阳平乐正骨学院毕业后被分配到新疆维吾尔自治区中医医院工作，至今已逾一甲子。弹指一挥间，我从风华正茂的青年变成耄耋老人，回首往事，感慨万分，欣慰的是一生受平乐正骨学术思想熏陶和影响，在工作中较好地继承和发扬，将平乐正骨流派的学术思想及诊疗技术传承下去，并后继有人。这些弟子不但继承了平乐正骨流派的学术思想，而且将新疆各主要少数民族医药学骨伤特色疗法吸收、融合，为我所用，其中代表人物就是本书作者吕发明、苗德胜。经过了几代人的努力，现新疆西域骨伤流派已显雏形。他们不但实干，且善于总结，将新疆西域骨伤流派的特色汇聚成册，便有了这本《新疆西域骨伤流派及特色》。

该书先列举了中医学及新疆常见少数民族医药学概况，使读者初步了解新疆各民族医学发展的历史及理论基础。这样就有了比较、归纳的条件，通过知己知彼，借鉴、吸收，促使进一步的融合发展；然后本书介绍了我们学习及传承平乐正骨流派的理论与实践经验的点滴体会，并收集整理了新疆常见少数民族骨伤科的特色疗法，为新疆西域骨伤流派的建立奠定了基础。

新疆西域骨伤流派的形成，一是具有新疆各民族医药学肥沃的土壤，二是有众多中医骨伤事业的热爱者。《新疆西域骨伤流派及特色》一书的重点就是融合了中医与新疆少数民族医药学的骨伤治疗精华，使其治疗系统化、规范化，并上升到一个新的高度。我为他们的工作成绩感到欢欣鼓舞，并为新疆中医骨伤事业后继有人感到高兴。

此书是《中医骨伤学术流派渊源与创新发展》一书的姊妹篇，两书承上启下，共同描绘了中医骨伤学术流派形成的脉络及创新发展历程。愿中医骨伤事业在新疆这块沃土生根开花！

第三批全国老中医药专家学术经验继承工作指导老师

王继先

2025 年 1 月

前言

本人受家庭的影响，自幼喜爱中医，后求学于广州中医药大学中医骨伤专业，毕业回新疆工作后，有幸拜师于全国名老中医王继先及我院创伤中心主任吕发明。在二老的不倦教诲下，我不断学习，努力创新，不敢有丝毫懈怠。

2019 年我入选全国中医临床特色技术传承骨干人才培训项目，在 3 年的跟师学习中，走访了诸多知名骨伤学术流派所在地及知名专家，并萌发了总结各家经验，有利于学习和借鉴的想法，因此于 2022 年撰写并出版了《中医骨伤学术流派渊源与创新发展》一书，其主要总结了国内主要骨伤学术流派的经验及特色。《新疆西域骨伤流派及特色》是上书的姊妹篇。下面将主要内容做一简介。

《新疆西域骨伤流派及特色》旨在介绍新疆西域骨伤流派的形成及特色。首先，本书从中医学基础理论出发，包括阴阳五行和人与自然的关系，为读者提供必要的背景知识。其后，本书介绍新疆地区主要少数民族医药学，使读者有一个直观的感觉，为后面各民族医药学的比较、求同提供一个基础。

"流派"的形成必须具备两个基本条件：其一是必须与其他流派有着不同的特点或长处；其二是流派不仅有创始人，还应有传人或继承人。新疆西域骨伤流派正是传承了平乐正骨的学术思想，所以本书会详细介绍平乐正骨及其在新疆的传承人王继先、吕发明等在中医骨伤领域的学术特色及开展的工作，同时介绍新疆地区少数民族骨伤治疗特色，为融合发展做好铺垫。

新疆西域骨伤流派的形成，是我们在医疗工作的实践中，继承了平乐正骨前辈们的学术思想，并逐渐吸收新疆地区各少数民族医学在治疗骨伤方面的经验，而不断总结、创新发展、努力临床、为我所用的结果。其鲜明特色就是你中有我，我中有你，既有平乐正骨的学术思想基础，又有新疆各少数民族医学骨伤治疗的特点。我们坚信，经过广大骨伤工作者的努力，新疆西域骨伤流派一定会更好地充实、发展，且不断地造福于社会。

在本书的写作过程中，我们汇集了各方专家的智慧和经验，力求呈现给读者一本全面、系统的参考资料。我们衷心希望本书能够满足读者对新疆西域骨伤流派的好奇心，引发对中医药学和少数民族医药学的深入思考，并对医学发展做出积极的贡献。

苗德胜

2025 年 2 月

目录

中医学是一个伟大的宝库，是我国人民几千年来同疾病斗争的经验总结。它具有独特的理论体系和丰富的医疗方法，深受广大人民的欢迎。在整体观念指导下的辨证施治，是中医学的基本特点。

中医学的理论体系，是在整体观念的基础上建立起来的。一方面，中医学认为人体的生命现象是一个复杂的活动过程，内而消化循环，外而视听言行都是不可分割、互有联系的整体活动；另一方面，认为外界环境与人体之间有着密切的关系，因为人类不能离开自然，天时、地理、气候以至人事环境等变化时刻影响着人体。中医学强调人体内在的整体性，同时也重视与外界环境的统一性。这在中医学整个理论体系中，由基础到临床，由生理到病理，无不贯穿着这个精神，它是中医治病的基本观念。因此，在临证之时，无论是观察症状、分析病情、判断问题，还是处方用药，都必须全面考虑，从整体出发，既要注意到外界环境对人体的影响，又要考虑到人体内部的整体协调情况，不能孤立地看人、看病和对待任何一个证候。如果机械地、孤立地、简单地对待和处理疾病，忽视了整体观念，就会犯片面性的错误。例如同样一个外感病，由于发生的季节不同，而立法、处方、用药往往完全不同，又因体质不同，临床处理也常不一致。

辨证施治，就是在上述整体观念的指导下，通过全面的、细致的分析鉴别（辨）各种症状和现象（证），从而进一步探讨考虑（施）治疗方针和施用方药（治）。任何疾病都会随着环境的不断变化而表现出错综复杂的症状，概括地说，辨证施治，就是从错综复杂的现象中进行多方面的了解，从而掌握它的各种演变发展规律，即使是各种特殊的变化，亦能通过辨证而找出它的根源。总之，辨证施治是从不同的变化中，求出主要症结所在，按不同的情况，施以不同的防治方法。例如同一头痛，有外感内伤之分；同一烦躁，有属阴属阳之别；同一厥逆，有寒热真假之辨。如果不掌握辨证施治的规律，就容易造成治疗上的错误。

另外，构成中医学理论体系的基本内容，属于生理方面的有藏象、经络，属于病因方面的有六淫、七情、饮食起居，谈辨证的有八纲、三焦、六经、卫气营血，谈诊断的有望、闻、问、切四诊，谈治法的有治病必求其本、标本缓急及汗、吐、和等多种方法，谈药物性能的有四气五味、升降浮沉，谈方剂配伍和作用的有君、臣、佐、使，七方、十剂等，而阴阳五行学说又是上述内容的基础，具有联系各个方面的作用，成为理论体系中的重要部分。

第一节　阴阳学说与五行学说

阴阳、五行学说是中医学的基础理论，中医学的自然观和对人体生理病理的认识，以及对诊断、治疗、药物的运用等，都以阴阳、五行学说来加以说明和阐述。因此，要想学习或研究中医，就必须首先掌握阴阳、五行学说的基本内容，然后才能进一步探讨中医的理、法、方、药。

一、阴阳学说

阴阳学说最初是古人用以解释自然现象的一种思想方法，其认为宇宙间的事物普遍存在着一种相对的现象，而这相对的两个方面既保持着相互资生、相互依存的关系，又保持着相互消长转变和协调的关系，这便成为促进事物发展变化的根本因素。因此，可把阴阳作为这些自然现象的抽象和概括。

关于阴阳学说的基本内容，主要包括下列几方面。

（一）阴阳的相对性

阴阳是代表一切事物对立的两个方面，并在相对的情况下，表示了两种不同的属性。如以自然界来说，天空轻清在上为阳，大地重浊在下为阴；太阳光明为阳，月亮晦暗为阴；火性向上而发热为阳，水性趋下而寒冷为阴；春夏气候温暖为阳，秋冬气候寒冷为阴；白昼光明为阳，夜间黑暗为阴……以人体来说，躯壳在外为阳，内脏居里为阴；气是无形的，为阳，血是有形的，为阴……大凡向上的、在外的、躁动的、发热的、光亮的、升发的、生长的、强壮的、兴奋的……都可归属于阳的方面；反之，向下的、在内的、静止的、寒冷的、晦暗的、沉降的、衰退的、虚弱的、抑制的……都可归属于阴的方面。掌握了这些基本概念，则大而至于天地宇宙，小而至于人体各部，都可以用阴阳来说明。

阴阳相对的两个方面，如果再进一步分析，其本身都还包含着无数的阴阳。如以白昼为阳，黑夜为阴为例，白昼又可分为上午和下午，上午为阳中之阳，下午为阳中之阴；同样，上半夜为阴中之阴，下半夜为阴中之阳。以人体来讲，体表属阳，内脏属阴，而体表又可分上部为阳，下部为阴，外侧为阳，内侧为阴；内脏中六腑为阳，五脏为阴，而五脏中则以心、肝为阳，肺、脾、肾为阴……这种"阴中有阴，阳中有阳，阴阳之中复有阴阳"的理论，指导着事物的分析和推演，可以由简而繁，愈分愈细；也可以从博返约，提纲挈领。这样就更深入细致地表达了事物内部的复杂关系，同时亦说明了用阴阳来代表各种事物的属性是相对的、灵活的。

（二）阴阳的互根关系

阴阳的互根，是指阴阳对立的两个方面具有相互资生、相互依存的关系。具体来说，就是阴能生阳，阳能生阴，两者是相互为用、相辅相成的。正是由于这种关系，阴阳互根有着互为因果的作用，是推动事物变化发展的基础。以人体生理来说，实质脏器为阴，功能活动为阳。饮食物进入人体，必定要通过内脏（肠胃等）的消化活动（阳），才能转变为营养物质（阴），而内脏的消化功能（阳）又必须依赖营养物质（阴）的不断供给。因此，营养物质是产生功能活动的资源，而功能活动又是制造营养物质的原动力。又如人体的气血，同样有着阴阳互根的关系。血液的生成来源于水谷，依赖于气的化生，血液循环不息而滋养全身是气的推动的结果，因此有"气为血之帅"的说法。另外，血虽由气而生、随气而行，然而气又必须以血为依附。如果气血失调，则产生疾病。由此可见，人体的一切器官组织之间阴阳互根的关系是非常明显的。

（三）阴阳的消长转变与协调

阴阳的消长转变与协调是事物的运动规律，任何事物都是在不断发展和变化着的。自然界昼夜的更换、四时气候的转移，都是阴阳消长转变的体现。人体也一样，正常的人精神饱满，体力充沛，这是由于机体的功能旺盛，源源不断地摄取营养物质的结果。一方面，机体功能属阳，营养物质属阴，因而可以说机体功能旺盛的体现，便是阳长阴消的过程。另一方面，人体营养物质的产生由饮食物转化而来，这种转化又必须借助内脏的活动，这种转变即阴长阳消的过程。当然，无论是阴长阳消还是阳长阴消，都不能截然划分，它们是一个彼此转变、互相渗透的过程，同时是相对的而不是绝对的。人体就是通过这种阴阳的消长转变而维持着阴阳的协调，它是推动人体不断发展变化——生长发育，保持健康的重要条件。

人体的健康与否取决于阴阳是否协调。阴阳失调的具体表现有太过和不及两方面。

凡是一方发生了太过，就会损害其对立的一方；反之，如果一方发生了不及，同样也会影响其对立的一方。阴阳失调最具有代表性的反应是寒热症状，正如《素问·阴阳应象大论》所说："阴胜则阳病，阳胜则阴病；阳盛则热，阴盛则寒。"如果阴阳失调，发展到极点，还可出现反常的病理现象，导致"重阴必阳，重阳必阴"，亦即"重寒则热，重热则寒"的寒热真假的病证。如果阴阳的关系被完全破坏，那就必致"阴阳离决"而产生死亡的后果。

形成疾病的根源是阴阳的失调，所以临床诊断和治疗时，也就必须从错综复杂的症状中去推求阴阳的盛衰，辨别疾病证候的阴阳，以认识其本质和现象，从而根据疾病的症结所在，采取适当的治疗方法，使阴阳复归于协调。如阴寒太盛而损及阳气者，当用温热的药物以逐阴寒；如阳气不足而致浊阴不化者，则应扶阳以化阴；如阳热太过而伤及阴液者，又当用寒凉的药物以损其有余之阳；阴液不足而阳气虚亢者，则当滋阴敛阳。总之，调和阴阳，使之"阴平阳秘"，归于协调为原则。

二、五行学说

五行，即木、火、土、金、水。五行学说是古人根据这五种物质的属性及其内在的联系所抽象出来的一种概念，并以此作为事物的分类和说明事物的发展变化及其相互联系的工具。关于五行学说的基本概念和在医学中的具体运用，现叙述如下。

（一）五行的归类法则

自然界的一切事物，其发生发展的规律，一般可以概括为生、长、化、收、藏五个互为联系的阶段，而五行正是这种说理的工具。如木性升发，象征着春天风和日暖（风）的气候和万物萌芽生发的现象，故主发生（生）。火性炎上，象征着夏季暑热（暑）的气候和万物生长茂盛的现象，故主发展（长）。土能生万物，象征着长夏（六月）湿润（湿）的气候和万物化生繁殖的现象，故主变化（化）。金性肃杀，象征着秋天干燥凉爽（燥）的气候和万物萧条的现象，故主衰退（收）。水性润下，象征着冬天寒冷（寒）的气候和万物潜伏隐藏的现象，故主闭藏（藏）。这样便把五行的木、火、土、金、水与万物发展过程的生、长、化、收、藏，四季的春、夏、长夏、秋、冬以及气候的风、暑（热）、湿、燥、寒互相联系了起来，在此基础上更进一步广泛地联系五色的青、赤、黄、白、黑，五味的酸、苦、甘、辛、咸等。

将五行联系到人体，是以肝、心、脾、肺、肾五脏为基础。根据其生理特点，以取类比象的方法配合五行，并且广泛地联系到六腑的胆、小肠、胃、大肠、膀胱，五体的筋、脉、肌肉、皮毛、骨，五官的目、舌、口、鼻、耳，以及五志的怒、喜、忧、悲、恐等。例如，肝脏主升发之气，性喜条达，象征着春天生发之气和风动木摇的现象，故属木行而应于春天，主生、主风；在生理上肝与胆有表里关系，肝又主筋，开窍于目；肝气亢旺者多善怒，而大怒又易伤肝，所以五志中肝主怒。这样便把人体的肝、胆、筋、目和情志变动的怒，通过五行中的"木行"的关系，与自然界中的春、生、风、青联结成为一大类属。其余四脏也同样地通过五行的关系与自然界的各种现象联结而成为类属。这样不仅可以系统地说明事物之间的从属关系，而且可以从各方面来分析与联系，作为观察事物变化发展的依据，这就是五行的归类法则。它不仅可以用来解释人与自然界的整体统一性和彼此之间的复杂关系，而且在实际应用上，对于阐述人体生理、病理，进行诊断、治疗等也都有一定的作用。

（二）五行的生克规律及其变化

五行的归类法则说明了事物之间的从属关系，而五行的生克规律则又进一步说明了事物之间的相互促进、相互制约的内在联系。

五行的相生规律是：木生火，火生土，土生金，金生水，水生木。所谓生，即助长的意思，所以相生又意味着推动事物的发展，说明五行之间有相互促进、相互依存的关系。五行相生也就是母子关系，任何一行都有生我、我生两方面。生我的是母，我生的是子。以水为例，生我的是金，金是水之母；我生的是木，木是水之子。余可类推。

五行的相克规律是：木克土，土克水，水克火，火克金，金克木。所谓克，即制约的意思，所以相克又意味着维持平衡，说明五行之间有相互抑制、相互排斥的关系。五行相克也就是所胜和所不胜的关系。任何一行都有克我、我克两方面。克我的，称为所不胜；我克的，称为所胜。如以木为例，克我的是金，金是木的所不胜；我克的是土，土是木的所胜。余可类推。

五行的相生相克，是事物内在联系的两个方面，并不是单独存在的，而是有机地结合并存的，相生之中寓有相克，相克之中也寓有相生。因此，相生相克是一切事物维持相对平衡的两个不可缺少的条件。这种既有相生又有相克的协同关系，称为"制化"。也就是说，只有在生克互相作用的情况下，才能保持正常的相互协调，保证事物的生化不息。以五脏来说，肝生心，心生脾，脾生肺，肺生肾，肾生肝；肝克脾，脾克肾，肾克心，心克肺，肺克肝。由此可以看出五脏之间具有相互资生和相互制约的关系，彼此维持着相对的均势。如心火亢旺，则有肾水上济，就不会引起偏盛现象，这是水能克火的作用。肝木不足，则有肾水的滋养，就不会产生偏衰现象，这是水能生木的作用。无论是相生还是相克，都是正常的生理活动。通过这种生克制化的活动，五脏的功能活动才得以生生不息，而保持着协调平衡的状态。

相生或相克的任何一方发生太过或不及之后，不能及时或有效地纠正就会打乱这个平衡关系，出现反常的变化而发生疾病，在相生方面则有"子母相累"的病理变化，在相克方面则有"相乘相侮"的病理变化。

所谓"子母相累"，就是指母子之间在病变上的互相影响。如脾土虚弱影响心脏，致使心气不足，出现失眠、健忘等症状，这就是"子病及母"的病变。又如肾水亏虚，水不涵木，引起头晕、目眩等肝风上旋的证候，这就是"母病及子"的病变了。

所谓"相乘相侮"，就是当某一脏器作用太过时，一方面会克害它所胜的脏器，这叫作相乘；另一方面，又能反过来克害它所不胜的脏器，这叫作相侮。相反，当某一脏器虚衰的时候，也会受到所胜或所不胜的脏器的克害，而产生相乘或相侮的病理变化。因此按相克规律来看，相乘的病变和相克的规律是一致的，而相侮的病变和相克规律正好相反，所以又称反侮或反克。例如肝木过旺时，往往会克害脾土，产生腹痛、泄泻、呕吐等症，这是木来乘土，属于相乘的病变。又如肝木疾病影响肺金，出现两胁疼痛、咳嗽气逆等症，在病理上这是肝气上逆，肺气失降所致，也是肺金不能制约肝木，木反侮金，属于相侮的病变。由此可见，五行能说明人体脏器之间的生理现象，同时又能用来说明病理的机制，从而指导临床治疗或预防疾病传变。

三、阴阳和五行的关系

阴阳，主要用来综合说明人体的对立统一性；而五行，则主要用来说明人体内部的复杂联系及其生克制化规律。二者在中医学中有着密切的关系。例如在生理上，脏与腑是相对而统一的两个系统，脏为阴，腑为阳，所以可用阴阳来说明。再进一步分析，则五脏各有不同的性能和复杂关系，非阴阳所能概括，就需要用五行生克制化来加以说明了。而且在每一脏腑本身，又有阴阳之分。因此，阴阳之中又包含着五行，五行之中又包含着阴阳。在病理上，同样如此，病变的总的性质不外是阴证、阳证两大类型，如进一步分析病变所在，则有伤肝、伤肾等的区别，而疾病的传变又可用五行生克乘侮来说明。这就是说，观察病理变化也须从阴阳中辨别五行，从五行中辨别阴阳。由此可知，阴阳可以从对立统一方面说明生理病理现象，说明人体五脏六腑之间以及物质和功能之间的对立互根等关系；而五行可以进一步推演联系，更深刻地说明事物内部和内部与外部的复杂联系。阴阳与五行学说在应用上可以发挥相互为用、相辅相成的作用，在中医学，从理论到实践，二者都是不可缺少的工具。

第二节 人与自然

一切生物都不能脱离自然界而生存，人类也不例外。由于自然环境及其变化时刻影响着人类的活动，因此人体必然与之相应地产生变化，以保持其内外环境的平衡。这种人与自然密切相关的整体观，成为中医理论的重要组成部分。

《素问·五运行大论》《素问·天元纪大论》等篇记载了对自然界变化的具体认识：大地处在太虚的中央，无所凭依，仅仅依靠宇宙大气的力量来将它举起；天地不是静止的，而是在不断地运动和变化着的，宇宙间的一切事物亦无时不在运动和变化着；变化的发生，是由于天气不断下降，地气不断上升，一上一下，一升一降，一动一静，相互影响而发生变化；天有风、热、湿、燥、寒之气，地有木、火、土、金、水之形，形与气在相互感应、相互影响下发生变化，由变化而产生万物……这些理论充分说明了自然界的相互关系。至于人类，就是生活在这上下升降运动不息的天地之中，因此人的生理或病理必然受到大自然的影响。如《素问·宝命全形论》认为，宇宙之间，万物之中，最宝贵的是人，人在天地大气之下孕育，且同万物一样，是顺应着四时生长化收藏规律而发生发展着的。

一、气候变化对人体的影响

在自然界中，对于生物的影响，最明显而普遍的是四时气候的变迁和六气的变化。

四时即春、夏、秋、冬四季。在这四个季节中有着不同的气候，从它的属性来说，是春温、夏热、秋凉、冬寒。运用阴阳来分析，则春温、夏热皆属阳；秋凉、冬寒皆属阴。而春夏由温而热，是由于阳气逐渐增长，阴气逐渐消退；秋冬由凉而寒，是由于阴气逐渐增长，阳气逐渐消退。所以四时气候的转变是阴阳互为消长的过程，一切生物都是在这个过程中运动、变化和发展的。

六气就是风、寒、暑、湿、燥、火六种气候，它对于一切生物的发生发展具有重要的影响和作用。这种作用取决于六气的特性，亦即《素问·五运行大论》中所说的："帝曰：地之为下否乎？岐伯曰：地为人之下，太虚之中者也。帝曰：冯乎？岐伯曰：大气举之也。燥以干之，暑以蒸之，风以动之，湿以润之，寒以坚之，火以温之。故风寒在下，燥热在上，湿气在中，火游行其间，寒暑六入，故令虚而生化也。"

六气的产生和四时是有一定的联系的，春季多风，夏季多暑（火），长夏多湿，秋季多凉，冬季多寒。六气和四时寒、热、温、凉的递变基本上是一致的，在正常情况下是按照一定的次序向前发展和互相转变的。例如春三月温暖，夏三月由暖而热多暑湿等，年年岁岁都是如此四季往复。又如，春季阳气上升，风和日暖，草木萌芽；夏季阳气旺盛，天气炎热，则草木生长茂盛；长夏阳气盛极，草木开花结实；秋季阳气渐衰，阴气转盛，草木不再生长，有平定收缩的趋势；冬季阳气衰微，阴气大盛，天气寒冷，草木凋零。动物在生长过程中，也同样分为少小、成长、壮大、衰老、死亡等类似的几个阶段。由于这是一切生物在它生命活动中所必经的几个阶段，所以古人便把它作为一种规律来看待，归纳为生—长—化—收—藏。由此可知，四时六气对于生物的发展变化是起着推动促进作用的。但是，一切事物有常必有变，四时六气也是如此。四时六气的反常变化，即所谓反常的气候变化——太过或不及。例如，春季当温而反寒，秋季当凉而反热，这都是时令已到而气候未转的一种不及现象。反之，夏天当热而反凉，冬天当寒而反温，这都是时令未到而气候已转的一种太过现象。四时的反常就是六气的反常，反常的六气称为"六淫"，六淫之气能影响生物的发生发展，造成灾害。对于人体来说，六淫就是致病因素。

二、地域风土对人体的影响

地域风土对人体具有一定的影响，这是因为不同的地区，就有不同的风土环境，而不同风土环境又是和气候变化有着密切关联的。我国西北地区气候寒冷，地高多燥；东南地区，气候温和，地卑多湿。由于南北的天时气候和风土性质有很大的差异，故而人们在饮食和生活习惯上有悬殊。由于这些因素长期对人体的影响，便造成了体质上的差异，同时这也是形成各种地方病的主要因素之一。根据中医学的理论与经验，因地域风土、生活习惯、体质等的不同，其临床治疗用药往往也有显著的不同，强调因人、因地、因时制宜。关于地域风土对人体的影响，在《素问·异法方宜论》中有详细的阐述。

三、人体对自然环境的适应功能

四时六气的正常递变有利于生物的发生发展，而四时六气的异常变化则常是导致疾病的因素。但这并不单纯取决于四时六气的作用，最主要还是取决于机体内在的适应功能。人生活在大自然中，时刻受着来自气候、环境等各方面的影响，其之所以能够保持正常的生命活动，主要依靠这种适应功能，改变内在的生理活动来适应外来的各种影响，从而维持机体内外环境的平衡。《灵枢·五癃津液别》说："天暑衣厚则腠理开，故汗出……天寒则腠理闭，气湿不行，水下留于膀胱，则为溺与气。"意思是说，夏天多出汗，冬天小便频、汗少，就是机体适应功能随着不同气候变化而改变的例证。所以人体能否保持健康，气候环境的影响仅是外在的条件，适应功能才是内在的决定因素。如《素问·刺法论》说："正气存内，邪不可干……"意思是说，人体正气充足，病邪就不能为害。再如《灵枢·百病始生》说："风雨寒热，不得虚，邪不能独伤人；卒然逢疾风暴雨而不病者，盖无虚，故邪不能独伤人。此必因虚邪之风，与其身形，两虚相得，乃客其形。"意思是说，假如没有内因（正气不足和功能失调）的存在，风雨寒热等外因是不能起作用的；必然是人体内部发生了不正常的变化，削弱了适应功能，风雨寒热才能伤人而产生疾病。

人体的适应功能，除了产生对外在环境的适应性而外，还包含着防御和抗病作用。内而脏腑经脉、营卫气血，外而皮毛骨肉等，均具有这种功能。所以机体任何一个脏器或组织，丧失或减弱了健全的功能，就不能适应外在气候环境的急剧变化。如有风湿关节痛或哮喘等旧病的人，常在气候发生转变的时候发病。又如在同一环境、同一时期，受到了同一程度的气候变化的影响，有的人生了病，有的人就没有生病；有的人病轻，有的人就病重……这些都说明了人与自然界关系的密切和人体内部因素的决定性作用。

总之，人与自然密切相关的理论，在中医学中已成为整个理论体系的重要组成部分，并贯穿在临床实践中。我国古代的预防思想，就是以人与自然为统一整体为基础的。《素问·脏气法时论》说"合人形以法四时五行而治"，意思是说按照四时五行生克的规律而进行治疗，这又指出了治疗疾病亦须注意四时气候的特点和变化规律。如春天不宜多用苦寒泻火之剂，以免折损生发之气；夏天不宜多用辛温之剂，以免伤阴；长夏不宜多用阴柔滞腻之品，以免助湿留邪；秋天不宜多用刚燥之剂，以免损伤津液；冬天不宜多用开泄或寒泄之剂，以免损伤阳气等。这些都是中医学中人与自然密切相关的整体观念的具体实践。

第三节　脏腑的功能及其相互关系

脏腑主要包括五脏和六腑两个部分。

五脏是指心、肝、脾、肺、肾，具有储藏人体的精、神、气、血的功能。六腑是指胆、胃、小肠、大肠、膀胱、三焦，具有接受饮食进行消化、吸收、排泄等功能。根据脏腑的生理功能，以阴阳来归纳，则五脏属阴，六腑属阳。

脏和腑在功能上虽然有明确的分工，但又是密切合作的，脏与脏、腑与腑以及脏与腑之间都有着相互依存和相互制约的内在联系。另外，脏腑虽然深居在体内，但是与皮、毛、骨、肉、筋、脉及眼、耳、鼻、口、舌等组织器官均有着直接或间接的联系，这种联系是依靠经络、气血在其间联络沟通的。所以说，内而循环消化，外而视听言行，无不来自内脏的功能活动。换言之，脏、腑的功能活动，实质上就是整个机体的生命活动。

现将脏腑的功能分述如下。

一、五脏功能

（一）心

1. 主藏神

神，是人体一切生命活动的总的体现，如精神、意识和思维活动，以及目之所以能视，耳之所以能听，口之所以能言语，肢体之所以能活动……都是神在人体发挥作用所表现的各种形式。因此，神和人的形体是不可分离的。

神在人体与五脏的关系最为密切，而尤以心脏是神的大本营。《素问·宣明五气》记载："心藏神，肺藏魄，肝藏魂，脾藏意，肾藏志，是谓五脏所藏。"由于心有统率其他内脏的作用，因此心脏的神也就概括和代表了其他四脏的魂、魄、意、志而起着主宰的作用。

2. 主血脉

血液是维持生命所不可缺少的营养物质，脉是血液周流循环的道路。人体的血液所以能够循着全身的血脉运行不息，除了与气的作用有关外，主要是靠心脏的活动而运行的。脉搏的跳动，即是心脏活动的表现。

心脏之所以能够保持正常的活动，主要是靠血液的滋养。血虚者，血不养心，则会出现心火虚亢的病理现象。所以心脏主宰着血液的运行，血液也支持着心脏的活动，而脉又是血液运行的道路，心、血、脉三者联系成为一体。

3. 开窍于舌

舌的功能活动与心脏有着密切关系。例如，《灵枢·脉度》里就有"心气通于舌，心和则舌能知五味矣"的记载。意思是说，心与舌相通，心脏功能正常则舌的味觉灵敏。正因为心与舌在生理上具有一定的联系，所以一旦心的生理功能失常，出现病理变化时，也可以从舌上反映出来。例如心经有热者，舌质比平时红绛；血虚者，舌质多是淡红色；如果心神受到侵害，便会出现言语困难等症状。

附：心包络

心包络简称"心包"，位于胸中。它是心脏外围的一层脂膜，具有保护心脏的功用，所以被称为心脏的宫城。心脏是脏腑的最高领导，又是神之居处，是不能容受病邪侵害的。所以当有病邪侵犯心脏时，心包能代心受邪，不使直接伤害心脏。热性病初起阶段所出现的舌蹇、语言不清，或神昏谵语、口噤等症状，就是病邪逆传心包的结果。

（二）肝

1. 主藏血

肝脏有贮藏血液的功能。当人体在活动的时候，肝脏把贮藏的血液输出，充分地给养全身；当人在安静或睡眠的时候，则又将血液贮藏在肝内。所以肝不仅是储藏血液的仓库，而且是调节血量的脏器。

2. 主筋和开窍于目

筋有约束骨骼和联系关节的作用，人的躯体四肢之所以能够活动自如，主要是依靠筋的活动。肝气充足，则筋的活动强劲而有力；肝气不足，则筋的活动能力亦衰退。所以肝脏功能失常，往往引起筋的活动失常。

眼睛是视觉器官，其视力的产生主要依靠五脏六腑精气的上注灌溉，其中与肝脏的关系最为密切。《素问·阴阳应象大论》说"肝主目"。《灵枢·脉度》记载："肝气通于目，肝和则目能辨五色矣。"故肝脏有病，常会引起各种目疾。

（三）脾

1. 主运化

脾脏有运化的功能，一方面它帮助胃肠消化水谷，另一方面促进胃肠吸收消化后的精微，并且变化而为精、气、血液，再输送于全身各个脏器、组织。脾阳不足，往往出现胃肠消化不良，或水液不能蒸化为津而停聚，这就是脾病可以生湿的原因。若脾气衰弱，运化与输布的能力降低，则水谷精气的来源减少，影响到全身的营养不足，许多虚弱证候便由此产生。

2. 统血

血液的周流循环主宰于心，血液的贮藏调节隶属于肝，但是要保持血液循着一定的道路前进而不越出常轨妄行，则又需脾的统摄作用。如果脾脏功能失常，失去了统血的作用，便会出现各种慢性出血性疾患，如虚寒性便血、女性月经过多或崩漏等。

3. 主肌肉和开窍于口

人体肌肉的生长需要脾脏供给充分的精气津液等营养物质，因而脾和肌肉有着直接的联系。另外，食欲的产生，首先是脾胃功能正常，使脾胃之气上达，故而说脾开窍于口。脾胃衰弱的人往往是肌肉消瘦，口唇苍白无光泽，饮食无味，甚至有肌肉萎缩、四肢无力等现象，这些都体现着脾与肌肉及口的关系。

（四）肺

1. 主气

肺居胸中，主要的功能是呼吸，即吸入空中之大气，呼出身体中的秽浊之气。大气进入人体之后称为"真气"，它和来自脾胃的水谷精气相结合而运行于全身，共同充养人体，成为产生组织功能活动的主要物质。所以说，肺的呼吸活动是人体生命功能的主要源泉。

《素问·灵兰秘典论》说："肺者，相傅之官，治节出焉。"这又是指肺有辅助心脏，发挥协同作用和调节的功能。因为肺主气，心主血，气为阳，血为阴，气有推动血液周流循环的作用，气血和调则营卫通畅、阴阳平衡，五脏六腑亦得以互相协调，所以说心、肺在生理上有相辅相成的关系。

2. 主皮毛

皮毛是指皮肤和毛孔等而言。皮肤在人的体表，具有保卫防护的作用。皮肤的毛孔能随着气温的变化而开合，以调节并保持人体正常的体温。例如在气温较低时，毛孔闭合，使皮肤致密；在气温升高时，毛孔开启，使皮肤疏松，发散汗液。而皮毛之所以能发挥这种保卫和调节的功能，与卫气的充养是分不开的，而卫气又是由肺所主宰的，所以肺和皮毛有密切的关系。因此，肺脏功能失调者易导致卫气功能失调，而从使皮肤和毛孔等对外界气候的适应功能减弱，导致容易感受外邪而发生疾病。

3. 开窍于鼻和喉的关系

鼻和喉是肺气出入的道路和门户，因此它们在生理和病理方面都与肺脏密切关联。肺的功能正常，肺气上达，喉咙才能发声，鼻窍才能通利而嗅觉灵敏。肺脏发生病变，例如感受风寒，肺气闭塞，则鼻流清涕，不闻香臭，同时发生咳嗽，声音亦变为重浊，甚则声音嘶哑或喉痛。相反，如果喉、鼻部发生疾病，亦能阻碍肺气的出入而影响到肺的功能。

（五）肾

1. 主藏精

肾藏精，其"精"包含两个方面。一是指五脏六腑之精，这是人体最基本的营养物质，由饮食物通过脾胃消化吸收，以及气化而成。精藏于肾脏，而又能随时供应五脏六腑的需要。二是指生殖方面的精，是人类生育繁殖最基本的物质。当人体发育成熟时，生殖之精便自然产生。生殖之精由先天肾气与后天五脏六腑之精结合化生而成，它的贮藏和输泄也是由肾脏所主宰。

2. 肾气的作用

人的生长发育与肾气有着密切的关系。肾气是先天的元气。生命的开始是以父母的精气为基础，再受到母体气血的给养而形成，这种先天的精气藏纳于肾脏，所以称为"肾气"。肾气不仅有促进胎儿生长的作用，而且有促进人体生长发育的作用。

人体生长发育的情况，一般来说，男子到 16 岁左右，肾气壮盛而发育成熟；而后形体组织日渐丰满壮实，到了 40 岁左右肾气便开始逐渐衰弱；到了 64 岁左右，由于肾气衰竭，五脏六腑的精气日益不足，形体亦因此进入衰老阶段。至于女子的发育，一般较男子为早，在 14 岁左右便肾气壮盛，发育成熟，开始月经来潮，具备了生育功能；到了 35 岁以后，便有衰老的趋势；到了 49 岁左右，由于内脏功能和气血的衰退，月经亦随之闭止，进入衰老阶段，也不能再生育了。总的来说，虽然男女两性在发育和衰老的时期有迟早的不同，但都是随着先天肾气和后天五脏六腑精气的盛衰而变化的。

3. 命门之火的作用

肾脏为人体生命之根本，故肾又名命门。命门之火又名相火。火是指功能的意思，功能属阳，故命门之火又称为"肾阳"。其生理作用主要有以下四个方面。

（1）水液的排泄：肾为水脏，具有管理全身水液的功能，这一功能与命门之火的气化作用有关。故只有肾脏水火相济，才能使水液分布和排泄各走其道，从而保持人体水液的常度。

（2）生殖功能：人体的性功能和肾脏精气的施泄都是命门之火的作用。因此，临床上认为性欲减退，或阳痿、不育等大都由命门之火不足所致；而性欲亢进，或梦遗、泄精等，一般认为由命门之火妄动所致。

（3）与五脏六腑的关系：《难经》认为命门之火是人身生化的源泉，是五脏六腑、十二经脉生理活动的根本。张景岳也说："命门为元气之根，为水火之宅，五脏之阴气非此不能生……命门为化生之源，得先天之气也。"由此可知，命门和肾水可加强五脏六腑的活动功能，特别是脾胃后天的运化功能离不开命门之火的资助。这里还须说明，肾脏所藏之精，中医学称之为"元阴之气"，为人身之真阴，命门之火为人身之真阳，二者保持着阴阳互根的关系。

（4）主骨髓和开窍于耳：肾和骨骼的生长发育有着密切的关系，因为骨中充满着骨髓，骨髓是由肾精化生而成的，有营养骨骼的作用，所以肾病可以引起骨枯髓减而产生骨痿病。

耳是听觉器官，耳能闻声，除了与心神的作用有关外，主要还依靠肾脏精气的上达，所以《灵枢·脉度》云："肾气通于耳，肾和则耳能闻五音矣。"

二、六腑功能

（一）胆

1. 藏胆汁

胆居于肝下，内藏胆汁。由于胆汁清净，所以胆有"中清之腑"之称。胆有疏泄的作用，这是指胆汁输入肠中而与消化功能有关。所以当胃肠有病时，可以引起胆汁上逆而呕吐；当脾胃酿生湿热而影响胆腑时又会引起胆汁外溢，产生黄疸。

2. 主决断

在人的思维活动中，果敢决断能力是出之于胆，因此人的胆怯与勇敢是与胆的功能有关。此外，胆与肝互为表里，肝胆在病理上往往相互影响而同时发病，临证时常将肝胆相提并论就是这个道理。

（二）胃

胃居于膈膜之下。胃的上口名贲门，上接食管，是水谷入胃的门户；胃的下口名幽门，为通向小肠的门户。胃的主要功能是容纳水谷，进行腐熟、消化，并吸收精微，且将已经消化过的水谷下输于小肠。由于胃为水谷汇聚之处，故《灵枢·海论》称之为"水谷之海"。胃的腐熟消化功能称为"胃气"，它的强弱对人体健康有重要影响。"有胃气则生，无胃气则死"，故临床上把"胃气"作为判断预后的有力依据。

此外，胃液有帮助腐熟消化的作用，一般将胃的活动功能称为"胃阳"，胃液称为"胃阴"。只有胃阴、胃阳保持协调平衡，胃气才能旺盛。在热性病中，伤及胃阴会产生食欲不振；胃部受寒，则胃阳受损，引起胃内水谷停滞不化的现象。

（三）小肠

1. 主再消化

小肠回旋迂曲于腹腔中央，上接胃下口，下续大肠。小肠的主要功能是接受胃腑传送来的腐熟后的水谷，进行更精细的消化吸收，使精气归于脾，糟粕归于大肠，所以小肠的再消化有泌别清浊的作用。

2. 主分利水液

小肠的另一功能就是把水谷中的水液分利出来。因此，小肠功能不健全，不能很好地分利水液，就会产生大便水泻、小便涩少等病候。

（四）大肠

大肠主传导。大肠上连小肠，下通肛门，它的重要功能是接受从小肠传导来的水谷渣滓，将其转变为粪便，从肛门排出。所以《素问·灵兰秘典论》说："大肠者，传道之官，变化出焉。"这是整个消化过程的最后阶段。但大肠的排便功能除与大肠自身有关外，也与其他脏腑密切相关。

（五）膀胱

1. 主贮藏和排泄小便

膀胱位于下腹部，下通前阴溺孔，是小便的贮藏处所。膀胱贮满小便之后，通过气化作用将其排出体外。如果膀胱的气化不利，便会产生癃闭而小便不通。膀胱所以能贮藏小便，是由于它具有约束的功能，失去了这种功能，小便即频数而不禁。

2. 小便与津液的关系

小便由人体津液转化而来，而津液来自饮入的水液，所以小便量的多少除与脏腑的功能有关外，主要与饮入水液的多寡和人体津液的盈亏有关。因此，大凡水液内停之病多以利小便为主，但兼热病伤津者又须照顾津液，不宜分利小便，以免更伤津液，这是治疗时应当注意的。

（六）三焦

1. 三焦的部位

三焦包括上焦、中焦、下焦三个部分。上焦是从舌咽下部至胃上口，占有整个胸部，其中包括心肺二脏。中焦是从胃上口至胃下口，在中脘部位，其中包括脾胃二脏。下焦是从胃下口至前后二阴，占下腹部分，其中包括肝、肾、大肠、小肠、膀胱、子宫等脏器。

2. 三焦的功能

一般来说，三焦的功能与各焦所包含的脏腑的功能是一致的。

（1）上焦主气的布散：《灵枢·决气》记载，"上焦开发，宣五谷味，熏肤、充身、泽毛，若雾露之溉，是谓气"。《灵枢·海论》称胸中为"气海"。《灵枢·营卫生会》称"上焦如雾"。这些记载都说明气的汇聚和布散是在上焦，但这种功能与肺的作用是分不开的。

（2）中焦主化生气血：《灵枢·营卫生会》称"中焦如沤"，这是用比喻来说明中焦是腐熟水谷、蒸变津液、化生精气血液的部位。所以《灵枢·决气》云："中焦受气取汁，变化而赤，是谓血。"这些作用与中焦脾胃的功能相关。

（3）下焦主通达水道：《灵枢·营卫生会》称"下焦如渎"，这是比喻下焦肾、膀胱、大小肠等脏腑排泄水谷之糟粕废物的功能。

三、脏腑的相互关系

（一）脏与脏的关系

五脏各有其不同的生理功能，然而它们并不是各自为政、互不相关的，而是在心脏的统一领导下，进行分工合作、互助互济。所以脏与脏之间，除了前面已经谈到的心、肺的相辅相成，心、肝、脾在血液循环上的协作等关系外，主要还有下列几种相互关系。

1. 心与肾

肾脏的命门之火和肾水有资助和加强五脏六腑功能活动的作用，对心脏也不例外，如心脏需要有命门之火的资助和肾水的上济，才能维持正常的活动。因此中医学称心火为"君火"，称命门之火为"相火"，以此来说明心肾相辅相成的关系。在临床上通常把这种关系称为"心肾相交"或"水火相济"。肾虚的患者常出现心神恍惚、怔忡、失眠的症状，称为"心肾不交"。

2. 肝与肾

在五行中，肝属木，肾属水，二者是子母关系。肝脏有促使人体推陈出新、生发不息的作用，而这种作用又与肾阴（肾藏之精气）的资助有密切关系。如果肾阴不足，便会导致肝脏阳气（肝阳）虚亢的病变，即所谓的"水不涵木"。

3. 肺与肾

肺属金，肾属水，肺与肾有金水相生的关系。一方面，肺气不足，可引起肾脏功能发生障碍，从而产生小便不利、浮肿等症。另一方面，肾脏真阳虚弱，不能纳气，亦可影响肺的呼吸活动，出现喘息不得平卧等症状，临床上称为"肾虚不能纳气"。

4. 脾与肺

一方面，脾为后天"生化之源"，其所吸收的水谷精气需要上输于肺而后转输全身。另一方面，肺脏亦需要脾土来充养。所以脾肺之间有着土金相生的关系。临床上见到肺气不足，每用"培土生金"之法而获得良好的效果。

5. 脾与肾

脾的运化功能主要以肾的命门之火为动力，所以肾阳不足的人，脾阳亦必然衰弱。例如"五更泄泻"即是由于命门之火不足而引起的脾运化不良的症状，所以在补脾阳的同时需补肾阳，这就是补火生土的方法。

（二）腑与腑的关系

腑与腑之间的联系，如胃的腐熟消化、胆的疏泄、小肠的再消化和泌别清浊、大肠的传导排泄、膀胱的排泄小便、三焦的气化和通利水道，是整个消化吸收排泄过程中互相关联而不可分割的几个环节，其中任何一个环节发生障碍都可以影响饮食物消化和传导的进行。其中小肠的分利水液和膀胱的排泄小便，两者又有着源与流的关系。因此，小肠分利失常可使小便排泄减少，而引起大便泄泻，这就是临床上所谓利小便能治泄泻的理论根据。

（三）脏与腑的关系

脏为阴，腑为阳，脏腑之间有阴阳"相合"的关系。具体来说，一脏一腑，一阴一阳，其相互配合，形成一个功能单位，如心合小肠，肝合胆，脾合胃，肺合大肠，肾合膀胱，心包合三焦。这种配合主要是通过经脉的互相络属和气血的周流而实现的。正是由于脏腑之间的经脉相互络属，气血相互流通，所以脏和腑无论是在生理上还是在病理上都会相互影响。

脾和胃在功能上一主运化，一主腐熟，共同完成后天给养的任务，所以称为"后天之本"。在生理特性上，脾喜燥而恶湿，以升为顺；胃喜润而恶燥，以降为顺。二者具有相互制约、相互调节的关系。

肾和膀胱，一为水脏，一为水腑，二者共同完成水液排泄的任务。膀胱所贮藏的小便，没有肾脏命门之火的气化作用便不能排泄，所以遗尿的治疗亦多从治肾着手。

肝和胆在生理上密切联系，在病理上也相互影响。

心和小肠，肺和大肠的相合关系在生理上虽然并不明显，但在病理上往往是相互影响的。例如心火太过可以影响小肠分利水液的功能，导致小便短赤，甚则小便出血；肺有郁热或肺气不降可以引起大便秘结不通。

综上所述，不仅每个脏的内部有着阴阳对立统一的关系，而且在脏与脏、腑与腑之间，以及脏与腑之间也都有着密切的关系。同时，五脏与骨、肉、筋、脉、皮毛以及眼、耳、鼻、舌、口等器官组织均有密切的联系。人体正是由许多的小单位组合成了一个有机的统一整体。

第四节　经络系统

经络是经脉和络脉的统称，是人体运行气血、联系脏腑、沟通内外、贯穿上下的通路。经，有径路的意思，无所不通；络，有网罗的意思，错综联结。经络系统分布于人体的上下、左右、前后、内外，或深或浅地把五脏、六腑、头面、躯干、四肢、百骸等联系成为一个有机的整体。

一、经络系统的组成

经络系统包括经脉和络脉两大部分。

（一）经脉

经脉包括十二经脉、奇经八脉、十二经别、十二经筋、十二皮部。

1. 十二经脉

十二经脉是在五脏、六腑与心包络之下各系一经，分别运行于头面、躯干、四肢。大凡属腑而行及四肢外侧面和项背部的为阳经，属脏而行及四肢内侧面和胸腹部的为阴经；行及上肢的为手经，行及下肢的为足经。因此每一经都是从脏腑、阴阳、手足等方面结合起来命名的。关于它们的分布概况及循行起止，古人曾经概括成四句歌诀："手之三阴胸内手，手之三阳手外头；足之三阳头外足，足之三阴足内腹。"此外，手足经在三阴三阳的排列上也有一定的规律：太阴在前，厥阴居中，少阴在后；阳明在前，少阳居中，太阳在后。十二经脉不仅在循行分布上各有通路，而且经与经之间在头面、躯干、脏腑、手足等处还存在若干联系，从而使人体形成有机的整体，其主要体现在两个方面。

（1）表里相传：三阴、三阳之间存在着阴阳表里相合的关系，即太阴与阳明合，厥阴与少阳合，少阴与太阳合，手足经皆如此。相合的部位主要有两处：一处在脏腑之间，即阴经属脏络腑，阳经属腑络脏。如手太阴经脉属肺络大肠，手阳明经脉属大肠络肺。另一处在手足末端，即手经阴交于阳，足经阳交于阴。如手太阴经脉，自腕上别出次指端，交手阳明经脉；足阳明经脉，自跗上别出大趾，交足太阴经脉。

（2）上下相传：即手经与足经的互相传注，其部位主要有两处：一处在头面，手阳经交足阳经，如手阳明经脉在鼻旁交足阳明经脉；另一处在胸胁，足阴经交手阴经，如足太阴经脉自膈上交手少阴经脉。

由此可见，十二经脉不仅在脏腑之间有"属""络"的联系，而且在头身四肢逐经相传，由肺至肝，复注于肺，形成了十二经脉的整体循环。

2. 奇经八脉

奇经八脉的"奇经"二字是与"正经"相对而言的，奇有单独和特殊的含义。此八脉既不属络脏腑，亦无表里配合，而各具特殊的功能，所以称为"奇经八脉"。它们的命名，也是根据各脉的功能而定的。

（1）督脉：督，有中和总督的含义。督脉行于头背中央，能够总营一身阳经，故称为"阳脉之海"。

（2）任脉：任，有担任、妊娠的含义。任脉起于小腹，循行于胸颈中线，能够总任一身的阴经，并与女子妊娠有关，故称为"阴脉之海"。

（3）冲脉：冲，有上冲、冲要的含义。冲脉起于少腹，自下而上，位当十二经脉冲要之处，故称为"经络之海"。

（4）带脉：带，有约束的含义。带脉横行腰腹，绕身一周，犹如束带，总束阴阳诸经。

（5）阴跷脉、阳跷脉：跷，有轻健跷捷的含义，又为足跟的别名。阴、阳跷脉均起于跟中，自内踝上行的为阴跷，自外踝上行的为阳跷，二者共同主持运动功能。

（6）阴维脉、阳维脉：维，是维系的意思。运行于诸阴经之间的为阴维脉，运行于诸阳经之间的为阳维脉。

由此可见，奇经八脉的通路均与十二经脉有关，所以能够在十二经脉之间起到综纳和调节的作用。其中因任、督二脉循行于头面躯干的前后正中，构成中线一环，并且各有专穴，与其他六脉的腧穴依附于十二经脉者不同，所以任、督二脉又可与十二正经并称为"十四经"。

3. 十二经别

十二经别是十二经脉除构成整体循环干路以外，分出别行的一部分，它的分布部位与循行路线比络脉深长，所以称为"别行的正经"，简称"经别"。十二经别多在肘膝以上自经脉别出（离），深入躯干脏腑（入），浅出体表（出）而上至颈项以后，六阴经别各与相互表里的六阳经别相合，最后注入六阳经脉（合）。这就体现了经别的主要作用，即加强了六阴经脉与六阳经脉在躯干深部的表里联系。同时由于它们的循行路线各与本经经脉在肘膝以上、颈项以下的一段基本上一致，所以十二经别可能发生的病候也都包括在十二经脉之内。

4. 十二经筋

十二经筋是十二经脉的外周连属部分，是十二经脉气血濡养筋肉骨节的体系，具有约束骨骼、屈伸关节、维持人体正常运动的作用。十二经筋的特点是循行路线起于四肢，终于头身，布于体表，不入内脏，而且有些循行部位不是经脉、经别所走到的。此外，手足三阴三阳经筋各有其相合之处：足三阴经筋合于少腹，足三阳经筋合于面，手三阴经筋合于胸，手三阳经筋合于头角。

5. 十二皮部

十二皮部指十二经脉功能活动反映于体表的部位，也是经络之气散布之所在。

（二）络脉

络脉包括十五络脉、浮络、孙络。

1. 十五络脉

十五络脉是十二经脉与奇经八脉的任、督二脉各自别出一支外，再加上足太阴脾经在胁下别出的一支大络所组成。它们的名称都是根据起点处的腧穴名称而定的。

十五络脉的特点：①除尾翳、长强、大包三络循行于躯干外，其余十二络都是自四肢的腕、踝附近，顺着本经经脉循行，把相互表里的阴经和阳经沟通起来，成为十二经脉在四肢互相传注的纽带。也就是说，它们参与了十二经脉的整体循环。②督脉的别络不仅联络任脉，而且与足少阴肾、足太阳膀胱经脉相联。任脉的别络络于冲脉。脾之大络（大包）能够总统阴阳诸络。此三络主要在躯干部发挥其联络作用。

2. 浮络

浮络是位于人体体表的络脉。浮络是络脉中浮行于浅表部位的分支，其分布广泛。浮络的主要作用是输布气血以濡养全身，还能反映机体的一些病理变化。

3. 孙络

孙络是自络脉再分出的小支，遍布周身的体表，难以数计，如子之生孙，所以称为"孙络"。

二、经络的功能与作用

在生理状态下，经络的功能与作用是有规律的。如果发生病变，它又能系统地反映出相应的病候。医生掌握了这种规律，就可以采用经络探测仪在各经的主要腧穴上进行测定，观察它们的变化，从而为诊断和治疗提供依据。

（一）生理方面

人体的五脏六腑、四肢百骸、皮毛筋肉、血脉等组织与器官各具不同的生理功能，它们之所以能够进行有机的整体活动，主要依靠经络在其间的密切联系。同时，也正是依靠这许多通路运行气血为周身的组织与器官输给营养，才能使它们进行正常的生理活动，从而抗御病邪的侵袭。实际上，经络也起着保卫机体的作用。

（二）病理方面

如果某一组织或器官功能失常，发生病变时，经络则可系统地反映出病理现象。凡病自外来的，一般由络传经，由经传腑，由腑入脏，出现比较系统的病候。假使病自脏腑内生，同样也会从它所属的经络通路反映到体表来。

（三）诊断方面

人体的各一组织或器官发生病变后，会有一系列的症状同时或陆续表现出来，并且还有一定的规律性。病候与经络之间存在着复杂的关系，但却可以从发病部位，即从某一经或数经的循行的部位上，初步诊断为某一经或数经的病变。如头痛就有前、后、两侧的不同，前头痛属阳明经，后头痛属太阳经，偏头痛属少阳经。如果某一发病部位是数经循行所到之处，又可根据并发或续发的其他症状来进行诊断。这样就可以进一步推求疾病的原因，明确疾病的性质。

（四）治疗方面

经络既是在生理上运行气血和病理上传导病邪的通路，同时又是在治疗上发挥药物性能，感受刺激的通路。因此，凭借经络的通路传导作用，临床上针灸手足部的腧穴能治疗头面脏腑的疾患，内服药物能治疗体表肢节的疾患。中医学的"腧穴分经"和"药物归经"，就是在长期实践中对经络系统进行观察而总结出来的原则。仍以头痛为例，凡属外感风寒引起的头痛，痛在前者可用阳明经药葛根，或取阳明经穴手部的合谷穴、足部的内庭穴；痛在后头部者可用太阳经药麻黄，或取太阳经穴手部的后溪穴、足部的昆仑穴；痛在两侧者可用少阳经药柴胡，或取少阳经穴手部的液门穴、足部的窍阴穴来治疗。

　　新疆古称西域，清政府平定准噶尔部的叛乱之后，将古称西域的天山南北地区称为新疆。清光绪十年（1884），清政府正式在新疆设省。1949年新疆和平解放，1955年新疆维吾尔自治区成立。

　　新疆维吾尔自治区位于中国西北地区，是中国五个少数民族自治区之一。面积约为166万平方千米，是中国陆地面积最大的省级行政区，约占中国国土总面积的1/6。新疆地处亚欧大陆腹地，周边与俄罗斯、哈萨克斯坦、吉尔吉斯斯坦、塔吉克斯坦、巴基斯坦、蒙古、印度、阿富汗八国接壤。新疆是一个多民族聚居的地区，共有47个民族成分，其中世居民族有汉族、维吾尔族、哈萨克族、回族、柯尔克孜族、蒙古族、塔吉克族、锡伯族、满族、乌孜别克族、俄罗斯族、达斡尔族、塔塔尔族13个。

　　自治区成立之前，新疆由于特殊的地理位置和民族结构，导致新疆与内地的文化交流较少，在医学方面，当地多以维吾尔医、哈萨克医、回医及蒙医等为主。

第一节　维吾尔医药学概述

一、维吾尔医药学历史渊源

（一）自然因素治疗疾病

　　维吾尔族先民们很早就游牧、生活在中国北方和西北贝加尔湖以南、额尔齐斯河和巴尔喀什湖之间，后西迁到天山南北及塔里木河流域。因时刻受到自然灾害的威胁，所以他们早已懂得利用自然因素来处理简单的疾病，如用温泉浴、披兽皮和灼热的细沙埋肢体来解除关节疼痛，用放血疗法减轻沙漠干热性头痛等。后来，西域古代维吾尔族祖先开始有了较先进的医药活动，如淋浴草药水、接骨、尸体防腐和外科手术等。同时，《素问·异法方宜论》记载的"西方者，金玉之域，沙石之处，天地之所收引也。其民陵居而多风，水土刚强，其民不衣而褐荐，其民华食而肥脂，故邪不能伤其形体，其病生于内，其治宜毒药。故毒药者，亦从西方来"，也正说明了维吾尔族祖先很早就了解了药物的治疗作用。我国最早的中药学专著《神农本草经》也收录了葡萄、胡麻、硫黄、鹿（羊）角等西域药材。

（二）维吾尔医药学专著

约在 400 年时，塔里木河流域的哈孜巴义编著的药学书籍记载了 312 种药物（包括草药、动物药及矿物药）的性味、功能及主治等，曾引起了古希腊医学家希波克拉底的关注并派使者来访带回希腊，被希腊国王称为《药书》。到了隋唐时期，古代维吾尔医药学曾经兴盛一时，并远传至西安和扬州等地。维吾尔著名科学家、哲学家和医学家阿布那斯尔·阿拉法拉比的医学著作有十几部，包括《论自然界》《论人体学》《论神经学》《论自然物的热、寒、湿、干性》等。他以四大物质学说论证了自然界和人体生理、病理的变化关系，系统总结了维吾尔医的理论基础。10 世纪的喀拉汗王朝时期，优素甫·哈斯·哈吉甫编著《福乐智慧》，阐述了人的生、老、病、死与自然界四要素（火、气、水、土）及人体气质、体液（胆液质、血液质、黏液质、黑胆质）之间的密切关系。同时期的《突厥语大词典》《回鹘医学文选》中记载的临床各科疾病、疗法及处方用药等达几百余种。12 世纪之初，和田维吾尔名医贾马力丁·阿克萨依编著的《阿克萨依》论述了维吾尔医基础理论、各科疾病及其治疗、药物及方剂等，是一部在国内外享有很高声誉的维吾尔医药名著。同时期，元代的统治者在大都和上都均设有回回药物院，1307 年维吾尔药学家答里麻（当时其年仅 19 岁）任该院达鲁花赤（院长），从而极大地促进了维吾尔医药的繁荣和发展。13 世纪中叶，和田著名的维吾尔药学家阿吉·再努勒·艾塔尔年编写的维吾尔药专著《依合提亚拉提·拜地依》中记载了 2000 多种维吾尔药物的形态、收集、储藏、炮制、药性、功能、主治、用法用量、不良反应等内容，是一部实用价值较高的专著。和田名医毛拉·阿日甫（1556—1662）著有《医疗指南》《保健药圆》《脉象和二便的奥秘》《论放血和拔罐疗法》等专著。明清时期，维吾尔医药学知识在中医药著作中有了更多的反映。如明代的《本草纲目》中记载了阿魏、胡麻、胡桃等 100 多种西域药物。17 世纪维吾尔名医木拉德·拜克《医学之目的》，18 世纪莎车名医毛拉那·赛衣非的《木排日勒·库鲁比》，19 世纪穆罕木德·热依木·沙·布瓦的《满百依·福瓦依》、霍加·热衣木·阿洪的《提比·充》、奥斯满·拜克的《夏拉依提·斯海提》、毛拉·玉素甫的《特日库力·依拉吉》、买买提明的《孜亚奥力·库鲁甫》及喀什名医拜德尔丁·苏皮·阿洪的《如意疗法》等医学著作先后问世。

（三）维吾尔医药学家

近现代，喀什、和田、吐鲁番地区诸多有名望的维吾尔医药学家对维吾尔医的延续和发展做出了卓越的贡献。如维吾尔医学家太吉力（1848—1927）的专著《太吉力验方》于 1899 年在喀什出版。他创办了医学堂，其徒弟和学生中许多是中华人民共和国成立后维吾尔医事业发展的奠基人。

二、维吾尔医药学基本理论

维吾尔医药学基础理论中属于人体解剖生理学的部分包括 Erkan（柱子，基础）、Mizaj（气质）、Hilit（体液）、Ezalar（脏器）、Rohlar（精灵，神力）、Kuwwet（力气）、Efal（功能）7 个学说。这些学说对疾病的发生、分类、诊断、治疗、预防等方面起着重要作用，为维吾尔医学基本理论的主要内容。下面简单介绍一下这 7 个学说的基本内容。

（一）Erkan（柱子，基础）学说

Erkan 学说认为，自然界里存在的所有动物（包括人类）、植物及矿物均由火、气、水、土四要素（totanasur）组成，这四要素称为 Erkan（柱子或基础）。Erkan 中的"火"是指太阳。火是热进入人体后产生热能及化学能的物质，有快速加热、传温、分解物质的作用，可在物体上产生色素，对"水"和"土"的寒冷起调节作用，性质是干热（kuruk issik）。"气"是所有生物体不可缺少的物质，性质是湿热（yoel issik）。"水"比"土"轻，比"气"重，在体内有运送营养物质，运出废物、稀释溶解和动员物质，防止物质被"火"分解破坏的作用，性质是湿寒（yoelsohak）。"土"为最重，土中存在生物体所需的各种营养物质（"土"包括植物、矿物等固体物质）。"土"经常受到来自太阳的温热，"水"对"土"有合成和分解作用，形成和保持所有生物体的形态（架子），反过来"土"对"水"的过多潮湿及"火"的过多温热起调节作用。"土"还有分解和加工某些物质的作用，性质是干寒（kuruk sohak）。这四要素虽然在性质上相互矛盾，但在实际应用中却是相互协调的。它们在形态、本质、性质上并不相同，单独存在时根本发挥不了其本身的功能。

维吾尔族祖先以 Erkan 学说认识自然界的所有存在物，将 Erkan 学说定为维吾尔医学基础理论的中心内容之一。所以对于人类，其认为人体的构成、自然食物、生命活动、健康与疾病等也与四要素有关。例如，该学说认为人体也是由火、气、水、土四要素组成的。自然界的太阳照射、新鲜空气、清洁的水，以及从土中得到的各种植

物、动物等营养物质，对人类的生存和健康是不可缺少的。维吾尔医药学中的所有基础理论，营养学，药物及用药原则、药物研究，疾病的分类、诊断、治疗原则和方法等都是围绕 Erkan 学说而提出的。

（二）Mizaj（气质）学说

四要素相互结合而形成的新物体也具有相应的性质。Erkan 构成人体时，其中很多微小正负情绪相互结合而形成的新情绪，称为 Mizaj（气质）。因为构成个体的四要素含量不同，所以个体形成的气质也不同。在个体中，哪一种要素占优势，其气质即由那一种要素的性质而决定。人类气质可分为干热型、湿热型、湿寒型、干寒型 4 种。例如，在四要素含量中，如果"火"的含量占优势，其气质为干热型；如果"气"的含量占优势，其气质为湿热型；如果"水"的含量占优势，其气质为湿寒型；如果"土"的含量占优势，其气质为干寒型。

在维吾尔医中，气质包括人体内外脏器的性质、皮肤颜色、精神状态（心理情况）、一般情绪及个人习惯等内容。其中形成身材、皮肤颜色的内外因素是自然四要素在人体内的表现，属于先天气质，通常不会改变；但情绪、个人习惯、精神（心理）状态等是后天形成的，通过德育、思想教育能够改变。所以气质学说不但维吾尔医上可以应用，而且在现代教育学及心理学上也可以应用。根据气质学说的概念，组成人体的各器官、组织、细胞都有一定的气质，自然界动、植、矿物制成的药物也有一定的气质，故维吾尔医使用性质（气质）相反的药物来达到治病的目的。

（三）Hilit（体液）学说

Hilit（体液）学说是维吾尔医学最基本、最重要的学说之一。维吾尔医认为，体液是在火、气、水、土这自然界四大物质和人体气质的影响下，以摄取的各种饮食为基础，通过肝脏的正常功能所产生的胆液质、血液质、黏液质、黑胆质四种体液。在生命活动中，体液不断地消耗和补充，保持相对的平衡状态。体液在各自的数量和质量上保持相对的平衡，表明人体处于正常生理状态；而平衡的失调，则表明人体处于病理状态。

1. 四种体液的性质及相互调节

人体中的胆液质、血液质、黏液质、黑胆质四种体液以各自的数量和质量保持一定比例的平衡状态，并以自有的属性防止或调节其他体液过盛。胆液质属性为干热，它以干热属性防止黏液质湿寒属性的过盛，以干性属性调节血液质和黏液质的湿性属性，以热性属性调节黑胆质和黏液质的寒性属性。血液质属性为湿热，它以湿热属性防止黑胆质于寒属性的过盛，以湿性属性调节胆液质和黑胆质的干性属性，以热性属性调节黏液质和黑胆质的寒性属性。黏液质属性为湿寒，它以湿寒属性防止胆液质干热属性的过盛，以湿性属性调节胆液质和黑胆质的干性属性，以寒性属性调节血液质和胆液质的热性属性。黑胆质属性为干寒，它以干寒属性防止血液质湿热属性的过盛，以干性属性调节黏液质和血液质的湿性属性，以寒性属性调节血液质和胆液质的热性属性。

2. 四种体液在人体中的作用

四种体液以相对平衡的关系保持身体生理状态的同时，还有着各自的有益作用。维吾尔医学认为，胆液质有干热性的属性和功能，具有温热身体、分解脂肪、助消化、增强肠道功能、促进粪便排出、防毒解毒等作用。胆液质有热性和锐利性的属性和功能，使黏液质、血液质和黑胆质不停地活动，防止体液沉淀，并把其他体液输送至身体的细小部分，增强精神力和体力。血液质有湿热性的属性和功能，将摄取的营养物质输送至身体各部位，通过肺和肾进行新陈代谢，以热性温热全身，以湿性调节全身的干性和热性，光泽和着色皮肤，把其他体液输送至身体各对应的部位。黏液质有湿寒性的属性和功能，可湿润和软化全身；当营养不足或大量失血和脱水时，它可以渗入血液起到补充血液的作用，并将产生的废物排出体外。黑胆质有干寒性的属性和功能，可保持各器官得形态和质量，防止其他体液的蔓延，并储存各种营养物质，此外还能参与思维、感觉和记忆活动，增强感觉器官的功能。上述作用对于机体保持正常活动尤为重要。

3. 体液与健康、疾病的关系

维吾尔医学认为，四种体液是机体的主要组成部分，它们之间进行属性的调节以此防止某一体液过盛，使体液间保持相对的平衡，防止疾病的发生。

若内外各种因素导致平衡关系失调，就会产生某一种或多种体液的异常状态。维吾尔医学认为，人体中的物质型病变由这些异常体液所致，因此维吾尔医在治疗物质型病变时，对导致疾病的异常体液进行调节和清除，使其异常体液正常化，以恢复体液之间的相对平衡。

（四）Ezalar（脏器）学说

在维吾尔医中，人体器官的分布和系统分类法与现代人体解剖学基本相同，但多了一个按生理功能的性质来分类的方法。维吾尔医认为，全身器官按其功能性质的不同，可分为 Reis eza（主席器官，复合器官）和 Reis emes eza（非主席器官，单纯器官）。

主席器官分为生命主席器官和种族主席器官。其中生命主席器官为保持人体生命活动而服务，包括心、脑、肝。其中心通过所属委员器官（血管等），给全身器官分配和运输热量、营养物质及体液（Hilit），给予生命。脑通过自己的委员器官（神经纤维）感觉、监督、控制和调节全身器官的活动。肝通过自己的委员器官（胃、肠、门静脉、胆囊）生产热量及各种体液（Hilit），加工营养物质，以及进行解毒。为了人体的生存，每一主席器官的功能不可缺少。种族主席器官为延续人类种族而服务。它包括男女性腺，其委员器官包括男女性器官。

非主席器官可分为委员器官及非委员器官。其中委员器官包括各种血管、神经、肺、心包、肾（现代大部分维吾尔医学者认为应将肾脏列到主席器官）、胃、肠、门静脉、胆囊等，其任务是为主席器官而服务。例如，肺是为心的分配和运输功能提供 Hawayi Nesmi（氧气），以及将 Hawayi Duhaniy（二氧化碳）排出体外。肾脏将心脏运送来的废物排出体外。胃、肠、胆囊、门静脉将食物内对人体有营养的部分收集给肝脏。眼、耳、鼻、舌、皮肤等器官为脑的感觉功能而服务。神经通过传送信息，为脑的控制、调节功能而服务。非委员器官包括骨、软骨、肌肉、肌腱、筋膜等，其功能是为人体运动而服务。

（五）Rohlar（精灵，神力）学说

维吾尔医的"神力"不是非物质的神秘力量，而是指存在物产生的自然力量。Rohlar 用仪器是测不出来的，它实际上是化学能量。维吾尔医的 Rohlar 可分为 Rohi Haywani（生命神力）、Rohi Nepsani（感觉神力）、Rohi Tebiiy（自然神力）3 种。"生命神力"以心脏为中心，通过心脏经由 Xiryan Tomuri（动脉）将生命给予全身。当"神力"到达脑时，脑发挥知力（指智力和认知能力）和意识活动。脑管理这些活动的神力，称为"感觉神力"。当"神力"到达肝脏时，肝脏加工营养物质，形成体液（Hilit）及进行解毒活动。肝脏管理这些活动的神力，称为"自然神力"。根据上述理论可以理解为："自然神力"的产物会形成"生命神力"和"感觉神力"；"生命神力"会保障"感觉神力"和"自然神力"；"感觉神力"会调节"生命神力"和"自然神力"。其即肝脏中的能量可以产生心脏和脑需要的供能物质，心脏中的能量将供能物质传递给脑和肝脏，脑的能量可以调节心脏和肝脏的活动。归纳起来，人体中存在的这 3 种神力相互协调，相互转化，从而在体内形成相对完整的生存体系。

（六）Kuwwet（力气）学说

在维吾尔医中，Kuwwet（力气）的应用范围很广，主要是指引起某种生命活动或完成某种生理功能的力气。它可分为 Tebiet（自然能力）、Kuwwiti Tebiiy（自然力）、Kuwwiti Haywani（生命力）、Kuwwiti Nepsani（感一动力）4 种。

1. Tebiet（自然能力）

Tebiet（自然能力）是体内存在的，捍卫正常生命活动的一种能力。例如，当体内

发生某种疾病时，该"自然能力"就集中体内能反抗该疾病的所有力量抵抗疾病。当能抵挡住时，即战胜了疾病，保护了身体；当抵挡不住时，则发生疾病，需要用食物或药物治疗。"自然能力"对体内发生的变化很敏感，一旦发现异常变化，就会立刻发生反应，迅速矫正。维吾尔医的"自然能力"概念，与现代医学中的免疫系统概念很相似。

2. Kuwwiti Tebiiy（自然力）

Kuwwiti Tebiiy（自然力）是维持各器官生存及补充体力所需的力气。体内"自然力"的源泉是肝脏。肝脏可产生热量和4种体液（Hilit），供给生命活动。

自然力可分为 Kuwwiti Haziyye（营养力）和 Kuwwiti Namiye（生长力）。营养力是指利用到达各器官的营养物质，使生产结构与该器官结构产生相同物质的力气，故也可称为 Kuwwiti Muheyyire（改变力）或 Kuwwiti Musewwire（产生力）。生长力是指使各器官生长，体积增大的力气，它包括 Kuwwiti Jazibe（吸收力）、Kuwwiti Dapiye（排泄力）、Kuwwiti Hazime（消化力）、Kuwwiti Masike（住留力）。吸收力（Kuwwiti Jazibe）是指各器官本身所需物质吸进的力气。例如，消化后营养物质吸收到肝脏是肝的吸收力。排泄力（Kuwwiti Dapiye）是指将体内或器官内存在的废物排出体外或器官外的力气。如皮肤的分泌汗液、肺的呼出二氧化碳、肠和肾的排泄功能、内外分泌腺的分泌消化液、各种激素在细胞的胞吐作用、组织细胞内代谢产物排出到细胞外及痰的分泌和咳出等都属于排泄力。消化力（Kuwwiti Hazime）是指将进入体内的食物及异物分解处理的力气。胃和小肠内的物理消化及化学消化，肝脏的解毒能力，衰老血细胞在脾脏内的分解处理，异物在细胞内的分解消化，微生物在白细胞、淋巴细胞内的溶解破坏等都是由消化力来完成的。住留力（Kuwwiti Masike）是指将进入器官内的营养物质或异物保存一段时间的力气。例如，胃将食物保留在胃内一段时间、肝脾储存血液等都属于住留力。

3. Kuwwiti Haywani（生命力）

Kuwwiti Haywani（生命力）主要是指心脏的动力。心脏通过收缩舒张活动使血液不停地流动，给予全身器官生命。如果心脏活动停止，那么人体也将不能生存，故心脏是生命力的源泉。生命力可接受感—动力的管理。

4. Kuwwiti Nepsani（感—动力）

Kuwwiti Nepsani（感—动力）是指在体内能产生感觉及一定行动的力气。脑是感—动力的源泉。这一概念与现代人体生理学的看法完全相同，即体内感觉、活动的形成及器官活动的支配，均通过脑的中枢神经系统而实现。

感—动力可分为 Kuwwiti Mudirike（感觉力）、Kuwwiti Muherrike（动力）。其中感觉力还分为内、外感觉力。内感觉力包括 Hissi Muxtirek（共同感觉力）、Kuwwiti

Mutheyyile（幻想力）、Kuwwiti Muteserrife（管力、判断力）、Kuwwiti Wahime（自卫力）、Kuwwiti Hafize（记忆力）这 5 种力气。这些都是脑内各高级中枢的活动。外感觉力包括听力、视力、味力、嗅力、触觉力等。它们处理从耳、眼、舌、鼻及皮肤等传来的信息，产生听觉、视觉、味觉、嗅觉及物体的软硬触觉等感觉。动力（Kuwwiti Muherrike）是引起其他器官行动的力气，可以分为 Kuwwiti Baise（刺激力）、Kuwwiti Faile（行动力）。刺激力是指人的兴趣力，行动力是指为了实现刺激力的要求而采取行动的力气。

（七）Efal（功能）学说

各种力气（能量）所完成的特异性活动，称为功能。这种特异性活动可分为单纯功能及复杂功能。单纯功能是指一种力气只能完成一种功能。如吸收力只能完成吸取某种物质的功能，消化力只能完成分解某种物质的功能等。复杂功能是指某种器官内多种力气共同完成多种功能。如胃在吸收力、住留力、消化力及排泄力的作用下，可使胃完成容纳食物、停留食物、消化食物、排出食物等功能。

第二节 哈萨克医药学概述

一、哈萨克医药学历史渊源

（一）哈萨克民族及医药学的形成

哈萨克族是中国的少数民族之一。哈萨克民族的祖先是《史记》《汉书》中记载的乌孙、康居、奄蔡，原在哈萨克草原的塞种、月氏，以及后来进入哈萨克草原的匈奴、鲜卑、柔然、突厥、铁勒、契丹、蒙古等民族也或多或少先后融入了哈萨克民族，从而形成了现今全世界拥有 1500 多万人的哈萨克民族。新疆阿勒泰地区是哈萨克民族在我国的主要聚居地区之一，是哈萨克民族语言文字、文化遗产、传统医药、风俗习惯等保存完好的区域之一，是哈萨克民族医药的古籍挖掘、收集整理、系统研究、遗产保护和传承发展的起源地。

哈萨克族擅长游牧生活，在这样的生活环境下，他们的医疗和用药被系统地整理，形成了特有的哈萨克医药学，在中国传统医学中有着举足轻重的地位。哈萨克医学起源于前 7 世纪到前 2 世纪的哈萨克族源部落，被有西方医学之父之称的古希腊著名医学家希波克拉底吸收了塞种人朴素的辩证唯物主义思想，并将它们融合，使之成为自己医学理论的组成部分。希波克拉底的医学理论也是中亚民族医学的理论基础。

（二）哈萨克医药学的发展

9～10世纪，阿布那斯尔·阿拉法拉比（870—950）编写了《论自然物的热、寒、湿、干性》等十几部医学书籍，标志着哈萨克医药学理论基本的形成。阿布那斯尔·阿拉法拉比的医学理论思想不仅推动了回鹘医学、阿拉伯医学的发展，还对伊本·西拿产生了巨大的影响。

在理论形成阶段，伊本·西拿（阿维森纳）（980—1037）为哈萨克医药学的发展做出了卓越的贡献。他一生著书16部，《医学法规》是分量最重、影响最大的一部。该书对各科疾病的病因、病理及诊断、治疗进行了详细的阐述，奠定了西方医学的理论基础，对阿拉伯医学、中亚地区的医学产生了巨大的影响，也对那时的哈萨克医药学起到了推动作用。

1473年，哈萨克医学代表性医家乌太波依达克·特列吾哈布勒在他85岁高龄时撰写完成了以"三峰六坡"为核心，包括序言和医药志部分的医学巨著——《奇帕格尔利克巴彦》，奠定了哈萨克医学的理论基础。1991年，乌太波依达克·特列吾哈布勒的第31代继承人努尔泰·土曼拜献出祖传的珍贵典籍《奇帕格尔利克巴彦》，该书经过中医、西医、哈萨克医的共同整理，将古哈萨克语翻译成现代哈萨克语，并对相关专业术语进行名词解释，于1994年整理成《哈族医学概论》出版，形成了较系统的哈萨克医学体系。

自改革开放以来，在自治区党委、政府的关心和支持下，新疆先后在阿勒泰、伊犁、塔城、哈巴河和吉木萨尔建立了哈萨克医医院，在阿勒泰、伊犁和自治区建立了哈萨克医药研究所，新疆医科大学设立了哈萨克医本科教学点并已招收学生。哈萨克传统医学学科规范发展组织框架初步完成，学科现拥有一批教授、研究员及博士等高层次学科带头人。据不完全统计，截至2011年年底，新疆已建立县级及以下哈萨克医医疗机构10家，拥有床位500余张。其中，成立于1988年的阿勒泰地区哈萨克医医院拥有21个专业科室，床位100余张，人员编制149人，20多个品种制剂取得了自治区药品监督管理局批准文号，已被顺利评定为二级甲等民族医医院。2011年，塔城地区托里县哈萨克医医院成立，自治区哈萨克医药研究所增挂于自治区药物研究所。

二、哈萨克医药学基本理论

（一）阿勒特吐格尔学说（六元学说）

哈萨克医阿勒特吐格尔学说由肯斯提克突固尔（天元）、土日阿克突固尔（地元）、苏吾克突固尔（寒元）、俄斯特克突固尔（热元）、加日克突固尔（明元）及哈让格突固尔（暗元）六元组成，简称六元学说。六元学说集中体现了自然的特性，自然通过六元影响和作用于人体及万物，反之人体的生理状态又依顺于自然的寒热、明暗等变化。六元学说中的每一元都有各自的表现形式，下面分别论述六元的表现形式与人体生理、病理变化的关系。

1. 天元

哈萨克医认为自然是人类最重要的依存物，如果没有自然，人类就不能呼吸空气，也就不能生产、生活和生存，也就是说，自然造化了人体，也造化了人体所必需的基本需求。这一生存方式首先是在天元——水、声音、空气和活动中体现和完成的，这是哈萨克医将其对自然的感性认识延伸到人体学科的表现。

（1）水：自然界可饮用之水是人体赖以生存的饮用资源之一，也是必需的物质来源。水在体内通过 24 个脏器器官之间的相互衔接、沟通、联络和转化关系，通过阿勒玛斯木（转换、循环）的转化，形成人体生理活动必需的苏勒（体液）而留居于体内，其中包括血液、精液、饮食精液和废液，是人体胡瓦特（气、能量）的物质基础（人体在胡瓦特的作用下使血液流动、食物消化，保持恒热与恒寒平衡、干燥与稀湿平衡，排泄废物）。水的缺失或阻断或过盛、饮用不洁或有害或过凉的水均可导致各脏器器官出现病理变化，从而影响苏勒对脏器器官的滋养、润滑功能，使人体干燥与稀湿、温热与寒凉失衡，苏勒的阿勒玛斯木受阻断，整体性胡瓦特也表现为松软、松散、难以聚力，表现为皮肤干燥、大便秘结、面白无色、巴热特（水肿）、小便少、胃肠系统的疼痛、稀黏样便、体寒过盛等症状。

（2）声音：声音是人们表现情感与体能的方式，也是机体在天元中表现和完成的。也就是说，通过天元，人和人之间有了相识、相伴、交流和沟通。在哈萨克医二诊八法的听诊（指语音、声息、言语对答等）中，医者能够通过患者所发出的声息、言语对答来判断其健康或异常，有无病态的表现。正常情况下患者言语清晰、对答自然、鼻清肺通、声音柔和顺耳、音调适中，异常情况则会表现出音调异常、音哑或发音不顺、乱语、呻吟、呼吸喘粗、喉中痰声、呃逆、咳嗽等声息的变化。

（3）空气：在天元中，空气是最能体现自然与人体相联系的表现形式，它对人体起着至关重要的作用。当胎儿与母体分离降生后，从吸入第一口空气开始，人体就不能离开空气了。空气是生命的源泉，哈萨克医认为天元与人体鼻系、肺系的相通是人与自然统一、关联的明证，空气是人体后天五大之本的率先者和引领者。

虽然自然与人体之间存在着这种关联性，但当两者间的适应性失去平衡时，自然界的致病因素也会使人体发生病理变化。如塔依得日木（过极气候）、霍斯勒木（夹杂气候）等会侵居机体而导致肺系、脑系、关节系、胃肠系、肾系等脏器器官的病理变化，如肺系痰阻、脑系中热、汗凝症、索尔布恩（风湿病）、夏勒达玛哈热斯合勒（风邪侵居）等，表现为鼻息不利、咳嗽、痰白，头昏，关节系疼痛胀麻、怕冷，胃系疼痛、腹胀等。

（4）活动：正因为有了水、声音和空气，人体才能够在天元所赐予的空间范围内进行活动。如果说天元所赐予的空间范围（包括母体内部）是一切生命活动的无限制场所的话，那么对于人体，其胡瓦特、阿尔哈吾（功能、动能、抵抗力）就是生命活动的基础。一个机体从降生到生命的终结，其间都在不断地进行着活动，不论是脑系和心系的思维、主宰、支配，还是其他脏器器官的呼吸、循环、视听、进食、排泄、支撑、孕育等，都在为发挥各自的生理功能而不断地活动着。同理，机体的病理变化也是活动着的过程。不论病邪是由外部侵入的还是在人体内部产生的，也不论是细微的还是显而易见的，病态的表现都是通过活动反映给医者或他人，如异常的举止、姿态等，使医者或他人通过表现出的他觉体征，辨别病态的脏器或器官以及所具有的属性特征，如整体性望诊中的马背上的姿态、痛苦的面容、体表的隆起或肉裂、行走时的异常动作、情感及精神的异常表现以及怕冷或发热的表现等。因此，天元赐予机体生理活动和病理变化的运动空间，是人体生命活动的重要保障，也是病症辨别、诊断的重要手段。

（5）牡雪力克，斯尔哈提克肯斯提克（脏器和疾病的天元性）：哈萨克医认为人体的每一个脏器器官在体内均占有一定的空间位置，并发挥着各自的功能，这称为脏器的天元性，如脑系的思维活动、眼系的视觉功能、肺系的呼吸功能、肾系的排泄作用等。这就要求医者要熟知脏器器官或组织所占有的空间位置及其功能，以辨别异常的情况。如胃系位于上腹部，上腹部的主要职责是消化食物，当上腹部出现疼痛、胀满等症状时，医者首先考虑其为胃系的病变。

疾病的天元性主要是指各种病邪在天元都以各种方式生存并占有一定的空间位置，它们在机体胡瓦特虚损的情况下，以聚集的或分散的方式在空间相互传染、传播，最后在机体寻得某一适合自己生长的有利空间位置入侵，引起人体脏器器官的病理变化。如苏勒的腐化，常见于湿性脏器肝系、舌系、肾系等实质性脏器，是湿与热相结合的病变；外露于体表的耳系、鼻系、手系等属寒性器官，寒邪较易侵居；合孜勒恰（麻疹）是小儿常见的，病变部位是全身体表皮肤；齐合齐特别孜（腮腺肿大）也多见于小儿，为耳前的腺体系肿大。

2. 地元

六元中的地元也是人体和万物生存的物质源泉，天元和地元一起为人体及万物提供支撑。天元和地元对于人体来说缺一不可，二者相互辅佐、相互依存、相互支撑、相互影响，体现了古代哈萨克医医学家天元与地元相应、天元与人体共息、地元与人体共存的医学思想。

　　地元有五大表现形式，即金属、土壤、沙石、人类及动物的立足之地、植物的生根之地。其中金属、土壤和沙石是构成地元最基本的物质，它们各自发挥特性，为人类及万物的生、长、盛、衰提供支撑。古医书《齐帕格尔利克巴彦》认为，金属、土壤等物质中也含有人体所需的某种滋养成分，书中写道："不管是哪里，几乎所有泥土的结构、颜色各有不同。泥土的结构若缺少某种成分，机体就会罹患相关的疾病。"这说明了人所处的地域与某些疾病的发生有一定关系，哈萨克医称之为"水土特性"。《奇帕格尔利克巴彦》在热阿依（气候）学说中对于自然形成的不同区域的气候特征也进行了详细的论述，这些区域在一年四季中又有不同的特征表现，这说明了天元的表现形式——空气（气候）与地元之间的相互联系性。而人体作为两者之间存在的生命体，必然会发生相应的生理和病理变化。因此，医者在辨别病症时要考虑到患者所处的环境以及气候特征，这对判断病症的性质具有重要的价值。

　　植物的生根之地是最能体现地元特征的表现形式之一，这是因为各种植物直接入土并生根于地元，继而在天元的空间中发育、成长、繁茂、结果。地元的这一特性表现在人体的生理活动上，即哈萨克医认为人体从万物中获得的滋养物质，经阿勒玛斯木后归属于机体的各个脏器器官和组织，并且还可从地元中不断地得到恩惠。这种生理活动的基础是人体的 10 种物质状态，即温热与寒凉、吸收与排泄、紧硬与松软、稀湿与干燥、醒动与静眠的平衡。而当各种外部的或内部的致病因素入侵人体某个脏器器官或组织，导致人体发病时，患者出现自觉症状或他觉体征，而人体胡瓦特的强弱决定了病变的轻或重，也决定了病症的转归，即病愈，或成为沃尔纳吾勒（瘤疾）、萨尔拉吾勒（慢性消耗性疾病）而损身蚀体。

　　牡雪力克，斯尔哈提克土日阿克（脏器和疾病的地元性）：哈萨克医认为人体经过从母体的"蒇子再提"（胎动前）、"灭尔再提"（胎动后）阶段孕育成人的"比体模"（人体的雏形），这是六元的先天六大之本之一，它与其他五大之本衔接，组成了各有定位的、固定不变的脏器器官和组织，然后降生、发育、成长，这称为脏器的地元性。这种神奇而有规律的组合，既能接受外界的各种信息，又能有秩序地协调体内自身的变化，既能适应自然的变化规律，又能够对病邪的侵居产生各种反应而最终祛除病邪而重新达到自身的平衡。脏器的地元性使医者可以通过望诊初步判断患者在外在器官上是否健康、是否畸形，从行为、姿态和活动上也能够大致判断病邪可能侵居的位置，这就是脏器的地元性反映人体生理、病理变化的临床意义。医者要熟知脏器的地元性，即用健康的人体状态去发现异常之处或病变位置。病变表现于外者，医者可通过望诊进行辨别，如皮肤系的阿甫沙甫（荨麻疹）、合孜勒恰（麻疹）是表现在皮肤的病症，会出现大小不等、颜色不同的皮疹，伴发热、瘙痒等症状。

3. 寒元

在六元学说中，寒元和热元代表一切事物的性质，性质是事物必然的、基本的、不可分离的特性，即事物或人体的两面属性。无论是人体的生理现象还是病理变化，或是其他，如热阿依（气候）学说的季节、气候，或是动物、植物，都具有这种性质。对于人体来说，寒元和热元又是人体恒寒与恒热的本源，这是人体与自然的统一性。人体的恒寒总是在恒定中变化，在变化中又可调节，与恒热相处于彼此抑制、适度的状态。人体寒元的四大表现形式包括恒寒、寒凉、严寒和潮湿，它们在程度上有所不同，在机体内部和外部有所区别，人体在生命活动中对内部的对应是适度调节、对外部的对应是彼此适应和和谐共存，这样才能保证机体的健康。

人体恒寒的不变与恒定是相对的概念，它会随着季节、气候以及人体内环境的变化而变化。虽然人体的恒寒存在于整个机体内，包括各个脏器器官和组织、罕苏勒（血液）或其他体液内，但它又时时刻刻受到外部因素的影响，而首先感知寒信息的是人体外露的寒性器官，如毫毛系、皮肤系、眼系、耳系、手系。对于外界的刺激，人体会利用本能的适应性，设法采取措施以恢复其平衡状态，即 10 种物质平衡状态中的温热与寒凉的平衡。由于致病因素的影响，机体出现病态变化时，人体之寒会处于难以应对和制约的状态，使机体出现身热、口干、便结、头昏、热性"罕呢塔苏"、"吾池胡"（热毒，即感染）、"乌合塔玛胡孜那"（寒盛激热）、"硕合塔玛胡孜那"（炎热所伤）等症。

寒元的另外 3 个表现形式——寒凉、严寒和潮湿，它们表现出来的特性只是程度上的区别，主要表现在自然界中季节和气候变化时所出现的征象，所以也称季节寒和气候寒。如冬季一般多出现严寒、寒潮，具有明显的季节性，人体对此的感知和反应也是不同的。而寒凉和潮湿在一年四季都可以遇到，如春季随着冰雪的融化，表现为潮湿、多露的特性；夏季和秋季虽然以热、燥为主，但也会出现程度不同的寒凉，尤其是夜间、耶色克柯尔干（凌晨），只是人体对此耐受性较好，也基本接近于人体的恒寒。此外，气候征象中的斯孜那（湿）、布冷和尔（雾蒙）、布尔哈克（暴风雪）等也属于寒元。寒元是最能体现人体别日克（禀赋力）、施达木得（忍耐力）的气候征象，也就是抗寒能力。在正常的情况下，由于在季节的交替、寒热的变化、昼夜的轮回过程中，虽然人体与这些寒元之间彼此能够适应和和谐共存，但在机体加尔什力克胡瓦提（虚损或适应力差）的情况下，也可能造成人体的病态变化，使它们侵居在人体关节系、肺系、手系、足系、鼻系、皮肤系、肌肉系和肠系等脏器器官中，出现怕冷、尿色白、关节疼痛、咳嗽、肢体胀麻等症状。常见的病症有塔斯恩得俄孜合玛（寒极冻伤）、巧尔布恩（类风湿关节炎）、索尔布恩（风湿性关节炎）、霍尔布恩、肺系痰阻、阿甫沙甫（类似寒性荨麻疹）、汗凝症等。另外人的血性禀性特征寒湿型、内向型和稀薄型对寒元的严寒、寒凉和潮湿也具有易感性。

牡雪力克，斯尔哈提克苏吾克（脏器和疾病的寒元性）：寒元和热元是表现症状、疾病性质的两个方面，是哈萨克医从自然的角度反映了哈萨克医学自然与人体统一的独特的辩证思想。脏器器官的寒元性即人体的恒寒分布于各个脏器器官和组织中，起着维持正常体温、调节外部因素对人体的影响等作用，也起着调节10种物质平衡状态中的温热与寒凉平衡的作用（温热与寒凉的失衡也会影响其他8种物质的平衡）。因此，脏器的寒元性既有生理性的也有病理性的，而疾病的寒元性只是病理性的表现。由于致病因素的侵居（寒元中的寒邪），人体脏器器官通过相互的感知、联络和沟通，可出现内藏或外显24个脏器器官寒热失衡、寒象过盛的症状或体征：在10种物质平衡状态中，寒凉过盛，温热会相对减弱而难以温体；稀湿过盛，表现在体液的失衡、病态的运行和病理性排泄液的寒象，相对而言干燥被稀湿抑制而难以平衡稀湿的过盛；紧硬的过度使脏器器官或组织的相应部位拘紧、麻木、疼痛、血脉收缩，而具有热性性质的松软难以通过温体而达到平衡紧硬过盛的目的，如寒性"罕呢塔苏"（高血压病）；至于吸收与排泄的状态，当寒凉过盛时，相关的胃系、肠系、肾系都可出现中寒的表现，如胃系对食物难以消化而影响机体的产热，肠系出现便稀、腹泻，肾系则出现尿白、量多等症状。以上病理变化中的每一种都可导致醒动与静眠的失衡，表现为失眠、焦躁、低落、难受等。但这种寒元中的寒邪侵居人体时所表现的症状不一定只表现为寒象，当侵居的寒凉过极时人体的恒热会被激起，使寒象出现向热象的转化，从而表现出热象的症状或体征。

4. 热元

热元与六元中的寒元一样，也是表现一切事物的性质。对于人体的恒热来讲，它来自热元。在生理情况下，机体10种物质平衡状态的生成也主要依靠恒热来发挥职责，而病态情况下所表现的症状和病证也具有热、温热的特点。

热元有五大表现形式：人体之热、人工热、土地热、阳光之热和季节热。对于外部的人工热、土地热、阳光之热和季节热，人体在生命活动中对其是适应、和谐共存的；而对于机体内部的恒热和补充之热能，人体也是适度调节，以保证机体的健康。季节所产生的热有程度的不同，人体的感受、反应和承受程度也会随之出现相应的变化，但总体来讲，热元带给人体的是温暖、舒适、疼痛的缓解和情感的舒畅。此外，气候征象中的特木克（暑热）、舒瓦克（温暖）、阿依和（晴）等也属于热元。从生理上来讲，人体会随着季节、气候、昼夜的寒元与热元的交替，自动调节人体的恒热、恒寒以适应自然气候的变化，寒元使胡瓦提趋向施达木得（有耐力），而热元则使胡瓦提较为松散。从病理上看，热元使人体的寒性疾病好转或减轻甚至痊愈，如索尔布恩（风湿性关节炎）、巧尔布恩（类风湿）、肺系痰阻等。而当机体的恒热与恒寒失衡或者人体对热元的摄取过多时，也会导致病态的变化，如热性（主要为肉性、脂性食物）饮食的摄入过多、居室内外温差过大、湿热相合等可能导致皮肤痒疹、库普特勒克（食积）、汗凝症、哈特哈克（便结）、罕呢塔苏（血涌病，高血压病）、哈斯尔哈克（脉之紧硬）、苏勒的腐化、乌合塔玛胡孜那（寒盛激热）、硕合塔玛胡孜那（炎热所伤）等。

牡雪力克，斯尔哈提克俄斯特克（脏器和疾病的热元性）：哈萨克医将人体与自然交流、沟通、认知的渠道和由此形成的人体的整体系统，用寒元和热元来表示，这是生命存在的一种形式。如果说六元中的天元、地元、暗元、明元、寒元、热元属于自然界的话，那么寒元和热元还是促进机体所有 24 个脏器器官及组织、体液、血液等的功能活动，运行、思维、情感、防御、感知的基础和动能。无论是怎样的生理变化和内外环境的干扰，人体的恒热与恒寒都试图调整到恒定的平衡状态，其中包括饮食的、体液的、斯尔哈提得克（病症发展的趋势）的阿勒玛斯木（循环）、五大类胡瓦提（体能）的聚力状态等。因此，脏器的热元性也是既有生理性的变化，也有病理性的变化，而疾病的热元性只是病理性的表现。热元的热象表现主要有发热，全身或关节系或肌肉系肿胀不适、喜近凉或冷敷，血涌，病理性的体液多为尿色如浓茶、痰或鼻涕的性状为黄色夹小团儿、大便为黏性稀便或干结、呕吐的胆汁为绿色或黑色，头痛，体表易生"齐汗"（疖）、"索木"（痈）等帕尔拉吾勒（湿热相合性疾病）、斯孜达吾勒（肿胀性疾病）、吾孜叶克（阳性或热性疾病）等疾病或症状。

5. 明元

六元中的明元和暗元用以说明一切事物的变化规律，即以自然界昼夜交替的变化规律说明机体在昼夜交替时的生理变化、10 种物质平衡的状态和 10 种物质失衡时的病理变化。也就是说，明元与暗元对于人体的意义不仅是指变化规律，更是直接或间接作用于人体产生的影响，它们并不是抽象的概念，而是实实在在的人体必须依靠的自然现象，是哈萨克医从不同的角度说明了人与自然的一体性。

明元依靠自然光、人造光、智慧这三大表现形式，履行和完成对万物及人类生长、生存、摄取、填补、延续的义务和职责，三者相互关联、互相补充又互相依靠。无论是自然的还是人造的，天地、万物与人体都充满了明、光、亮（明元），它无处不在、无隙不入、无物不照，是人体维持、延续和保护生命活动的基本条件，是万物和机体温热、蓬勃、向上、生生不息的象征。明元与人体 10 种物质平衡状态的关系，主要指自然界昼夜交替中的白天而言。相对来说，温热、吸收、紧硬、醒动、干燥是明元发挥的生理活动，而寒凉、排泄、松软、静眠、稀湿是暗元发挥的生理活动。光明意味着温热的来临，人体的恒热被填充后使人感知到融融的暖意，人体醒动时肢体处于紧硬（活动）的状态，紧硬的状态又会使人产生进食的欲望（吸收），而人体在有益物质的吸收过程中，因活动的消耗产生干燥感，从而需要不断地补充水液。因此，这5种状态时时刻刻处于感知、沟通、信息交换之间，从而保证了人体正常的生理活动。在人类长期的生产实践活动中，明元使人类对自身生理病理的变化、原因、性质有了进一步的认识。如从外显的外在12个器官通过脏器器官、组织间的联络与感知深入到内藏的12个脏器以及脉络空间中，从12种气候现象对人体的有益（生理性获得，人体适应力平衡）和过极（病理性反应，人体适应力失衡）作用深入到对疾病病因、病机、转归的认识、分析，以及人体自身对进食、起居、情感因素（情志）的调节失衡等，这些认识从感性上升到理性，再上升到客观、唯物、辩证的层次，都是借助明元的作用和特性来完成的。

牡雪力克，斯尔哈提克加日克（脏器和疾病的明元性）：脏器的明元性可以理解为人体视觉、触摸等感性的认知，就是患者所表现的姿态、面色、举止及肢体体表等的病态变化通过明元（自然光或人造光）的作用能够反映给患者或医者。脏器的明元性既有生理性的也有病理性的，医者只有熟知人体正常的生理状态，才能够将正常的和异常的辨别开来。在哈萨克医"纳日克塔勒格"（诊断学）中，对患者症状和体征的观察首先是通过望诊进行初步判断的，然后再结合其他诊断手法，最后由脑系和心系来完成综合、分析和确定，这一整个过程都是明元为医者提供了能视、能触等辨病的条件。众所周知，人类会随着时辰的变化、昼夜的交替来安排自己的活动时间，昼则醒动，夜则静眠，使10种物质平衡状态中的醒动与静眠保持平衡，它们的平衡也是为其他8种物质的平衡积养精力。

6. 暗元

哈萨克医认为，自然界和事物中的夜、暗、未知物、未知事、相对静止的状态属于暗元的范畴。暗元同样能够影响人体的生理病理变化和10种物质的平衡状态，使人体能够依靠这一自然现象调节明元的对立面，即寒凉、排泄、松软、静眠、稀湿等生理活动的平衡。暗元与明元有着属性的不同，其中物质和体能的交换、蓄积是其基本特性之一，即白天食物吸收、夜间食物分解，夜间蓄能是便于白天人体生理活动的延续、平衡。

7. 六元学说与人体和谐的三大特征

（1）互惠性：哈萨克医学体系的形成是基于自然、和谐、平衡，自然是实体的、运动的、交替的、有属性的和有规律的。构成自然的六大元素——天地、寒热、明暗，即六元，概括地表现了自然的这一特性，而存在于天地间、由自然造化的人这一生命体的结构、性质、运动的状态又具备了自然的属性。因此哈萨克医认为人类是自然的一部分，同时人类又以智慧和活动改变和利用着自然，这使双方都获益，即称为六元与人类的互惠。这种互惠性以相互协调、关联、衔接、尊崇和配合5种和谐状态为基准，以自然的生态要素为主导，以保证机体内外环境的和谐、健康。

（2）适应性：自然与六元的变化是不以人的意志为转移的。人的意志即脑系的支配、统领，机体不能以主观意识支配、主宰和违背自然，例如人体不可能在明元和暗元的交替中主观地去颠倒和安排醒动与静眠的平衡、吸收与排泄的平衡。因此，人类作为自然的一部分，只有认识和接受自然规律，使人体的生理活动依顺自然的变化规律，依照四季气候的变化、昼夜的交替合理安排饮食和住行，保持生活环境的清洁，使人体的物质组成和自然的物质组成保持平衡关系，才能保证人体的身心健康，这就是人体与六元之间的适应性。

机体生理活动的寒热属性来自寒元和热元，两者的表现形式包括了季节、气候、昼夜、人为、人体等的寒热属性，而人体的寒热性与外界的寒元和热元之间始终处在调节、适应和制约的状态，从而保证了人体正常的生理功能。人体恒寒与恒热的状态取决于人的血性禀性特征，有些人较适应寒凉，而有些人怕冷喜温热，那么对于气候或季节性的严寒、寒潮和暑热，人体会通过调节和适应来防止机体出现病态变化。如夏季暑期，人体可通过排汗缓解人体的燥、热。但由于人与自然的密切联系性，人体难免会受到大自然诸多不可抗拒因素的影响，尤其是以往有慢性病症者，如巧尔布恩（风湿性关节炎）、跌木可别（慢性支气管炎）、日晒性皮肤系病症、血涌病（寒性或热性高血压病）或血性禀性寒湿型等，会表现出明显的易感性。因此应提前做好预防措施，可根据昼夜、四季的交替合理调整生活习惯，尤其是居住在西北部和从事山区牧业劳作的人，由于气候多变且燥寒，这种区域的差异性与人体的健康和疾病有着密切的关系。

（3）共存性：共存性是指人体与自然、六元之间彼此共存、和谐共荣。

在日常生活中，人体每时每刻都在与外环境中的尘土、病虫、过极气候（异常气候）等共处，之所以能够不生病、少生病或即刻引起病态反应，正是由人体与六元之间的互惠性和适应性这两大特征决定的。外界与人体不适应就会引发疾病，互惠性的物质给养不足则会使人体的适应能力减弱而难以对抗外界的干扰，因此只有在互惠性使适应性充沛的基础和前提下，人体内部、人与自然之间才能处于相互协调、关联、衔接、尊崇和配合这5种和谐状态。这三大特征相互补充、相互辅佐、相互配合、相互影响，共同保证了人体的健康、和谐和生生不息。

哈萨克民族居住在西北边陲的高山、草原，过着牧业、养畜的生活，自古以来由于生活环境、气候特征、生活习俗的不同，形成了哈萨克民族重视人与自然和谐相处的良好习惯，其所创立的医学理论中的六元学说也渗透了这一民族习惯和生活意识的基本特性，即认识自然、适应自然、与自然和谐共处的民族精神。哈萨克民族历来重视居住环境中水源、草场、家畜的清洁卫生，从不因急功近利而肆意践踏，这种对自然界和万物亲和、善待、和谐共处的态度，奠定了哈萨克民族对疾病防治的认识。

（二）吾孜叶克－科孜叶克（阳阴）学说

此学说是哈萨克医药学基础理论的重要组成部分，哈萨克族医学家乌太波依达克在《奇帕格尔巴彦》一书中将一切事物内、外都存在相互对立、相互依存，并在一定条件下相互转化的关系，用吾孜叶克（阳）、科孜叶克（阴）作为代号，并运用这一代号概念来解释和阐述宇宙间相互对立的万物和同一事物内外存在的相互对立面，以及维持人体生理平衡状态的阴阳两个方面，并由此演绎出吾孜叶克－科孜叶克学说。

哈萨克医用吾孜叶克－科孜叶克学说解释人体的组织结构，脏器的生理与病理，以及疾病的产生、发展规律，同时说明药物的生长区域、来源、属性特征、饮食原则等，并指导临床诊断、治疗以及鉴别诊断。

1. 人体的组织结构

吾孜叶克－科孜叶克学说认为人体腰部以下为吾孜叶克，腰部以上为科孜叶克；男性右侧为吾孜叶克，左侧为科孜叶克；女性右侧为科孜叶克，左侧为吾孜叶克；人体外显十二器官为科孜叶克，人体内藏十二脏器为吾孜叶克等。

2. 人体的生理功能

正常人体生理功能及运动过程均可用吾孜叶克－科孜叶克学说来概括，如功能属吾孜叶克，物质属科孜叶克。人体生理功能以人体10种生理平衡状态来维持，即温热、干燥、稀湿、松软、紧硬、醒动、静眠、吸收、排泄10种物质的生理平衡状态，其中温热、干燥、醒动、紧硬、吸收为吾孜叶克，寒凉、稀湿、松软、静眠、排泄为科孜叶克，若该对立出现失衡，机体就会产生疾病。

3. 人体的病理变化

若机体10种生理平衡状态发生失衡，即机体吾孜叶克－科孜叶克失衡，从而导致机体产生疾病。在诊疗机体疾病中，调整机体的吾孜叶克－科孜叶克失衡状态是最基本的治疗原则。

4. 诊断、治疗和药物归类

哈萨克医将疾病的发生、发展与变化都归结为机体10种物质生理平衡的失衡，吾孜叶克－科孜叶克失衡即产生疾病的原因。哈萨克医将药物的归类分药性（斯叶孜勒木）、药味（塔特木）。斯叶孜勒木分寒、热、温、凉、大寒、大热6种，其中热、湿、大热属吾孜叶克，寒、凉、大寒属科孜叶克。从其塔特木来讲，辛、甜属吾孜叶克，酸、苦、咸为科孜叶克。了解药物的吾孜叶克－科孜叶克属性，对疾病辨证用药有一定的理论意义。

（三）热阿依（气候）学说

此学说是解释气候变化与人体之间关系的学说。如果气候变化出现太过或不及，将会失去常规的相对平衡状态，导致人体内 10 种物质的生理平衡失调，从而成为直接或间接的致病源导致疾病，或为其他致病源的发生创造条件。该学说将自然界的气候现象分为风（夏勒达玛）、寒潮（苏萨克）、寒（俄孜格玛）、湿（思孜纳）、暑热（特木克）、热或炎热（胡孜纳或克孜得尔玛）、温暖（舒瓦克）、严寒（阿亚孜）、雾蒙（布冷和尔）、云（杜勒）、晴（阿依和）、暴风雪（布尔哈克）12 种，并将之广泛运用于医学中。该学说将 12 种气候变化与十二时辰、12 个月、每个季节、每周、十二生肖等联系起来，用以说明人类生活环境的气候变化与人体先天禀赋，以及后天的自我调节、适应能力和承受力之间的关系，阐述人类在不同气候条件下抵抗疾病、易患疾病的体质特征。

（四）阿勒玛斯木（循环）学说

此学说把认识和研究自然界和人体内的阿勒特吐格尔学说、吾孜叶克－科孜叶克学说、热阿依学说、斯尔哈提斯别甫克尔（病因）学说等内容融通起来运用于人体，从而引申出了用来阐明昼夜转化、四季更替、机体与脏器间血液循环、净化过程，机体对饮食消化、吸收、化生，疾病发生、发展，治疗后病情转归的六大轮回、转化、循环、补充过程，以及把它们相互协调、相互衔接、相互补充、相互转化、相互联系融合起来的理论。

阿勒玛斯木在哈萨克语中有转化、转换、化生、替换、轮回、循环等意。由于四季、昼夜、气候的不同变化引起了机体对四季甚至每日饮食的不同需求与对生活环境的改变，也就是说人体生理、病理及疾病预后的循环过程与四季的变迁、昼夜的转换过程有着密不可分的联系，所以在实践和临床运用中，阿勒玛斯木学说成为哈萨克医学理论，特别是生理、病理学理论的基础，并指导着临床和生活实践。

阿勒玛斯木学说又分为季节循环（蔑孜格勒德克阿勒玛斯木）、昼夜循环（瓦合特提克阿勒玛斯木）、血液循环（罕德克阿勒玛斯木）、饮食循环（奥加勒得克阿勒玛斯木）、病情的转化（斯尔哈特得克阿勒玛斯木）、治疗后的病情转归（达日木道勒克得克阿勒玛斯木）六大部分。

1. 季节循环（蔑孜格勒德克阿勒玛斯木）在哈萨克医中的应用

春季是大地苏醒、植物萌芽、昆虫复活、宿疾复发及各种疾病传染的季节，是潮湿、寒凉之季，也是机体寒湿偏盛之季，故春季禁用吐、泻及寒湿之药，以免伤气，并提倡在此季节用放血疗法来净化体内的污血。夏季是植物繁盛之季，人体虽感舒畅，但体液不充实，因此夏季禁用吐、泻，以防止机体脱水，古代哈萨克民族提倡多在此季骑马、饮用马奶，防止机体吾孜叶克偏盛。秋季属风、热，早晚凉爽，在此季节可减轻或治愈湿热所致的疾病，古代哈萨克民族认为该季节更适合骑马，并提倡多食用水分多的食物。冬季严寒，该季节宜食羊肉、牛肉、马肉、熏肉、酸奶等补充机体吾孜叶克的食物以抗寒，因饮食肥厚，故提倡在该季节用泻下法去除体内多余的堆积物及机体沉渣。

2. 昼夜循环（瓦合特提克阿勒玛斯木）在哈萨克医中的应用

哈萨克民族将 2 个小时作为 1 个时辰段，将 1 个昼夜分为 12 个时辰段，以六六分为左右两翼。其中右翼属阳、明元，包括 4 ~ 6 时（叶色克柯尔汗）、6 ~ 8 时（唐尔腾）、8 ~ 10 时（萨斯克）、10 ~ 12 时（图斯）、12 ~ 14 时（合依木）、14 ~ 16 时（别新）；左翼属阴、暗元，包括 16 ~ 18 时（贝瓦克）、18 ~ 20 时（克什）、20 ~ 22 时（英尔特）、22 ~ 24 时（哈坦）、0 ~ 2 时（奥额木）、2 ~ 4 时（唐加克）。哈萨克民族认为 4 ~ 6 时（叶色克柯尔汗）属风，10 ~ 12 时（图斯）属热，16 ~ 18 时（贝瓦克）属湿，22 ~ 24 时（哈坦）属寒，并认为该 4 个时辰段为关键时辰段，是给人体带来危险的时段。叶色克柯尔汗，即凌晨 4 ~ 6 时，这一时段是明元和暗元相互转换的交点、寒与热交替的临界点，此时热元逐渐减弱，对地元产生极大的影响，故对人体生理功能和病理反应产生影响。图斯，即正午 10 ~ 12 时，这一时段热元、天元、地元相互作用共同排斥寒元，使寒元减弱到极点，此时也是极热影响人体之时，故容易导致人体生理平衡失调，引起疾病。贝瓦克，即 16 ~ 18 时（黄昏），此时明暗、寒热、天地均处相交相斥之时，当争夺到优势地位或落到劣势地位后，其显示各自属性，故哈萨克民族认为贝瓦克是给人体带来危害或加重宿疾的时段，民间至今还流传着"不准在贝瓦克睡觉"这一说法。哈坦，即 22 ~ 24 时（前半夜），是指在深夜面朝西，北斗星正对着自己右肩的时辰段。哈萨克民族认为此时明暗、寒热相互转换，天元与地元相聚在一个点，明元减弱至极点，暗元极盛，故易产生疾病或加重宿疾。

3. 血液循环（罕德克阿勒玛斯木）在哈萨克医中的应用

血液在人体中不间断循环，吸收营养，发挥温煦、运输排泄废物的全过程。

4. 饮食循环（奥加勒得克阿勒玛斯木）在哈萨克医中的应用

正常人在饮食一段时间后，经机体循环，产生饥饿感，继而刺激再次饮食，即为奥加勒得克阿勒玛斯木过程。这一过程也与季节循环、昼夜循环、血液循环相互关联。

5. 病情的转化（斯尔哈特得克阿勒玛斯木）在哈萨克医中的应用

机体在循环过程中不会总保持在一个平衡的水平，由于各种原因，如库尔特（病虫之总称，哈萨克民族认为是虫，现泛指各种致病菌）会导致机体产生疾病，出现异常病理变化，同时产生疾病的病因也会随着时间的转换而发生变化。

6. 治疗后的病情转归（达日木道勒克得克阿勒玛斯木）在哈萨克医中的应用

哈萨克医学要求依据病情转化的表现，明确诊断疾病的标准，从而正确地鉴别诊断，这样才能在病情转归过程中正确变换治疗方法，达到治愈疾病的目的。

（五）苏勒（体液）学说

苏勒（体液）学说是指机体关于正常与异常液体的生成、分部、排泄以及与脏器、气之间关系的理论。体液分为生理性体液和病理性体液两大类。

1. 生理性体液（哈勒甫特苏勒）

生理性体液是指人体通过饮食消化吸收后产生，具有营养、温煦、滋养并具繁衍后代功能的人体必需的体液。生理性体液因分布部位不同，其功能也各不同。

（1）加勒哈玛勒苏勒：此即繁衍后代的基础体液。

（2）腾德日木得克苏勒：此即精微之液，其又分为消化液（阿斯霍尔吐苏勒）、淋巴液（别孜苏勒）、津液（吉布图苏勒）、血液（罕苏勒）。

（3）施哈日勒玛勒苏勒：此即排泄物，指经机体循环排出体外的有害体液。

2. 病理性体液（斯尔哈特苏勒）

病理性体液是指致病源进入机体后产生的病理性的体液，如病理性汗液、尿液、粪便、鼻涕、眼泪、痰液、呕吐液、胆汁、性液等。

（六）胡瓦特（气、能量）学说

胡瓦特又称"阿尔哈吾"，指人类先天之本，具有促进生命活动的功能。胡瓦特（气、能量）学说以其功能的不同分为以下五方面内容。

1. 江什勒克胡瓦特

江什勒克胡瓦特相当于中医理论的元气，是人类在母体内就禀有的先天胡瓦特。它又分为黑木勒哈热克提克胡瓦特（供人体运动之气）、色孜木塔勒得克胡瓦特（感觉、知觉之气）、铁杰力斯特克胡瓦特（固摄之气）、霍萨克特克胡瓦特（生育之气）四类。

2. 加尔什力克胡瓦特

加尔什力克胡瓦特指机体从后天饮食中获取，可以补充人体消耗的元气和防止致病源入侵机体的防御之胡瓦特。这种抵抗力分为以下几种。

（1）特叶恩跌斯斯孜胡瓦特：指先天存在于少数人体内的自身免疫力。

（2）哈哈尔勒托铁蔻勒胡瓦特：指先天存在于少数人体内的自身的特殊免疫力，拥有这种免疫力的人可在几种恶性传染病同时流行时抵抗疾病。

（3）加斯热尼吐孜木得勒克胡瓦特：指后天的自身免疫力，就是说人体患某种疾病，产生了对这类疾病的终身免疫力，使其在一生中不再得同样的疾病。

（4）加萨玛勒加勒哈玛勒胡瓦特：指人工接种免疫。乌太波依达克在其哈萨克医学巨著《奇帕格尔巴彦》中记载了15世纪在哈萨克族民间将人的天花脓液注射于牛的腹股沟处，使其肿胀化脓，再取脓液注入人体来预防天花。乌太波依达克在民间也使用过该方法。

（5）巴延斯孜托铁蔑勒胡瓦特：指不持久的免疫力，即机体对某种疾病不能产生终身免疫力，若反复感染可反复出现短暂的免疫力。

3. 哈热西里克胡瓦特

哈热西里克胡瓦特指机体在生命活动中不断补充、积累并不断消耗的胡瓦特。

4. 塔尔什勒克胡瓦特

塔尔什勒克胡瓦特指人体潜在的胡瓦特。哈萨克民族认为每个机体都会有先天禀有的甚至连自身都察觉不到的潜在力。

5. 巴尔什勒克胡瓦特

巴尔什勒克胡瓦特指内藏十二脏器和外显十二器官各自特有的胡瓦特。

综上所述，胡瓦特为人体提供能量，是人体得以健康并延续生命的支柱。

（七）斯尔哈特色别普克尔列日（病因）学说

斯尔哈特色别普克尔列日指影响人体温热、寒凉、干燥、稀湿、醒动、静眠、紧硬、松软、吸收、排泄的10种物质平衡且导致人体产生疾病的原因。该学说是研究各种致病因素形成、来源、特点、性质的理论，也是哈萨克医基础理论的重要组成部分。

1. 气候性病因

有些疾病的种类和危险性似乎与季节甚至昼夜气候的变化直接相关，如果气候变化的负荷远远超过机体的承受能力，将会导致疾病的产生甚至是死亡。

2. 循环性病因

机体由于气候、饮食、生活方式或者其他因素不规律导致各种循环失衡，继而使10种物质的生理平衡失调，引起疾病。

3. 体液性病因

由于机体体液与胡瓦特之间的和谐状态失去平衡，导致机体随着个体的差异而表现出各异的病理状态。

4. 胡瓦特性病因

胡瓦特不足或损耗将会引起机体抵抗力下降，外邪容易入侵机体而产生疾病。

5. 吾什克特克病因

精神刺激、情志内伤会导致疾病的发生。吾什克特克病因分为两类：一类为蔑热依勒，有舒畅、高兴之意；一类为色热依勒，有难过、恐惧、抑郁之意。

6. 热性病因

热性病因指六元的各种热性病邪，它们直接或间接侵入人体而引起疾病。

7. 寒性病因

寒性病因指六元的各种寒性病邪，它们直接或间接侵入人体而引起疾病。

8. 加孜木得克病因

加孜木得克病因指人体遭受的人为伤害或意外创伤。

9. 喀哈尔勒病因

喀哈尔勒病因指一种或几种传染源，该病因会导致后遗症或精神性疾病。

10. 喀哈尔斯孜病因

喀哈尔斯孜病因指单一的、区域性的具有传染性或无传染性的病因。其导致的疾病一般病程缓慢，区域性较强。

11. 扎哈尔勒病因

扎哈尔勒指"毒物"，扎哈尔勒病因指中毒或毒物咬伤。

12. 木聂孜胡勒克病因

其指因人的性格特征不同所形成的一些病因。

（八）木榭列尔（脏器）学说

该学说主要包括哈萨克医解剖学、生理学等方面的内容，是研究脏腑与器官的概念、形态结构、生理功能以及与体液、胡瓦特、机体循环之间相互关系的学说。外显的十二器官包括毫毛（图克可涅）、皮肤（哈普铁克）、眼（塔尼塔勒）、鼻（木恩克）、耳（霍斯活了）、足（居日木）、手（吾斯塔玛尔）、关节（依格勒木）、舌（特勒）、颈部（巴吾孜道勒克）、腹部（胡萨克）、外生殖器（阿莱加普），内藏的十一脏器包括脑（美亚克）、口腔（奥尕孜）、肌肉（杰木特）、骨（随叶蒇克）、肝（巴尔尕克）、心（喀哈尔喀克）、肺（叠木克）、肾（布尔格克）、胃（翁尕尔）、腺体（别则力克）、内生殖器（努哈勒玛）。

（九）托尔拉斯罕肯斯提克（脉络空间）学说

哈萨克医学将分布于人体大小粗细血管、细小脉络、体内各种通道等在人体中以一定次序纵横交错形成的各种网络状的空间，以及产生各种感觉与知觉的结构总称为托尔拉吾勒 – 托热拉吾勒 – 托尔拉斯罕肯提克。其中托尔拉吾勒是主枝核心，为循行于深部之意，循行于人体内在脏器；托热拉吾勒是分枝，为循行于浅表部位之意，循行于人体外显的、浅部的器官；而托尔拉斯罕肯斯提克是网络状空间之意。托尔拉斯罕肯斯提克学说是哈萨克族先民在长期的临床实践和大量的实验中，从推拿、按摩、放血、拔罐等各种治疗手段中积累下来，并与解剖知识相结合，在探索研究中形成的理论。

第三节　回医药学概述

一、回医药学历史渊源

（一）回族的形成

中国是一个多民族的国家，回族是祖国大家庭的重要一员，回医药自然而然的是中医药的重要组成部分。回族历史悠久，早在隋代就有阿拉伯人入住我国。唐初，阿拉伯哈里发帝国的使者、商人、伊斯兰教士通过丝绸之路来华经商、传教，进行政治文化交流。到了宋代，阿拉伯史官、学者、商人等又通过海路来到中国沿海进行商贸活动与政治、文化、医学的交流。同时又有中亚阿拉伯、波斯、突厥等国家、地区，以及南海等地的穆斯林通过各种渠道源源不断地来华定居。唐宋史籍称他们为"摩斯览""移习览""阿斯兰"等。他们之中有不少留居不归，与当地汉族或其他民族结婚成家，繁衍生息，称为"著客"。他们的后代被称为"土生著客"，以至"三世、四世、五世、六世著客"。他们的文化传播，使中国出现了伊斯兰文化，在文化意识上输入了新的血液。同样，他们所传播的伊斯兰医药文化对中国传统医药也输入了新的血液。他们坚持其信仰、习俗，有自己的社会组织、贸易区、商铺、学校，建立礼拜场所——清真寺。13世纪，成吉思汗崛起，征服了中亚各国，使数以万计的阿拉伯、波斯、突厥穆斯林作为武将、军士、工匠、教士、学者进入中原。元代的开放政策又使穆斯林（包括南亚、东南亚的伊斯兰国家）的商人、学者、工匠源源不断地来华，促进了伊斯兰文化的进一步传播，并扎根于中华。元宪宗二年（1252）的括户定籍使元代信奉伊斯兰教的穆斯林有了专门的族籍名称，标志了回族的形成，由此回族正式成为中华民族的一员。

（二）回医药的产生

回医药是伴随着回族的形成而产生的。

首先，回医药来自阿拉伯伊斯兰医药，又包括经过咀嚼消化而保存下来的古代希腊、罗马西方古典医学遗产，还包括埃及、波斯、巴基斯坦、印度、斯里兰卡的"尤纳尼"医学。它是通过中亚的丝绸之路和印度洋航海的贸易之路而实现传播交流的。传播交流之路有两条。一是当政者寻访。如据《隋书·西域传》记载，隋炀帝遣御史使于四藩诸国寻找阿拉伯、波斯方药、医术。唐永徽二年（651），唐高宗与阿拉伯三任哈里发互派使者进行交流。其间阿拉伯使者传播伊斯兰文化，朝贡献药方达40首。唐亦派使者杜环、段成式到阿拉伯伊斯兰国家寻访。杜环于751—762年遍游黑衣大食国全境，回国后撰写了《经记行》，介绍了伊斯兰药物和医术。段成式寻访回来撰写了《酉阳杂俎》，对产于西亚、中亚伊斯兰的多种药物的称谓、形态、特性做了详细的介绍。自宋代以后，这种交流越加频繁。据《宋会要辑稿》记载，从宋建隆元年（960）至南宋时期（1279）的300余年中，阿拉伯各国使节来中国入贡蕃药98次，300余种。另外，从唐到元传播的医术有吹鼻术、创伤正骨疗法等，药方有"悖散汤""安息香丸""苏合香丸""乳香圆""阿魏圆"等膏丸散酊。二是民间传播交流，主要是经营香药、传播医技医术。据记载，仅651—798年，从阿拉伯、波斯等国家驶出的到达中国的航海船队每年达4000余艘次，主要经营珠宝和香药。朝廷也为其提供方便，在街市、官邸设立"香药货栈""波斯邸""胡店"等堂馆。

其次，来华使者、医家定居中华成为蕃客，受中华文化的影响，将伊斯兰医药文化渗入中华传统医药文化，著书立说，行医施救，为回医学的形成奠定了基础。如土生蕃客李珣（855—930），字德润，其先祖是晚唐时代来华定居长安西，经营海药的波斯人，从唐姓李，后其家迁居四川梓州（今三台）。他系统接受中华传统文化，成为著名词家、药物专家。其全家以贩卖香药为业，通医理、精药物，所著《海药本草》介绍了海外药物124种。又如阿拉伯一医师于北宋时期来华，在开封定居后，被御赐姓梁名柱。梁柱受儒教文化的影响，在开封开设了药铺"慈德堂"，专治跌打损伤。后梁柱任宋廷金创科御医，又吸纳了中医正骨术，使其医术更加精湛。到明初，其接骨技术已传至第9代。中华人民共和国成立后，梁氏骨伤术已传至28代。1959年，梁氏后人将祖传900余年的秘方伤科膏药及接骨丹献给国家。

最后，元代统治者实行开放政策，重视阿拉伯医药文化，专门设立了回医药机构，组织编著回医药著作，先后编写了《瑞竹堂经验方》《饮膳正要》《回回药方》等。这些专著的付梓，标志着回医学的形成。

（三）回医药著名著作

1.《海药本草》

《海药本草》为晚唐李珣所著，被誉为中国第一部海外来药的专著。由于李珣祖上来自波斯，世代经营香药，耳闻目睹的实践使李珣掌握了丰富的香药知识。

李珣著《海药本草》，以陈藏器的《本草拾遗》为蓝本，并参阅了《食疗本草》

《新修本草》等 50 多种医药典籍。李珣对所载药物的名称、产地、药性、炮制方法、主治功能一一道来，言简意赅。《海药本草》补前代数种本草之不足，并增加了前代本草没有的 16 种药，之后，这 16 味药被《嘉祐本草》录为正品药。今转辑于其他药书的《海药本草》，因转录等原因，其药理条文大多是残缺不全的节录性条文，唯有这 16 味药条文详细。

《海药本草》收录了安息香、苏合香、乳香、没药、返魂香、沉香、木香等数十种香药。香药除供各民族医家药用外，亦供熏、点、佩戴，以防瘟避邪，这是隋唐五代时盛行的风气。

在《海药本草（辑校本）》中，尚志钧先生将其辑分六卷：玉石部卷第一，草部卷第二，草木部卷第三，兽部卷第四，虫鱼部卷第五，果蔬部卷第六。从本书来看，原书载药应在 131 种以上，而现仅残存 131 味。

2.《回回药方》

《回回药方》同《瑞竹堂经验方》《饮膳正要》均问世于元代。那时，伊斯兰教在全国自由传播，礼拜寺遍布全国，而且由于元代皇室及下属各阶层对回医药的疗效有切身体会，所以元设"广惠司"修制回医药物，并在中都（北京）、上都（今内蒙古自治区锡林郭勒盟正蓝旗东）两地设回医药物院。《回回药方》正是在这样的背景之下产生的。

《回回药方》，著者佚名，成书于元明之际。原书 36 卷，民国时期尚存，陈垣先生曾说"京师图书馆善本室有《回回药方》三十六卷"。可惜的是，当时和以后很长时间内，无人对此珍籍加以研究。由于诸多原因，现《回回药方》的明代红格抄本已只残存 4 卷（目录卷之下、卷之十二、卷之三十、卷之三十四），正文共 486 面，珍藏于北京图书馆。

《回回药方》目录卷之下包括卷 19 ～ 36，其中卷 19 为咳嗽门，卷 20 为胸膈门，卷 21 为肠风肚腹门，卷 22 为泻痢门，卷 23 为呕吐门，卷 24 为众热门、众冷门，卷 25 为众气门、众血门、时气斑疹门、疟疾门，卷 26 为身体门，卷 27 为黄病门、蛊症门、积聚门，卷 28 为脚气门、脱肛痔漏门、谷道门，卷 29 为杂症门，卷 30 为杂症门，卷 31 为妇人众疾门、小儿众疾门，卷 32 为众疮肿毒门，卷 33 为众疮肿毒门、疥癣门，卷 34 金疮门、折伤门、针灸门、汤火所伤门、棒疮门、治人齿所伤门，卷 35 为众虫兽伤门、众毒门、辟虫门，卷 36 为修合药饵门。从以上残存目录所列的病种门类可以看出，《回回药方》内、外、妇、儿、皮肤、口腔、五官、骨伤、针灸、肿毒等门科齐全，治疗方法丰富。

《回回药方》是伊斯兰医药文化同中国传统医药文化天然交融的结晶，是中国回医药的百科全书。

3.《瑞竹堂经验方》(简称"瑞方")

《瑞竹堂经验方》为元代回医药学家萨德弥实所著。萨德弥实,字谦斋,曾为元御使、建昌太守。《瑞竹堂经验方》共 15 卷,成书于 1326 年。其开宗明义"禁食马、驴、猪肉",并记述着古代最科学卫生的"悬吊小桶"流水式淋浴方法,这是回族自古就有的独特的科学淋浴法。该书医方用香药较多,有些经海上丝绸之路传入的阿拉伯的验方,则标有"海上方"字样。

"瑞方"于明后期失传。但其原序 2 则,以及明、清若干辑佚和抄本分别在国内有关单位和日本私家手中珍藏,书中许多内容也散见于国内外许多医药文献中。

1980 年,浙江省中医药研究院等根据《瑞竹堂经验方》的几种版本,以及《本草纲目》《普济方》中所载"瑞方"内容,一一校对,删其重复,补其所无,重整合辑为《重订瑞竹堂经验方》,得方 344 首,是《瑞竹堂经验方》目前最好的版本。《瑞竹堂经验方》门科较全,有鲜明的民族特色,承前启后,是《回回药方》后又一本出色的回医药全书。

4.《饮膳正要》

《饮膳正要》为元代营养学家兼医学家忽思慧所撰。全书共分为 3 卷,论述了蒙、汉、回、藏等各族群众常用的食物及其营养价值。其中卷一载有三皇圣纪、养生避忌、妊娠食忌、乳母食忌、饮酒避忌、聚珍异馔;卷二主要记载了诸般汤煎、食疗诸病、食物利害、食物相反、食物中毒的救治等内容;卷三分门别类选录了丰富的食疗营养天然食物,如米、谷、果、菜、鱼、禽、兽以及料物等,详细叙述了每种食物的性味、功能、适应病证以及有无毒性的内容。

《饮膳正要》涉及饮食学、药物学、养生学等内容,具有浓郁的民族特色,有较高的实用价值和学术价值。

二、回医药学基本理论

(一)真一

回族民间长期流传的哲理医理著作《勒瓦一合》中描述的"真一",表明了回族人民对自然和生命本原的认识。"一"是万物的根源,是造化万物的本源。真一"无称无着","惟兹实有","执一含万","与万类无干"。

"无称"就是"无名",就是"本原";"无着"就是"无具",就是"自在"。"惟兹实有"指无限存在。这一永恒不变的存在、无始无终的存在、无时不有的存在、无处不在的存在,显然是指无限的自然过程。"执一含万"是指无中含有,无限的过程中包含着各种不同的运动方式。"与万类无干",是指真一包含一切,但不同于万千物类;

真一无限自在，但与万千物类无干。真一是无限的过程，而不是具体的表现。自然过程自在永恒，而不受万类的影响。

（二）元气

在回医学中，元气被称作"第二实有"，就是说元气是第二种无限的存在。既然真一是无限的自然过程，那么元气则是自然过程中无限的运动方式。元气不是指具体的"物质"或"物质元素"，所以也就不是"基本物质"或"基本物质元素"，更不是"功能"。《天方性理》中称元气为"数一"而与"真一"相对，更是表明了元气的运动性原理和相互作用原理。这里的"数"是指"自然之数"，而非数量之数。前者描述过程的时间方式及其作用关系，后者描述结构的空间形式及其数量关系。在中国古代，前者称作数术，后者称作算术。二者的研究对象和核心内容均有根本性的区别。元气"一本万殊"而"万法归一"，就是说元气作为数一，可由一而成万，由同而生异。同中有异，异中有同，万殊源于一，万法归于一。真一之"一"，独立无二；数一之"一"，可以至万。

《清真大学》中称元气"为万物之本原，而载万理"，"乃天地万物之一粒种子"，所谓有名万物之母者即此。真一无名而万物有名，元气为有名万物之母。元气是"一切精粹之所聚"，是一切自然生化的源泉，同时又与万理为一。万事万物"无不于此元气之所发露，而因之发露焉"。回医道认为自然是"大世界"，人是"小世界"，而"小世界的种子，即是大世界的元气"，"惟独人也，妙合天真"。生命过程源于自然过程，并与自然过程同化。这一"人天和合"的思想乃是回医道的主导。

（三）阴阳

自然过程中有无限的运动方式及其相互作用，由于其不同的作用方式而出现了相应的作用状态和作用表现，其中两类相反运动方式的相互作用及其状态和表现则称作阴阳。阴阳是自然和生命过程中最基本的作用方式。阴阳之气，是指这一作用过程中两类相反的运动方式；阳阳之性，亦即阴阳之势，是指这一作用过程所处的状态；阴阳之象，是指这一作用过程的表现。回医学中所谓元气"化而为两"，是将无限的运动方式分为相反的两类，只有相反的两类运动方式的相互作用才是变化的根本原因，才能产生新的运动方式。相反和谐的相互作用，是阴阳作用关系的主要特征，也是生命过程自我实现的必要条件。得其和则为正气，失其和则为邪气。相反失和的相互作用，则是导致损害发生的根源，也是疾病所以形成的主要原因。治病必求于本，即求于此失和的运动方式，亦即"求其属也"。回医学还特别强调阴阳的动静关系，认为元气生化，则"一动一不动，遂于其中有两分之象"。其静多动少者谓之阴，动多静少者谓之阳。动静属于相对范畴，用以描述自然过程中各种运动方式的状态特征。动静相对而言，趋向于静多动少的状态归属于阴，趋向于动多静少的状态属于阳。这是关于阴阳相互作用状态的归类。病机范畴中的寒热、虚实、燥湿，以及表里、上下、来去等皆属此类。前者为态势，后者为趋势。平其态势当反而行之，治其趋势当引而导之。由此可见，阴阳不是"两种物质"或"物质元素"，也不是"对立统一"的"矛盾的双方"，因而也并不主要表现为等量齐观的"阴阳平衡"，或一定条件下的"阴阳转化"。阴阳有气、性、象之别。其作用关系不外同气相求，异气相害；同性相斥，异性相吸；同象相类，异象相别。阴阳之气相反相成、相互和谐、动静相合、上下相召、升降出入、开合聚散，可用以描述开放、协调、和谐、有序、非平衡、非线性的自然和生命过程中最基本的作用方式。

（四）四元

阴阳为原气所生，四元为阴阳所化。回医学中的"四元"又称四象、四气、四行、四奇行。阴阳化而为水火。水属阴，火属阳，"水得火则生气，火暴水则生土，是故水、火、土、气四象成焉"。先有水火，后有气土，以成四象。称为四元是表示其始原性，称为四象是表示其相位性，称为四行是表示其运动性，称为四气是表示其生化性，称为四奇行是表示其非偶性。正如回医药家刘智所言："称名为四元，此其为万有形色之宗元也。其本义为四奇，奇者单也。谓四象。皆单自成行，而无配故也。"

四象用于标识标定天地上下，则"天即气也，气即水受火炽而上腾者也"；"地即土也，土即火与水相搏而存迹，以下坠者也"。气轻清而上升为天，土重浊而下降为地，二者皆水火相互作用所致。水受火炽而上蒸，火与水相搏而下沉。前者为水上火下，后者为火上水下。上腾则为气，下坠则为土。气在上为天，土在下为地。上下相交，形气相感而化生万物。四行用于标识标定空间方位，则"每一行有专注之位"，气位于东，土位于西，火位于南，水位于北，"至于弥满无隙之处，则四气互相换入，而滚为一气矣"。四气布于四方，相分而又相合，分则为四行，合则为一气，万物必赖四行相合而化育。"四者单行，则万物无自而生；四者相换，则万物于兹而化育焉"，所以说"四行为万物之母"。四行不是"四种基本物质"，更与古希腊"四体液"之说有别。四气用于标识标定时间顺序，则"未有四气之先，空中无四时也，四时即四气轮转流行而成者也"。气流行于东方而专盛为春，火流行于南方而专盛为夏，土流行于西方而专盛为秋，水流行于北方而专盛为冬。气火之性"发越"而春夏"发越"，土水之性"收藏"而秋冬"收藏"。"收藏之力尽则发越之机又起，发越之机起则东方所专盛之气又于兹而复始矣，此四时之所以往复也。"四元可以标识四维时空的运变效应，其与元气、阴阳及中医五行理论等皆属于认识自然过程的至简模式。

（五）三子

四元为阴阳所化，三子为四元所成。"土与水合而生金，气与火合而生木，水、火、气、土合而生活类。"金、木、活谓"三子"。金、木、活为四元之子，但同时又是万物之母，所以又称"三母"。三子资生万物与四元化育万物同功，所以与"四气"相对而称"三气"，与"四奇行"相对而称"三耦行"。可见，三子是自然生化过程中的三类运动方式，而非三种"物质"或"物质元素"。四元与三子合称七行，其中四奇行生三耦行。这样七行中就出现两级，并只有生化而无克制。这是因为三子为生化过程的运动方式，所以与中医五行的生克乘侮作用关系有别。回医学如此重视连续渐进的生化过程，不能不说这是一个重要的理论特色。特别是将活类作为一行，而与金木谐同演化，更是其他医学理论所无。"人天和合"是生命过程与自然过程和合同化，"三子和合"则是生命过程与非生命过程和合同化。由上述可知，自然生化过程可分为六个连续渐进的阶段。元气发露为第一阶段——"浑同品"；阴阳判分为第二阶段——"起化品"；四象出现为第三阶段——"广化品"；天地定位为第四阶段——"正位品"；三子化物为第五阶段——"蓄庶品"；人类生成为第六阶段——"成全品"。"四元三子，革精而成人身。全体大用，毕聚而成人性"，如此则"六品备而元气之能事毕矣"。

（六）四体液

回医学的"四体液"，指的是黑液、红液、黄液、白液四液。"小宇宙"原始，一点种子的四个层次，最外层，色黑属土；近于黑者的第二层，色红属风（气）；近于红者的第三层，色黄属火；居于里者的最内层，色白属水。四者均为人身血肉精气之本，各自依赖其不同的特性和运动方式，维护和发挥着人体正常的生理功能。体质作为对个体身心特性的概括，影响着发病过程中对某些致病因素的易感性和病理过程中疾病发展的倾向性，而四体液在人体的整个生命活动中不断消耗与补充，在各自的数量和质量上保持一定比例的动态平衡，以达到维持机体正常状态的功能，若由于某种病理因素导致机体状态失衡，则会产生疾病，此即回医四液体质态学说。回医学认为，四季"即四气轮转流行而成者也"，气之流行专盛之时为春，知春融和，多发风病，属红液质病；火之流行专盛之时为夏，知夏炎盛，多发暑病，属黄液质病；土之流行专盛之时为秋，知秋收吸，多发燥病，属黑液质病；水之流行专盛之时为冬，知冬坚凝，多发寒病，属白液质病。根据回医四液学说，机体的每个器官、每种疾病及所用的每种药物都具有热、寒、干、湿的特性，采用对抗治疗的原理，即相反事物应当以相反方法，便成为诊治疾病的经典疗法。如某患者腹痛，医生辨证为腹部冷痛，寒的对应物是热，医生运用对抗疗法原理，应给予患者热性药物，并嘱其增加热水沐浴及饮用温水的次数，综合治疗调护，以此帮助体液恢复平衡，机体恢复健康。

（七）大成全品

人类是自然生化过程中至极至妙的生命运动，王岱舆著《正教真诠》，在"人极篇"中谓："天地万物本为人用，而人不知己之尊品，反自屈于万物，何以立人极乎？"阿卜杜拉著《密尔索德》，谓："极之为言，至也；谓人之所以为人，之妙至极，而无以复加也。"回医学以人为本，充分尊重人的形气神合一的协调与完美，从而以人的生命过程及其各种运动方式的相互关系为研究对象，把生命过程的自我实现、自我发展与自我和谐作为实践目标。

回医学在论述人的生命活动时以心为主导，常以红标识心，以黄标识心包，以黑标识身形，以白标识经脉，如"红者为心，黄者其包，黑者为身，白者其脉。身心既定，诸窍生焉。肝、脾、肺、肾，耳、目、口、鼻，体窍既全，灵活生焉"。红、黄属阳，黑、白属阴。神气属阳，身形属阴。清阳藏主于内，浊阴发越于外。阳内阴外则是回医学的一大理论特色。

回医学另一重大理论特色是对脑的认识："夫一身之体窍，皆脏腑之所关合，而其最有关合于周身之体窍者，唯脑。"脑是"心之灵气与身之精气相为缔结而化焉者"，其用"纳有形于无形，通无形于有形，是为百脉之总原，而百体之知觉运动皆赖焉"。这是古代各民族理论中关于脑的最精辟而深邃的论述。

三、回医药学与香药引进

香药是唐宋时中国和阿拉伯伊斯兰国家贸易的主要商品，也是回族先民引进中国的主要药物。唐代李珣的《海药本草》就记录了当时引进的砗磲、金线矾、波斯白矾、瓶香、钗子股、宜南草等16种新的海药香料。经宋至元，引进的海药香料多达数百种，从而极大地丰富了中国传统药物品种、方剂和治疗方法。

第四节 蒙医药学概述

一、蒙医药学历史渊源

蒙古族主要分布在中国内蒙古、辽宁、黑龙江、新疆、吉林、青海、甘肃等地，以及蒙古国、俄罗斯等国家，蒙医学的使用在这些地方比较普遍，它对当地医疗卫生事业的发展有着不可替代的作用。蒙医学源远流长，最早可以追溯到远古时代。在蒙古族地区发掘的文化遗产中，就有远古时代和中古时代的骨针、药勺、罐子等治疗器具。在漫长的历史长河中，著名蒙医医生不断涌现，还出现了很多具有独特学术观点的学者。在现代医学高度发展的今天，蒙医学仍然以其内在的科学性和实践的有效性，深受患者信任，同时引起医学界的关注。

蒙医学是历经数千年的发展而形成的具有独特理论体系和丰富养生、诊疗手段的传统医学，是研究人体生命、健康的人文与自然科学交叉的传统民族医学。蒙医学的传承、发展与创新，既要保持自身特色和优势，又要与现代科技与理论相结合，充分发挥蒙医学的特色优势。蒙医源流可分为如下三个阶段。

（一）古典蒙医时期

早在 2000 多年以前，匈奴、东胡等诸多民族部落居住在大漠南北广阔的蒙古高原上。在这些部落中，有一个弱小的蒙古部族随着时代的发展而逐渐强大起来。到了 12 世纪末 13 世纪初，蒙古部落统一了大漠上的其他各部落，形成了强大的蒙古部落。他们以游牧为生，狩猎为辅，还有少量的为满足自己生活所需的手工业。生活在这种环境里的蒙古族先民，创造出符合本民族地区自然环境和生活特点的多种治疗疾病方法，并积累了大量的医疗卫生知识。

蒙医传统外治疗法是蒙古族最早发明使用的治疗疾病的方法之一，具有简便、廉价及安全性较高、实践性较强、疗效显著等特点。蒙古族长期居住在北方寒冷的高原地区，很早就掌握了热敷、灸疗、沙疗、羊毛皮敷砖法等蒙医传统疗法。例如灸疗法是古代蒙古族最常用的一种传统外治疗法，适用于高原的游牧生活和高原寒冷气候。8 世纪，著名医家宇妥·元丹贡布的著作《四部医典·本续》里特别记载了"蒙古灸法"，即将小茴香拌热后用毛毡包裹的一种热灸法。

考古学家的新发现证明了蒙古族的祖先在新石器时代甚至更早就开始制造并运用针刺、放血等外治疗法的事实。1963 年，在内蒙古多伦诺尔一个新石器时代的墓穴中发现了一个石针，该石针长 4.5cm，一端是圆刃，另一端是削尖的形。研究证明该石针便是新石器时代使用的石针，是用于截断和针刺治疗的器具。这对进一步研究蒙医传统疗法提供了可靠的依据。

蒙古族在放牧、狩猎等生产作业中经常会发生跌伤、骨折、脱位、脑震荡、脑出血等外伤，尤其在作战的时候会有大量的人员受伤。他们又在分猎物、解剖脏器中学到了很多关于动物的生理学和解剖学知识。他们通过对这些动物和人体的骨骼、肌肉、脏腑等进行推测和比较，积累了丰富的正骨手法、震荡疗法、涂搽疗法及放血疗法等传统外治经验。在蒙古族的历史文献中，有烙铁止血、利用牛羊胃内的反刍物进行热敷、热血浸疗等的记载。

蒙医学在治疗疾病时有"四施"之说，饮食疗法就是其中之一。蒙古族有非常独特的饮食习惯并且非常注意饮食的营养摄取，节律性地食用白食（奶食品）和红食（肉食品）以起到滋补营养、防治疾病的作用。所以，其饮食治疗疾病的经验也主要体现在奶食品、肉食品方面。酸马奶疗法中所用的酸马奶是通过发酵马奶制作的具有丰富营养价值的饮品，用酸马奶治疗疾病是蒙医饮食疗法中的主要内容之一。

蒙古族先民在觅食充饥与治疗疾病过程中逐渐认识了药物，并在长期实践中积累了大量的药物知识。如据文献记载："匈奴医生使用毒药，并将礜石、肉桂、附子、干姜各二两，研细作蜜丸，治疗寒性赫依结（自主神经功能紊乱）。"后此方传入中原，以"匈奴露宿丸"而驰名，后该方被《备急千金要方》记载。

（二）经典蒙医时期

随着元代的建立和扩张，欧亚大陆诸民族或部族之间的交往日益频繁。在这一时期，蒙医学在原有的积累上发展，诞生了蒙医基础理论。早期的正骨手法、震荡疗法及针刺、灸疗、放血疗法等均取得了进展。

13世纪，蒙医药方剂知识有了发展，传播医药知识的方式也从口耳相传发展为有了文字记载。

16世纪初，蒙古族在长期经验积累的基础上，形成了独具特色的蒙医理论体系，发展了"创伤医治术""骨伤疗法"及"脱臼复位术"等多种蒙医正骨疗法。由于蒙医正骨术的治疗效果卓越，清廷设有供御用的正骨医疗教学机构——绰班处（"绰班"即满语"正骨师"）。

16世纪以后，蒙医学开始向新的理论体系发展。当时印度医学和藏医学先后传入蒙古地区，古代传统蒙医学接受了印、藏医学的五行、赫依、希拉、巴达干、七素、三秽、脏腑等理论，为蒙医学理论走向系统化创造了条件，涌现出一大批"雄根额木其"（经典医生），他们编著了许多蒙医学著作，为提升蒙医学理论水平和丰富临床经验起到了推进作用。

元代设有掌管医学教育的机构——扎萨克，最早的扎萨克是于1262年建立的。17世纪初，蒙古地区出现了很多满巴扎仓，满巴扎仓是专门培养蒙医的机构。

近代，蒙医学理论体系的形成和临床实践的总结发展进一步促进了蒙医的分科及专科研究。蒙医学的临床分为内科、温病科、疗术科、儿科、妇科以及骨伤科等，基础分科包括蒙医基础理论、蒙医诊断学、蒙医内科学、蒙医传统疗法学、蒙医温病学、蒙药学及蒙药方剂学等。

（三）现代蒙医时期

现代蒙医时期主要是指 20 世纪中叶以后的蒙医学发展阶段。在这一时期，随着科学的发展，蒙医学也步入新的发展阶段，在医疗、教学、科研等方面取得了进步。

20 世纪 50 年代，内蒙古地区组织蒙医医生，建立了联合诊疗所，并在大多数盟、旗医院设立了蒙医科。1958 年，内蒙古自治区中蒙医医院建立。1958 年 9 月，内蒙古医学院（今内蒙古医科大学，下同）创建了蒙医学本科专业，蒙医学本科专业是当时全国第一个也是唯一一个民族医学（蒙医学）的本科专业。当时从呼和浩特市乌素图召的蒙医中遴选出了一批行医多年、临床经验丰富、具有一定影响的蒙医学专家，随后又从各地满巴扎仓中选招了一批优秀的青年蒙医医生，组建了第一支蒙医本科教学的师资队伍。1956 年，内蒙古自治区中蒙医研究所建立，该研究所搜集整理了大量蒙医古典文献，出版了《四部医典》《四部甘露》《秘诀方海》《美丽目饰》等多部文献，并进行了蒙医学历史、理论、药物、疗术及临床研究，以蒙、汉文等出版了《蒙医临床学》《蒙药志》《蒙医简史》及《蒙医疗术》等著作。1979 年，内蒙古自治区蒙医药学会成立，并多次召开学术研讨会，在进行学术交流的同时，创办了《中国蒙医药》《内蒙古蒙医学院学报》和《中国民族医药杂志》等学术期刊，搭建了高水平的蒙医药学术平台。蒙医科研水平进一步提升，在全国及内蒙古自治区获得多项重大科研成果，为蒙医学的现代化奠定了基础。例如 2006 年开展的蒙医温针调节失眠大鼠细胞因子和神经递质复杂机制研究等，为蒙医传统温针疗法的开发应用及现代化研究提供了科学依据；研发的蒙医脑震荡震疗仪、温针治疗仪等蒙医传统疗法的特色设备成功转化；5 项蒙医临床诊疗行业标准制订出台，5 个蒙医药数字化平台建立。

二、蒙医药学基本理论

（一）三根、七素、三秽与五元学说

蒙医学认为，人体由三根、七素及三秽组成。若三根之间、三根与七素、三秽之间保持相对动态平衡，人体则处于健康状态，各项功能得以正常运转。反之，当各种原因使上述平衡被打破时，则会产生各种疾病。

三根，即赫依、希拉、巴达干，是生命赖以生存的基本物质。赫依，从阴阳学说角度来看具有两面性，从五元学说角度看则属于气。在人体正常生理活动中，赫依推进血液运行，司理呼吸；分解食物，输送精华与糟粕；增强体力，保持五官功能正常及意识清醒；支配肢体活动、功能反射等。赫依是希拉、巴达干二根保持相对平衡状态的调节者。希拉，从阴阳学说角度来看属阳，从五元学说角度看则属于火。希拉为

人体正常生理活动所需之热能，具有产生热量、调节体温、促进消化、引起食欲和开胃进食之功效；使人容光焕发，有雄心，主谋略；促使营养七素精华成熟等。希拉以巴达干为自己存在的前提，与其保持相对的平衡状态。巴达干，从阴阳学说角度来看属阴，从五元学说角度看则属于水与土。在人体正常生理活动中，巴达干可滋生和调节体液，使身体、舌、思维活动稳定，辅助消化，滋养正精，增强意志，产生睡意，滋润皮肤，延年益寿，坚固骨关节，产生耐力等。巴达干以希拉为自己存在的前提，与其保持相对的平衡状态。根据赫依、希拉、巴达干的功能，它们可分为调火赫依、消化希拉、腐熟巴达干等 15 种。

七素是指构成人体和维持生命活动的 7 种基本物质，即食物精华、血、肉、脂、骨、骨髓、精液，为人体三根赖以生存之物质基础。水谷精微再分解产生的精华和在新陈代谢过程中由血、肉等六要素分解产生的精华，通称为滋养七精华。在人体生命活动中，滋养七精华反过来也滋养着七素，以保持身体的发育成长及正常的生命活动。三秽为人体的主要排泄物，即粪、尿、汗。七素、三秽之分解、吸收及排泄过程为精华与糟粕的分解过程，即新陈代谢的过程。

五元学说是指土、水、火、气、空。土元素的性质为硬、强、重，以气味为主，具备味、色、感、声等性能，为一切物质的本基，对物质有重、稳的功能；水元素性质为湿、润，以味为主，具备感、声等性能，对物质有滋养、湿润的功能；火元素性质为热，以色为主，具备感、声等性能，对物质有成熟、熔解、烧灼的功能；气元素性质为轻、动，以感为主，具有感、声两种性能，对物质有轻、动、发的功能；空元素性质是空、虚，只有声一种性能，为物质的存在、增长、运动的空间，具有间隔的功能。

（二）六基症学说

六基症学说将复杂的病因归纳分类为本致因素、专致因素、特殊因素三大类，将导致内源性疾病根源的发病本致因素——赫依、希拉、巴达干，专致因素——血、希拉乌素（黄水），以及外源性疾病致病根源的特殊因素统称为"六基症"。蒙医学对所有的疾病都从"六基症"的角度加以分析研究，针对其发生、合并、蓄积等不同的变化情况进行辨证施治，包括病因、病位及病性辨证。其以"六基症"理论及"寒热"理论对疾病性质进行判定，以"脏腑"理论对病位进行判断，把治疗疾病的方法归纳为滋养疗法和削弱法 2 种。其中滋养疗法系调理热能，增强体质，同时相对地削弱赫依功能而补巴达干的一种治法。此法主要适用于老年体弱，思劳过度，营养不良，长期食用轻性而粗糙食物和生活于寒冷环境者，赫依型体质者和孕妇等。从疾病的本质和根本原因角度考虑，对赫依偏盛而巴达干相对减少并与希拉相搏所致的寒病均可采取滋养治法。削弱法系调节热能，相对地增强赫依，削减希拉的一种治法。此法主要适用于青壮年，身体强壮者，长期食用锐性而油腻食物和干热环境中的生活者，希拉型体质者等。从疾病的本质和根本原因角度考虑，对血希拉偏盛而巴达干相对减少并与赫依相搏所致的热病，均可采取削弱法。

（三）药物疗法

药物疗法是蒙医临床医疗"四施"之重要内容。蒙药包括方剂和单味药。蒙药材主要来自自然界的植物、动物和矿物，以植物药为主，绝大多数以天然野生药物的生药部分入药，不经过药品工业企业的加工和化学合成，其中个别矿物药、珍宝类药需进行炮制加工解毒。

蒙医临床用药注重择时疗法，根据病症的规律，一般采用早、午、晚三个时辰给药的方法。这三个时辰，早晨为"赫依"时间，中午为"希拉"时间，晚上为"巴达干"时间。根据上述三个时辰人体生理变化的规律，即"赫依"偏凉，"希拉"偏热，"巴达干"偏寒，分别用三种不同的药物，即早上用偏温的药，中午用偏凉的药，晚上用偏热的药。另外，若疾病在身体上部者，药物宜饭后服；疾病在身体下部者，药物宜饭前服；疾病在身体中部者，药物宜与饭一起服用。

平乐正骨是中医骨科比较有影响的流派之一，它起源于清嘉庆年间，从洛阳市平乐村郭氏家族十七世郭祥泰发端，"上以疗君亲之疾，下以救贫贱之厄"，济世救民，疗伤活人无数。平乐正骨素疗法独特、效果卓著，至今已有200余年的历史。

中华人民共和国成立前，平乐正骨传人是在大槐树下、大门楼内诊治患者的。远道而来的患者多是在周围群众家里住宿。中华人民共和国成立后，随着社会的发展，在党和政府的支持下，平乐正骨第五代传人高云峰带领平乐正骨人办起了平乐正骨医院。其后，洛阳正骨医院、洛阳平乐正骨学院、洛阳正骨研究所（后更名为河南省正骨研究院）先后建立，我院王继先主任医师即于1964年从洛阳平乐正骨学院毕业后，分配至新疆维吾尔自治区中医医院工作至今的。同时洛阳正骨医院举办了各类进修班，为全国其他医疗单位培养了骨伤科人才3000余人。我院吕发明主任医师于1989—1990年前往洛阳正骨医院全国进修班学习一年。2008年6月7日，"平乐郭氏正骨"入选第一批国家级非物质文化遗产扩展项目名录。2012年，"平乐郭氏正骨"获得第一批全国中医学术流派传承工作室建设单位称号。我院苗德胜副主任医师于2019年入选第一批全国中医临床特色技术传承骨干人才培训项目，并于2020年前往洛阳学习平乐正骨流派。至此，由王继先、吕发明、苗德胜传承于平乐正骨流派的老中青三位医师组成的师徒团队，在不断的努力学习与传承创新下，让平乐正骨流派的一个分支在新疆的土地上生根发芽，逐渐壮大。

第一节　平乐正骨流派学术思想

从清嘉庆年间平乐郭氏家族十七世祥泰开始，平乐正骨流派学术理论在200多年的历史长河中逐步形成并发展，至第六代时，平乐正骨流派学术理论已日臻成熟。第六代传人郭维淮先生将平乐正骨流派学术理论进行了全面总结，并加以创新，丰富并规范了第五代传人高云峰时期初步形成的正骨手法，归纳总结出平乐正骨气血辨证理论及三原则、四方法等学术思想。

一、平乐正骨气血辨证理论

平乐正骨流派重视气血辨证，认为气血是伤科辨证的总纲。平乐正骨流派认为气血是人体生命活动的物质基础，气血的变化决定了脏腑经络的变化，故伤科临证主张以气血为纲，整体辨证，审症求因，始终围绕气血变化加以调治。平乐正骨流派在长期的医疗实践中形成了具有鲜明特点的气血辨证理论。

气血既是构成人体的精微物质，也表现着脏腑经络的生理功能；损伤诸证首犯气血，气滞血瘀，进而影响脏腑经络，故损伤诸证专从气血论治。气血学说既可作为辨证的依据，也是伤科治疗的重要依据。

（一）气血失调

气和血在生理上互根互用，在病理上相互影响。气血平衡则泰，气血失调则病。气为血之帅，气能生血、行血、摄血。血的正常运行，取决于气的推动和固摄作用之间的协调平衡。气行则血行，气滞则血瘀，气狂则血燥。气虚，血无以化则血虚，行血无力则血瘀，摄血失职则血妄行出血；气郁、气滞，则血不能正常循行而瘀，瘀久必虚。血为气之母，血可载气、充气。血虚，气失充养则气虚、气郁，血无力载气则气脱、气壅、虚久必瘀。血瘀则阻碍气机，而气滞失职。伤损肢体脉络，血溢于经外，瘀阻经络则气滞，进而引起一系列气血失调之证，所谓"肢体损于外，则气血伤于内，营卫有所不贯，脏腑由之不和"。常见气血失调证有气滞血瘀、气血两虚、气不摄血、气随血脱、血随气逆等。平乐正骨流派将其分为虚证、实证和虚实夹杂证三大类。其中伤科虚证乃因损伤失血过多，阴不维阳而致，其以气亏血虚为本，原因有三：一是失血过多，气血亏损；二是瘀久致痹，新血不生；三是肝郁脾虚，血气无源。伤科实证则为创伤早期引起的气滞血瘀。伤科虚实夹杂证既可在新病发生，也可由久病演化而来。治疗时应遵循辨证施治的原则，根据不同的病因病机，以理气、益气、养血、活血、解郁、滋阴、通痹为基本治法，补而不留邪，攻而不伤正，攻补兼施，最终达到邪去正安的治疗目的。

（二）三期辨证

平乐正骨流派认为创伤诸证当从气血论治，在早、中、后三期，以破、和、补为则，药法各异。创伤早期，筋脉受损，血溢瘀于脉外，阻碍气机，以气血瘀滞为主证；用药以破为主，祛瘀生新，亡血者补而兼行。中期瘀未尽祛，新骨待生，气血不和，经络不通；治宜以和法为主，和营消肿，活血接骨。后期久病体虚，肝血不足而筋脉拘挛，肾精虚损而髓空，脾胃虚而气血生化不足则气血虚；治宜以补为主，益气养血，滋补肝肾，壮筋骨，兼通经活络利关节。

平乐正骨流派用药精巧严谨，不泥一方一药，强调审症求因，辨证论治，勇于创新，出奇制胜，不断深化发展家传医术。例如初期用药瘀则当破，但亡血者须补而兼行。因气血互根，血药中必须加气药才能加速病愈。"肝主血，败血必归于肝"，在活血祛瘀的同时加上疏肝理气之品，必然收到事半功倍之效。中期气血不和，经络不通。患者虽经初期活血祛瘀治疗，但瘀血尚有残余，气血尚未恢复，伤肢肿痛，减而未尽，若继用攻破之药则恐伤及正气，故当以和解为主，兼消肿止痛。后期因损伤日久，长期卧床，加之固定限制活动，故肝肾亏损，营卫不和，气血虚而运行不利。虚久必瘀，虚中有滞，脏腑由之不和易并病，故治宜和营卫，补气血，健脾胃，益肝肾，通利关节，以补为主，以通为用，通补兼治，方能祛除并病，取得良好疗效。

此外，平乐正骨流派强调临证应视患者体质、伤势不同而灵活遣方用药。少壮新病邪实而正未衰，宜攻；老弱久病体虚，宜补。体壮伤新宜大剂猛治，体质一般、伤缓宜宽猛相济，体弱伤陈宜缓治之。

（三）气病多虚，血病多瘀

平乐正骨流派认为气是人体生命活动的动力，应该以充足旺盛为佳。同时由于气的推动、温煦、防御、固摄、气化等特点，耗损较大，易出现不足的状态，是谓气病多虚，所以在治疗上宜补不宜泻，以补其不足为要旨。即使伤致血瘀气滞，也当以补气行气为先，兼以疏肝理气。血液循经运行不息，环流全身，周而复始，为全身各脏腑组织器官提供必需的营养，以维持人体的正常生理功能，故血贵在活动流畅，不能停滞。由此，平乐正骨流派提出了气病多虚、血病多瘀的见解，并认为治气以补为要，治血以活为旨。

（四）杂病多瘀，痰瘀互结

杂病多病程缠绵，经久难愈。平乐正骨流派认为疑难杂病多由创伤后血瘀气滞，复感风寒湿邪，或痰瘀互结，或瘀久气虚痹阻所致。疑难杂病，气机瘀阻，复致气血亏损，遂波及肝脾肾诸脏，导致脏腑功能失调，顽痰内生，痰瘀互结不化，表现隐晦复杂，迁延难愈。其治疗上主张以调理气血为主，同时须顾护脏腑，祛瘀豁痰。临证时其根据其病证性质，或益气活血化瘀，或行气活血化瘀，或调气疏肝化瘀，或养血补肾，或益气血补肝肾，或益气豁痰通络，或行气血祛邪痹，拟定了行气通瘀汤、益气填髓汤、补肾止痛散、加减泽兰汤、通阻豁痰汤、疏肝活络汤、蠲痹解凝汤、舒筋汤等方药。

（五）整体辨证与气血辨证的关系

整体辨证是中医学的理论核心，也是平乐正骨流派气血辨证和治疗伤科疾病的核心。平乐正骨流派认为人是一个有机的整体，"牵一发而动全身"。人体的组织器官、气血阴阳、表里上下在结构上互相联系，不可分割，在功能上相互依赖，相互制约，相互为用，协调平衡。同时，平乐正骨流派还强调人与自然界也为和谐统一、不可分割的整体，自然界万物的平衡和谐是人类赖以生存的条件，其阴阳平衡失调也是疾病发生的外在因素与条件。

《正体类要》云："肢体损于外，则气血伤于内，营卫有所不贯，脏腑由之不和。"局部损伤首犯气血，使气血紊乱，经络受阻，脏腑功能失调，导致阴阳气血失衡，不仅出现局部症状，也会出现明显的全身反应。故平乐正骨流派认为临证应以气血辨证为纲，同时以整体辨证调治。

平乐正骨流派气血辨证极为重视整体观念，认为气血是人身至宝，既是五脏六腑功能活动的物质基础，又是五脏六腑气化的产物。气血变化和五脏六腑的功能活动、病理变化息息相关，相互影响。气和血的生成有赖于脾、胃、肺、肾等脏腑生理功能的综合作用，血的正常循行靠心气的推动、肺的宣发肃降、肝的疏泄调节和脾的统摄，气的升降出入便是脏腑生理活动的体现。因此，平乐正骨流派强调伤科疾病在气血论治的基础上，必须以五脏为中心，从整体出发来认识和治疗。平乐正骨流派融气血辨证与整体辨证为一体，以气血辨证为纲进行整体辨证。其根据病证性质，或活血化瘀，或益气清热，或疏肝解郁，或养血补肾，或化瘀养阴，或行气豁痰通络，或补气活血祛痹，拟定了活血疏肝汤、加减四物汤、加减补阳还五汤、加减黄芪桂枝五物汤、加减丹栀逍遥散、活血通痹汤、益气温经汤、滋阴除痹汤等方药治疗创伤后发热、创伤后血肿、创伤后神经损伤、颈肩腰腿疼痛、创伤后肢体疼痛僵硬、强直性脊柱炎等，效果良好。

平乐正骨流派强调整体辨证的另一重要含义是要兼顾四时寒热辨证。自然界四气依四时各有盛衰，多夹伤致病，故在辨证上要辨明四时寒热、有无兼证，在疾病预防上要依四时防寒热、防疫气、防风寒湿邪与外伤虫毒侵及机体，在治疗上要兼而治之，方能取得良好疗效。

二、平乐正骨三原则

（一）整体辨证

平乐正骨流派强调人身是一个整体，牵一发而动全身。其一，外伤侵及人体，虽然是某一部分受损，但必然影响全身气血经络，造成气机紊乱，经络瘀滞。医者必须从患者的整体出发，调理气机经络，才能收到良好效果。其二，伤及人体局部，往往兼有内脏与经脉等内伤，因此不可只看表面现象，而忽略、遗漏内伤，或只看局部表现，而忽略全身症状。其三，全身的营养状况、情志变化对骨折的愈合及疾病的康复有着非常重要的影响，故应分清轻重缓急，按主次全身辨证施治，急则治其标，缓则治其本，或标本兼治以收良效。例如骨折的早期，影响其修复的有骨折端出现的有害活动及瘀血气滞等；骨折后期，影响骨折愈合及功能恢复的因素则多为受伤肢体和全身因长期制动而致的废用性改变，以及肝肾亏虚与气血亏虚等，医者要全面分析，在不同时期有所侧重地给予调理，以促进修复损伤，早日康复。再如，因在不同的时期、不同的患者，骨折的愈合情况有所不同，故平乐正骨流派强调在早期用祛瘀接骨方药，中期用活血接骨方药，后期用补肝肾接骨方药，并应结合患者情况进行辨证施治。其四，人与自然万物也是一个有机的整体，自然界的四时四气变化等无不与人体息息相关，直接影响着人的生产生活、生理病理，以及疾病的治疗与恢复，故在治疗疾病的过程中要根据四时四气等变化加以辨证调治。

（二）内外兼治

平乐正骨流派内外兼治思想包含两方面内容。其一指外伤与内损兼治：筋骨损伤势必连及气血，轻则局部肿痛，重则筋断骨折、气滞血瘀，甚则内脏损伤，或致脏腑功能失调，更重者可致阴阳离决而丧失生命。医者必须全面观察和掌握病情，内外兼顾辨证施治，既治外形之伤，又治内伤之损。其二指治法：内服药物与外敷药物同用；既用药物辨证施治，又注意以手法接骨理筋。

（三）筋骨并重

人体筋与骨是相互依存、相互为用的。《灵枢·经脉》记载，"骨为干，脉为营，筋为刚，肉为墙"。一方面，骨骼是人体的支架，靠筋的连接才成为一体，发挥其支架的作用。骨为筋提供了附着点和着力点，筋则为骨提供了连接与动力。筋有了骨的支撑才能固定与收缩，发挥其功能；而骨正是有了筋的附着和收缩，才能实现其骨架和关节活动的作用，否则只是几根散乱无功能的骨骼。另一方面，人体骨居其里，筋附其外，外力侵及人体，轻则伤筋，亦名软伤，重则过筋中骨，又名硬伤。筋伤必定影响骨的功能，反之，骨伤一定伴发筋伤并影响其功能。平乐正骨流派十分强调治伤要筋骨并重，认为筋健则骨强，骨强则筋健。即使是单纯的筋伤或骨折，从治疗开始也应注意不断维护、发挥骨的支撑及筋的约束和运动作用，以加速疾病的痊愈。

三、平乐正骨四方法

（一）治伤手法

1. 复位手法

骨折、脱位一般均有移位，这些移位若不恢复正常，则会使功能受到一定的影响，因此在治疗上要求尽可能达到解剖复位。但医者须知，无论多熟练、巧妙的复位手法都可能造成新的损伤，而不熟练和粗暴的手法将会造成严重损伤，影响创伤的愈合和功能的恢复。因此平乐正骨流派特别强调，医者要在掌握伤部生理解剖的基础上熟练掌握复位手法，综合分析病情，在辨证的基础上进行手法复位，以恢复其正常形态，为功能恢复打下良好的基础。其强调以功能复位为前提，解剖复位为目标，不影响功能恢复为原则施法，切忌不顾一切盲目追求解剖复位而反复施法，而造成筋肉、气血的过多损伤而影响伤愈与功能恢复。平乐正骨流派复位手法包括九法十三则。

（1）拔伸牵引法：包括拔伸和牵引两则，为骨折、脱位复位常用的基础手法，也可用于关节挛缩的治疗。

1）拔伸：一般情况下不需要助手，多为医者拔患者伸，由轻到重，使肢体伸向远端。拔伸常用于创伤引起的关节挛缩及手足部位的骨折脱位复位，用时短，用力较小。

2）牵引：力大，用时相对较长，往往需要助手及器具的配合。其根据用时的相对长短可分为短时牵引和持续牵引。①短时牵引：常用于上肢骨折脱位及儿童骨折脱位的复位。多需要两位助手分别站于患部的远近两端，把持肢体或借助布带等器具固定肢体，对抗牵拉，矫正骨折重叠、成角移位或关节脱位重叠畸形，有利于脱位与骨折的复位、成角的矫正。一般用时 3 ~ 5 分钟。②持续牵引：需要借助器具，且用时多超过 1 小时。持续牵引分为骨牵引、皮牵引、布兜牵引与固定带牵引等，用于一次性复位困难或不宜一次性复位的患者，如肌力强大的下肢骨折、危险的颈椎骨折等。

（2）推挤提按法：包括推、挤、提、按四则。①推：为单向用力。②挤：包括单向推挤与双向对挤，推、挤二则常联合运用。③提：使下陷复起。④按：使高凸平复。此法四则为骨折脱位复位的主要手法，常须有机联合运用，在有效牵引的基础上施法，才能收到良好的效果。

（3）折顶对位法：也叫成角对位法。①骨干折顶对位法：使两骨折端在成角状态下断端相对，令助手固定骨折近端，医者一手把持固定骨折部，使之不得移位，另一手持骨折肢体远端，向成角方向轻缓推摆，使成角平复，即可得到满意复位。该法用于长管状骨骨折，骨折后由于筋肉收缩，两折端常重叠移位，加之局部血肿，组织张力增加，牵拉复位较困难者。②干骺端折顶对位法：令助手固定骨折近端，医者双手把持固定骨折部远端，对抗牵引1～3分钟，在维持牵引的情况下，医者突然发力，迅速使两骨折端在成角状态下断端相对，同时反折平复骨折。该法用于长管状骨干骺端骨折的复位。

（4）嵌入缓解法：嵌入往往有3种，包括骨折嵌插进肌肉、骨膜、筋膜或皮下组织中；移位的骨块嵌入关节间隙内；脱位的关节头被周围肌腱、关节囊或其附属结构缠绕嵌顿，不能缓解、还纳。这3种情况由于嵌入组织阻挡难以复位，须将嵌入的组织缓解拨出才能有效复位。嵌入缓解法比较复杂，总体来讲，须在保持肌肉肌腱松弛的情况下，顺势缓缓扩大畸形，推送嵌入组织，解除其锁扣状态，或借力拉出嵌入骨块。

（5）回旋拨槎法：是矫正骨折槎背向移位的方法。骨折槎背向移位多见于长骨干骨折及儿童肱骨外髁翻转骨折，由骨折后瞬时旋扭暴力、肌肉牵拉或搬运不当造成。如盲目牵引手法不当，不仅复位困难，而且易造成新的软组织损伤，运用回旋拨槎法可有效解决这一难题。具体方法：详细询问病史与搬运史，分析移位机制与移位通道，保持肌肉肌腱松弛，原移位通道通畅，医者一手持骨折近端，另一手持骨折远端肢体，顺移位通道回旋拨送骨折远端，多能矫正背向移位。

（6）摇摆推顶法：适用于骨折复位后尚有残留移位，或横断骨折有部分移位者。在维持牵引的情况下，医者双手捏持骨折端，根据移位情况，做30°范围内的摆动，矫正骨折残余移位后，医者维持对位，令助手缓缓放松牵引，远端助手沿肢体纵轴向近端轻轻推顶，使两骨折端更加严密对合、稳定。

（7）倒程逆施法：又叫原路返回法，多用于关节脱位的治疗。根据脱位发生的过程采用手法，反其道而行之，使脱位一步一步回归原位。

（8）旋撬复位法：用于正复肩、髋关节脱位。根据脱位关节的解剖特点及损伤机制，利用杠杆原理，旋转撬动关节，使其复位。运用此法，只需一助手固定关节近端，医者持关节远端肢体，顺势牵引，并在维持牵引力的情况下，根据脱位方向，缓缓收展旋转屈伸关节，即可使之复位。

（9）撬拨复位法：是借助钢针等器具侵入肌体，撬拨骨折端或嵌入折端及关节间隙的交锁组织，解除交锁，并结合手法使骨折与脱位复位的一种手法。该法须在无菌及麻醉条件下进行。具体方法：消毒皮肤，铺无菌手术巾，局部麻醉后，一助手固定关节近端，医者一手持关节远端肢体，一手持钢针，自伤部刺入组织直达病所，拨出交锁组织，或撬拨骨折端，配合牵引与手法，使之复位。该法适用于嵌顿型骨折脱位及难复型骨折脱位。

2. 治筋手法

治筋手法是治疗骨伤科疾病的基本手法之一。平乐正骨流派认为：第一，损伤往往首犯筋肉。"骨为干，脉为营，筋为刚，肉为墙"，外力侵及人体，造成损伤，轻者伤及皮肉，为肿为痛；重者过筋中骨，而致骨折、脱位；再重者，可连及脏腑，危及生命。然而，不管何种损伤，虽有轻重之不同、时间久暂之异，但都或轻或重伴有一定程度的筋肉伤，因而临床上常见大量筋伤患者。第二，筋伤伴随骨伤始终。中医学认为，筋主束骨而利关节，筋为骨所依，骨为筋所附。平乐正骨流派非常重视筋骨的互相依存及互相为用的关系，在治骨的同时强调治筋的重要性，只有筋骨并治，才能使疾病早日康复。第三，筋伤往往伴随气血损伤。平乐正骨流派认为伤一发而动全身，故强调在治筋时必须注重疏通调和气血，气血调顺，治筋方能奏效。平乐正骨流派治筋手法共四法十六则。

（1）揉药法：是平乐正骨流派常用的治筋手法，分散剂与液剂揉药法两则。该法将药物与手法相结合，利用药物的行气活血，结合按摩的通经活络开毛窍，以促进药物吸收。①散剂揉药法：平乐正骨流派揉药法运用家传特效药展筋丹与其特有的手法相结合，以达到治疗的目的。其包括穴位揉药法、痛点揉药法、关节处揉药法及展筋丹揉药法。展筋丹的具体用法：将展筋丹装入鼻烟壶瓶内，用时以拇指指腹蘸展筋丹粉少许，然后将拇指置于选好的揉药点上，其余四指固定在肢体上，以拇指在局部皮肤上做旋转揉摩活动。手法宜轻，只起到摩擦作用，不能使局部皮肤活动，使药物渗入皮内吸收，每次旋摩50～100圈，以药尽为度，每日可进行1～2次，每处揉药3～5点，每点揉药3～5次。②液剂揉药法：常用的液剂药物为展筋酊、白酒和红花樟脑酒水等。

（2）理筋法：具有活血化瘀、消肿止痛、舒筋活络、宣通气血等作用，包括揉摩法、捏拿法、推按法、捋顺法和分筋法五则。

（3）活筋法：是一种恢复机体生理能力活动的被动性关节活动法，为理筋治疗手法中非常重要的一种手法。不管是骨折还是或脱位、跌扭伤筋，都适合活筋法。活筋法能使强硬的关节灵活，挛缩的筋肉舒展，筋弛无力的肢体恢复筋肉力量，肿痛的部位气血和顺，肿减痛止，另外对劳损和痹证引起的肢节筋骨疼痛也有很好的效果。活筋法可每日进行1次，每个关节活动3～5次，操作时应先轻后重，再轻收功。每次活筋以达到患者的最大耐受程度为准。可根据每次治疗时患者的反应调整手法的轻重，每次活筋后，若患者立即感到轻快，病情有所好转，即说明手法恰到好处；若活筋后患者没有一定反应，说明手法过轻，尚未达到治疗目的；若活筋后患者病情加重，经过休息仍不能缓解者，说明手法过重，应根据情况加以调整。

平乐正骨流派常用的活筋手法有伸屈法、收展法、侧屈法、旋转法、环转法、抖摆法、牵引法七则。

（4）通经活络法：常用于以上三法之后，用以安抚、疏通周身的气血，包括循经点穴法和拍打叩击法二则。

（二）固定方法

固定是利用器材把骨折的两端或肢体固定在一定位置上的方法，是维持骨折或脱位对位的重要条件，也是保证骨折或脱位在愈合过程中，避免再损伤的重要措施。平乐正骨流派固定法的特点可概括为"效""便""短"三字。

1. 效

效指有效而言。平乐正骨流派十分强调外固定首先是要"有效"，即能够限制各种不利于创伤修复的活动，保留、保护各种有利于创伤修复的活动。在固定治疗中，不管采用何种固定方法，固定物的使用数量、固定器材的选择和使用，以及固定的松紧度均需有利于骨折愈合的活动，控制不利骨折愈合的动和各种力的作用，确保骨折端（或脱位）复位后的对位和稳定，使骨折能在正常的情况下愈合或加速愈合，促进骨折创伤修复与功能恢复。

2. 便

便指轻便、简便和方便而言，即在有效固定的前提下，固定物应尽可能地轻巧，固定方法应尽可能地简便。要求固定材料取材方便，便于操作与掌握，尽量不影响透视与拍片效果等。平乐正骨流派小夹板系列及在此基础上研制出的系列经皮外固定器具充分体现了这一优势——不仅轻便、简便、方便，同时具有良好的固定效果，还不影响 X 线检查，有利于功能锻炼和恢复。

3. 短

短指固定时间和固定物而言。其一，指固定时间要尽可能地短。再轻便的固定也会限制机体的一部分活动，使机体某些功能废用，造成气血停滞，影响骨折愈合和功能恢复。因此，在保证达到固定目的的前提下，固定时间越短越好。一旦骨折达到临床愈合，应尽早解除固定，配合正确的功能锻炼，以促进功能的恢复。切不可盲目追求保险，无原则地延长固定时间而影响功能的恢复。同时，也不能盲目追求早期解除固定，忽略了临床愈合标准的要求而影响骨折愈合，或造成骨痂断裂及骨折再移位等。其二，指固定物在保证固定效果的基础上应尽量地短、小。

（三）药物疗法

在药物治疗上，平乐正骨流派提出了"破""活""补"三期用药，即"早期祛瘀接骨，中期活血接骨，后期补肾壮骨"的辨证施治原则，使骨折药物治疗有章可循，成为治疗骨折的"法"和"纲"。平乐正骨流派药物治疗以"整体与局部并重，内治与外治并举"为原则，以八纲、脏腑、经络、卫气营血、三焦等辨证方法为依据，以气血辨证为纲，辨病与辨证相结合，标本兼治，以期恢复人体的阴阳平衡。

1. 内服药

内服药为三期分治。早期主证多为瘀滞，故以活血逐瘀为法；中期主证多为经络不通、气血不和，故以通经活络为法；后期主证多为气血、肝肾亏损治，故以益气血、补肝肾为法。

2. 外用药

外用药亦为三期分治。早期多为局部瘀肿、疼痛，故以消肿散瘀止痛为法；中期多为瘀血阻滞，故以活血散结为法；后期多为筋肉消瘦、关节不利，故以温通利节为法。

（四）功能疗法

功能疗法是平乐正骨流派的精髓之一，是"动静结合"的重要组成部分，是功能恢复的关键。适当的功能疗法可促进气血运行，消散瘀血，舒筋活络利关节，防止肌肉萎缩与骨质脱钙疏松等，是促进伤痛减轻和骨折愈合、恢复患肢原有生理功能的重要手段。功能疗法既可用于骨伤科，也可用于其他疾病的康复治疗。平乐正骨流派强调功能疗法应贯穿疾病治疗与康复的全过程，与手法、固定、药物等疗法并驾齐驱。

第二节　王继先中医骨伤学术思想

王继先，主任医师，第三批全国老中医药专家学术经验继承工作指导老师。王继先于 1964 年从洛阳平乐正骨学院毕业后，分配至新疆维吾尔自治区中医医院工作至今，是洛阳平乐正骨学院早期的学员，与其同一批的还有韦贵康国医大师等。王继先扎根新疆工作 60 余年，被誉称为"新疆中医骨伤科奠基人""新疆中医骨伤第一人"。王继先在传承发扬平乐正骨流派学术思想的同时，善于总结、学习和创新，进行了诸多中医骨伤理论探索及临床实践总结，现将部分内容简要归纳如下。

一、《黄帝内经》骨关节生理病理初探

王继先指出，《黄帝内经》是中医四大经典之一，不光内科大夫要不断学习总结，

骨科大夫也需反复研读，系统研究《黄帝内经》对骨关节的组成、生理及病理的论述。

《素问·骨空论》曰："辅骨上横骨下为楗，侠髋为机，膝解为骸关，侠膝之骨为连骸，骸下为辅，辅上为腘，腘上为关，头横骨为枕。"马莳注曰："则膝辅之上为腰，髋骨下为楗，膝上为机。"又曰："连骸者，是骸骨相联接处也。"据此而言，膝辅骨之上为腰，腰横骨乃髋骨，髋骨下方为楗，楗乃大转子骨。"侠髋为机"，就是指大转子上方、髋骨下方的狭小范围，即髋关节。"膝解为骸关"，即在膝部的分开连接处为膝关节。"侠膝之骨为连骸"，是指在膝关节范围内的骨叫连骸，连骸者，乃髌骨也。"骸下为辅"，辅是胫骨上端的内外骸，连骸的下方是髁骨。"辅上为腘，腘上为关"，是指在髁骨的后上方是腘窝，腘窝上即为关节的部位。头枕骨乃为枕骨，枕骨下即是头颈关节——寰枢关节。这段经文概述了身体中主要关节的结构及联系。

关节的连接，除骨骼外，还有关节囊、韧带和肌腱等组织结构，《黄帝内经》统称之为筋，同时又把筋分为宗筋、筋膜和经筋，所有的筋皆隶属于关节，如《素问·五脏生成》曰"诸筋者皆属于节"。关节的主要功能是适应人体的各种活动，但同时关节也受到筋的约束，使关节保持相对的稳定，使运动有一定的形式和范围，如《素问·痿论》记载"宗筋主束骨而利机关也"。

关节内含有的液体为关节液，关节液对关节有营养和润滑的作用。中医学认为，液来自水谷精微之气，有滋养骨骼、补益脑髓、温煦肌肉及润泽皮肤的功效。如《灵枢·五癃津液别》曰："故三焦出气，以温肌肉，充皮肤，为其津；其流而不行者，为液……五谷之津液，和合而为膏者，内渗入于骨空，补益脑髓……"《灵枢·决气》曰："谷入气满，淖泽注于骨，骨属屈伸，泄泽，补益脑髓，皮肤润泽，是谓液。"从相关经文理解，中医学的液与现代医学的关节液、脑脊液、血浆等类似，故《黄帝内经》中所述的液是具有荣养作用的有形物质，当然也包括排出体外的水液。

关节的生理功能是适应人体的各种活动，筋隶属于关节并参与功能活动，如果筋发生病变，则会影响关节的功能。如《素问·长刺节论》曰："病在筋，筋挛节痛，不可以行，名曰筋痹。"风寒湿之邪侵入人体，留滞关节，阻滞筋脉，以及情志内伤等因素，均会影响筋的功能而发病。如《中藏经》记载："筋痹者，由怒叫无时，行步奔急，淫邪伤肝，肝失其气，因而寒热所客，久而不去，流入筋会，则使人筋急而不能行步舒缓也，故曰筋痹。"损伤关节液者，乃关节为病。如《素问·刺禁论》曰："刺关节中液出，不得屈伸。"若筋膜失荣，则表现出筋力不健，关节运动不利。如《素问·痿论》曰："筋膜干则筋急而挛，发为筋。"

《黄帝内经》把关节活动的动力归于筋的作用，然而现代医学认为关节的活动是由神经支配下肌肉收缩产生动力的。《黄帝内经》中虽没有"神经"这一名词，但确有神经的概念，它把神经的功能归在了经筋的范畴，如《灵枢·经筋》所列的十二经筋循行路线大部分类似现代医学中神经的走行路线。以手太阳经筋为例，"手太阳之筋，起于小指之上，结于腕，上循臂内廉，结于肘内锐骨（内上髁）之后，弹之应小指之上，入结于腋下"，其循行路线基本上与尺神经的走行一致，而且其病变也与尺神经的病变相类似，如"其病小指支，肘内锐骨后廉痛"。再看足少阳经筋，"足少阳之筋，起于小指次指，上结外踝，上循胫外廉，结于膝外廉。其支者，别起外辅骨，上走髀，前者结于伏兔之上，后结于尻……其病小指次指支转筋，引膝外转筋，膝不可屈伸，腘筋急，前引髀，后引尻……"据这段经文所描述的循行路线来看，足少阳经筋的直走者与腓总神经的走行相吻合，其支走者与坐骨神经的走行相一致，所出现的病症也和坐骨神经病变症状基本相同。《灵枢·经筋》所列的十二经筋循行路线中，每一经筋都和周围神经走行有相吻合之处，此举例而言，不一一赘述。

《黄帝内经》中虽有不少有关肌肉的论述，但对肌肉的功能概念却模糊不清，笼统地认为肌肉只是对骨骼、经脉、经筋、关节、筋等起到外围的保护作用，而没有认识到肌肉是骨关节活动的动力来源，如《灵枢·经筋》所云"肉为墙"即为此义。

尽管《黄帝内经》对关节、筋、经筋、肌肉等组织的论述不甚精细，有些概念与功能也模糊不清，但诸多论述却非常精辟和实用，对之后2000多年的临床实践具有理论性的指导作用，也是平乐正骨流派筋骨平衡理论的基础。

二、论肾与骨的关系

王继先十分重视肾主骨的理论，在临床治疗骨伤疾病时常常把补肾作为首要治疗原则。

（一）肾生殖功能与骨的关系

人体的生长发育和生殖功能主要由肾的精气决定。精气是构成人体的基本物质，是人体生长发育和各种功能活动的物质基础。肾精包含禀受父母生殖的先天之精，它与生同来，是构成胚胎发育的原始物质，如《灵枢·本神》曰"故生之来谓之精"。肾精还包括后天水谷之精及脏腑生理活动滋生的精，故《素问·上古天真论》云："肾者，主水，受五脏六腑之精而藏之。"人从幼年开始，随着肾精的逐渐发育而有了齿更发长的变化，到青春期，肾中精气充盛，男子16岁左右，女子14岁左右，产生一种性功能成熟的物质——天癸，于是男子产生精子，女子出现月经排卵，使性功能逐渐成熟而有生育能力。如《素问·上古天真论》记载："女子七岁，肾气盛，齿更发长；二七而天癸至，任脉通，太冲脉盛，月事以时下，故有子……丈夫八岁，肾气实，发长齿更；二八，肾气盛，天癸至，精气溢泻，阴阳和，故能有子……"青春期肾气盛，天癸至，促使男女生殖功能的性激素不仅有使骨骼生长显著增快的作用，成骨作用更为明显，还有促使骨折愈合的功能，这种功能若出现过早，则使骨骺愈合提早，影响人体的高度，所以肾的生殖功能与骨骼的生长有密切的关系。

（二）肾主骨生髓养骨

肾者，受五脏六腑之精而藏之，又能生髓充骨，髓濡养筋骨，精髓充足则骨健壮。

一者，肾精靠后天水谷之精充养，水谷之精来自饮食物，若脾胃运化功能失常，后天之精气不足，则不能起到充肾养骨的作用。

二者，五脏六腑之精气灌注于肾，充实肾精，若五脏衰，则精不足，肾无精可纳，就不能生髓充骨，更谈不上养骨，所以骨的生长发育与肾中精气的盛衰关系密切。

三者，肾乃水脏，藏真阴而寓元阳，真阴乃肾精，有濡养滋润生长骨的功能，元阳乃肾气，有温煦生长骨骼的作用。

四者，肾主骨，骨生髓，髓上通于脑，脑为髓海，现代医学认为脑髓的垂体前叶分泌生长激素，该激素的主要作用是促进骨骼和肌肉的生长发育。生长激素对骨和软骨的生长发育不是直接起作用，而是经过肝脏转化成类胰岛素样生长因子，使骨生长发育的必需物质胶原和硫酸软骨素沉积骨中。骨的另一种生长必需物质是钙，钙的吸收和在骨的沉积需要维生素 D 的作用。维生素 D 属于类固醇，对骨生长发育起重要作用的是具有很强生物活性的维生素 D_2（素角钙化醇）和维生素 D_3（胆钙化醇），但是人体食入的维生素 D 多无生物活性，需要经过肝、肾的激活。有生物活性的维生素 D 作用于肠管上皮细胞，使钙和蛋白在细胞浆内形成钙结合蛋白，加速钙结合蛋白吸收到体内，并能促进骨组织钙盐的沉积和吸收作用。以上过程充分说明了肾与骨骼生长发育的关系，也证明了肾主骨理论的科学性。

（三）肾功能衰退对骨骼的影响

无生物活性的维生素 D，在肾小管上皮细胞线粒体内酶系统的作用下激活，使其有生物活性，促进体内骨的代谢作用；但是线粒体内另一套酶系统能灭活维生素 D，使其丧失生物活性，以调节骨的代谢作用。如果肾脏发生病变，如慢性肾小球炎、慢性肾盂肾炎、肾结石、肾囊肿、肾结核等，引起肾脏功能衰退，其肾小管上皮细胞的功能也受到影响，激活维生素 D 的生理功能发生明显障碍，使骨发生营养不良，出现一系列骨骼病变，如假性骨折的软骨症、骨膜下皮质内骨吸收的纤维骨炎等。此类骨病多从温肾、补肾、壮肾、益肾的角度进行治疗。肾脏的另一种重要功能是在甲状旁腺的协同下维持血液中钙、磷的正常浓度。在生理情况下，肾小管加强对钙的重吸收，排出多余的磷，保持一定的血钙浓度，以维持骨的正常代谢和整个机体对钙的需要。如果肾脏的这种生理调节功能衰弱，体内就会丢失大量的钙，骨骼也会因缺钙而出现各种骨病，从而影响骨的生长发育，骨折后也不易于恢复或者会出现骨迟缓愈合、骨不愈合。中老年人多肾衰体弱，筋骨懈堕，肢节不灵，为适应这一生理变化的需要，负重较大的关节处如脊柱、膝关节、踝关节等部位易形成骨质增生、韧带钙化等骨病。对于此类疾病，中医多以补肾壮筋骨、养血舒筋之法治疗。

综上所述，不难看出，骨骼的生长发育有赖肾脏功能的旺盛，若肾脏功能衰弱，不但会影响骨的生长发育，也会影响骨的代谢而出现各种骨病。

三、气血学说在骨伤科的应用

王继先在平乐正骨流派气血理论的基础上，重视"盖跌打损伤之症，专以血论"，并指出血与气关系密切，气血在伤骨科诊治中极其重要。现从以下几个方面论述气血学说在伤骨科中的应用。

（一）气血的生理功能

气血是人体生存的物质基础，气血在生理病理、辨证及治疗上为历代医家所重视。损伤之症，内动气血，因此损伤的辨证规律和治疗原则是以气血学说为理论基础，且指导着临床实践的。

一者，人体生命活动的基础是气血，气血在体内环流无端，周流不息，外注筋骨皮毛、四肢百骸，内灌五脏六腑，故气血有荣养五脏六腑、四肢百骸、经络筋脉、骨骼皮毛之功用。二者，气血相互为用，共同维持着机体的活动，故《难经·二十二难》曰："气主煦之，血主濡之。"三者，气血的生理功能是在阴阳动态平衡的基础上发挥作用的。气为阳，血为阴，"阴在内，阳之守也；阳在外，阴之使也"。四者，血的形成来自后天水谷之精微，但必须通过气化才能成血，故《灵枢·决气》曰："中焦受气取汁，变化而赤，是谓血。"五者，血无气不行，气无血不附，气为血之帅，血为气之母，气行则血行，气滞则血凝，气有一息之不运，则血有一息之不行，气的功能有赖于血的濡养，气失血濡则无所附而散越，故《血证论》曰："夫载气者，血也，而运血者，气也。"气血的生理功能是指导临床实践的理论基础之一。

（二）气血与腑脏筋骨的关系

肝主筋，肾主骨，筋骨关系密切，损其骨则伤其筋，伤其筋则影响骨。肝藏血，肝血充盈，荣养于筋，筋强健有力，不易伤之；筋失其荣，则易损伤。肾主骨，骨生髓，髓生血，血养骨，肾气充足，则骨骼强壮；肾虚骨空，骨失濡养则易损伤。肾者，受五脏六腑之精而藏之，为先天之本；脾乃后天之本，气血生化之源。气血乃水谷精微之所化生，精微之气分清浊，浊者色赤入营而为血，清者入卫而为气，气血充盈条达，则脏腑筋骨、肌肉皮毛、四肢百骸得以荣养生化。肝、脾、肾与气血关系密切，故损伤之症多由此论治。

（三）气血与损伤的关系

《素问·调经论》曰："血气不和，百病乃变化而生。"跌打损伤之症，不论外伤于筋骨皮毛，还是内伤于经络脏腑，均能使气血失和而产生瘀血、气滞等变化。气伤痛，形伤肿，肿痛者乃气血凝滞，经络不通所致。跌仆闪挫，由外及内，猝然受之，气血俱伤；虽局部病损，亦可影响经络脏腑之功能而致全身气血病变。正如清代沈金鳌所云："虽受跌，受闪挫者，为一身之皮肉筋骨，而气既滞，血既瘀，其损伤之患，必由外侵内，而经络脏腑并与俱伤……"

（四）气血损伤的辨证

伤科的辨证，虽是应用望、闻、问、切四诊，以辨别阴阳、表里、寒热及骨折、脱臼、筋脉损伤等情况，但尤重于气血。损伤之后，是气伤、血伤，还是气血两伤，均需详察判明，方可施治无误。

1. 伤气

《素问·举痛论》曰："百病生于气也。"凡筋骨皮毛、四肢百骸、经络脏腑，受伤之后，均可出现气的病理变化，如惊则气乱，震则气激，或乱或激，则气壅而为滞。伤气可分为气滞、气闭、气虚、气脱。

（1）气滞：气机失宣，壅而为滞，多见于胸腹部及腰背损伤，以胀痛为主，其症为胸胁脘腹胀闷疼痛，咳嗽气急，范围较广，外无肿形，时聚时散，痛无定处。

（2）气闭：重度损伤，如颅脑损伤、多发性骨折、胸腹损伤等，可致气闭于内，不能宣散，症见晕厥、神志不清等。正如《医宗金鉴·正骨心法要旨》所曰："昏迷目闭，身软而不能起，声气短少，言语不出，心中忙乱，睡卧喘促，饮食少进……"

（3）气虚：伤后正气耗散而致，症见精神疲乏、呼吸气短、言语无力、声音低微、自汗、脉虚弱无力等。

（4）气脱：损伤后失血过多，气随血脱而致，症见面色苍白、四肢厥冷、大汗淋漓、呼吸浅促、脉沉细而弱，或昏昏然不知所措。

2. 伤血

盖跌打损伤之症，专以血论，不论何经受伤，均有瘀血滞留，皮不破而内损者多有瘀血，皮开肉绽多致出血。瘀血者又可引起瘀血流注、瘀血攻心、宿血等，出血者又可致血虚、血脱。

（1）瘀血：乃损伤之血滞于经络，或离经之血瘀于脉外。

（2）瘀血流注：局部之瘀血随经络循环流注他处，注入脏腑者可积聚成瘀块，注入营卫者则全身燥热、乏力不舒，注入四肢肌肤者则局部青紫肿痛，瘀久化热并生内毒则出现红肿热痛。

（3）瘀血攻心：多见于头颅损伤及胸胁重伤者。气血紊乱，瘀迷心窍，则心悸喘促，心烦意乱，或见昏迷欲绝等象。

（4）宿血：瘀血未尽，久病入络，留滞血府瘀积，宿而不散，日见形体虚羸，身困乏力，五心烦热，脉沉细而数，舌暗红，舌边有青紫瘀点。

（5）出血：皮破肉绽，血外溢而出，伤有轻重之分，血有渗滴和喷射之别；亦有内伤经络使血上溢而致咳血、吐血、呕血者，或血下溢而为便血、尿血者，或脑髓损伤，耳鼻口出血等。

（6）血虚：为失血过多，或伤后耗血而致，症见面色无华、萎靡不振、头晕目眩、健忘等；或久病耗血而致血不荣筋，症见肢体麻木、关节不利等。

（7）血脱：创伤性大出血，若失血量在 1500mL 以上（即总血量的 1/3），即呈现血脱（失血性休克）现象。症见面色苍白，微出汗，眼球内陷，口渴，头昏眼花，四肢凉而潮湿，神志多清醒，但表情淡漠，烦躁不安，重者可出现昏迷，皮肤上出现浅紫色斑。

3.气血两伤

气为血之帅，血为气之母，气血相辅相成，互相依附，循行全身，周流不息，内灌脏腑，外煦肌肤肢体，濡养全身，维持正常的生命活动。损伤之症，多气血俱伤，伤气者则血亦伤，伤血者气必损。伤气者，气滞则血凝，气脱则血脱；伤血者，则血凝阻气运行，血脱则气亡。气血积于胸胁则痞满胀闷，结于脏腑则癥瘕积聚，阻于营卫则郁而生热，壅滞肌肤则青紫肿痛。

（五）气血损伤的临床论治

伤科治病之要诀在于明白气血，以调和气血为治，正如《素问·至真要大论》所云："谨守病机，各司其属……疏其血气，令其调达，而致和平。"

1.伤气

（1）气滞：气失宣畅，壅滞经络，以胀痛为主，痛无定处。

①气滞胸胁：气滞胸胁者，以胸胁胀满、咳嗽、呼吸更甚为主，治宜疏肝理气止痛，逍遥散加减：当归 9g，青皮 6g，醋柴胡 9g，香附 9g，乌药 9g，甘草 6g，醋白芍 12g，桔梗 9g。水煎，每日 1 剂，分 2 次服。

②气滞腹满：若气滞腹满胀痛，治宜行气止痛，复元通气散加减：青皮 6g，陈皮 6g，金铃子 9g，小茴香 10g，木香 6g，甘草 6g，穿山甲 9g（现用代用品，下同），延胡索 9g。水煎，每日 1 剂，分 2 次服。

③气滞腰背：若气滞腰背，则咳嗽转侧疼痛，治宜行气止痛，佐以强腰健肾，匀气散加减：小茴香 10g，青皮 10g，乌药 9g，川厚朴 9g，槟榔 9g，牛膝 10g，川续断 10g，肉苁蓉 10g，甘草 6g。水煎，每日 1 剂，分 2 次服。

（2）气闭：气闭者以昏厥为主，治宜开窍通闭，方用苏合香丸、夺命丹急灌之，待醒后再辨证施治。

（3）气虚：气虚者补其气，脾气不足神疲乏力，四君子汤补之；中气不足言语低微，补中益气汤补之；心气不足心悸健忘，归脾汤补之；肺气不足少气不足以息，千金补肺汤补之。

（4）气脱：气脱者，呼吸浅短，昏昏然不知所措，治宜补气固脱、回阳救逆，独参汤或四逆散救之，待脱恢复后再辨证施治。

2. 伤血

（1）瘀血：瘀血者当活血化瘀。伤科应用活血化瘀，可分三焦论治，也可用攻下逐瘀法、活血疏肝法、血府逐瘀法、活血解毒法等十一法辨证论治，历代中医学和伤科专著均对活血化瘀有详细的论述。

（2）瘀血流注：瘀血留滞于腑脏者，则实满而坚痛，宜逐瘀攻下、通利脏腑，攻下逐瘀汤加减治之；留滞于肢体者，则肢体肿硬而痛，发生功能障碍，宜疏肝通络、和营止痛，疏肝活血汤加减；瘀滞合并内毒者，则红肿热痛，宜化瘀解毒、消肿止痛，仙复汤加减（仙方活命饮合复元活血汤）。

（3）瘀血攻心：若患者处于昏迷状态，不可翻动患者，怕惊恐意乱，使元气走散，应当静卧，治宜逐瘀开窍、通闭复苏，可刺水沟，或通关散取嚏，待呻吟有声音，可根据病情辨证论治。若无效者，可鼻饲苏合香丸、逐瘀护心散。此乃危重之患，须配合现代医学危重症的抢救措施，方可不失治疗之良机，否则延误病情，危及生命。

（4）宿血：病久瘀血入络，营血受伤，留滞于血府。血府者，乃胸胁也，肝经之所过。损伤之症，不论何经受之，败血必归于肝，滞于血府而为宿血，治宜疏肝通络、逐血府之瘀，血府逐瘀汤加减治之。

（5）出血：创伤之出血，以外治止血为要，出血止后方可辨证内治，一般治以补血养血、活血通络，桃红四物汤加减。若为内出血，可按三焦辨证论治。

（6）血虚：血虚者，若头晕、心悸，宜补血养心，归脾汤加减；血不荣筋者，宜养血舒筋，橘术四物汤加减。

（7）血脱：血脱者乃大出血而致，以头晕、肢冷为主症，甚则昏厥。及时而有效地止血是治疗血脱的首要措施。唐容川《血证论》曰："平人被伤出血，既无偏阴偏阳之病，故一味止血为要。止得一分血，则保得一分命。其止血亦不分阴阳……"中药内治宜补血益气固脱，有形之血不能速生，无形之气应当急固，可用独参汤、当归补血汤、圣愈汤治之。

3. 气血两伤

气血相互依存，相互为用，凡跌打损伤之患，多气血俱伤。但气血之损伤有偏胜之别，若伤气重于伤血，则以治伤气为主，气滞者行其气，佐以养血活血，气虚者补其气，佐以养血；若伤血重于伤气，则以治血为主，血瘀者化其瘀佐以行气，血虚者补其血佐以补气，若气滞血瘀，则可化其瘀、行其气，气血两虚者补其气养其血。

四、活血化瘀在骨伤科的应用

王继先认为跌打损伤之症，专从血论，不论何经受伤，均有瘀血滞留。凡皮不破而内损者，必有瘀血，不论是内结之血、离经之血，还是久病入络之血，均能阻滞血脉，造成血流不畅，血液停滞在血管内外，出现局部或全身症状。王继先在临床工作中总结出活血化瘀十一法，现详述如下。

（一）攻下逐瘀法

该法以通里攻下药与活血化瘀药配用，以期达到通下祛瘀的目的。《素问·缪刺论》云："人有所堕坠，恶血留内，腹中满胀，不得前后，先饮利药。"凡脊柱、胸腹、骨盆、下肢等损伤，内有瘀血，留滞肠胃而出现腹部胀满疼痛、按之痛甚、大便干燥、小便黄赤、烦热、口渴等症状者，宜用攻下逐瘀汤加减治之：芒硝 10g，枳壳 10g，桃仁 12g，红花 10g，当归 20g，大黄 6～20g。水煎，每日 1 剂，分 2 次服。

若下后腹痛不止，按之仍痛，瘀血未尽也，用四物汤加柴胡、红花、陈皮补之；下后腹胀满按之不痛者，气血伤也，用四物汤加党参、黄芪、白术补而和之；下后恶心呕吐者，胃气伤也，用四君子汤加当归补之；下后泄泻不止，脾肾伤也，用六君子汤加肉豆蔻、补骨脂补之；下后胸胁反痛，肝血伤也，用四物汤加柴胡补之。

（二）活血疏肝法

败血归肝，必留滞于胁下，肝主血故也，治之大法为和血、散结、疏肝，方用疏肝活血汤加减：柴胡 6～20g，黄芩 10g，当归 10g，赤芍 10g，大黄 6～15g，桃仁 10g，枳壳 10g，槟榔 10g，木香 3～10g。水煎，每日 1 剂，分 2 次服。

本方加减适用于全身损伤之初期诸症。

（三）舒筋通络法

该法疏通阻滞经络之瘀血，使经脉调和，气机畅通，达到肿消痛止的目的，方用橘术四物汤加减：当归 10g，熟地黄 10g，川芎 9g，炒白术 10g，桃仁 10g，红花 10g，土鳖虫 10g。水煎，每日 1 剂，分 2 次服。

本方多用于损伤中期，瘀血攻逐未尽，伤处仍有肿胀疼痛者。

（四）活血解毒法

该法以活血通络药与清热解毒药合用，达到和血消肿、解毒止痛的作用。损伤之症，瘀阻经络而肿胀，若合并内毒则有局部红肿热痛，若疏忽大意，易成脓溃破，变生诸症，用活血解毒之法，方用仙复汤（仙方活命饮合复元活血汤）加减：柴胡 10g，桃仁 10g，红花 10g，当归 15g，金银花 20g，天花粉 10g，穿山甲 10g，皂角刺 10g，乳香 6g，没药 6g，甘草 10g。水煎，每日 1 剂，分 2 次服。

（五）活血渗湿法

伤症之初期，凡肿胀严重者，如肱骨干骨折等，或骨折复位后固定不当，如肱骨髁上骨折固定过紧等，均能导致皮肤水疱丛生。其治疗应首先去除产生水疱的因素，如骨折正确复位、复位后恰当固定，然后用活血渗湿法，达到湿除肿消、瘀化病除的目的，方用二妙加味：苍术 10g，黄柏 10g，薏苡仁 30g，萆薢 10g，当归 20g，桃仁 10g，红花 10g，金银花 20g，甘草 6g。水煎，每日 1 剂，分 2 次服。

（六）固本化瘀法

老年人及体弱之人，伤后瘀未去而正气先衰，或骨伤之中期，瘀虽去但未尽而正气已伤，用益气养血药与活血药合用以固本化瘀，方用桃红四物汤加减：当归 20g，白芍 10g，熟地黄 10g，炙黄芪 10g，党参 10g，桃仁 10g，红花 10g，炒白术 10g，甘草 6g。水煎，每日 1 剂，分 2 次服。

（七）补肾活络法

凡骨折愈合缓慢、迟缓愈合或骨不愈合者，多为肾虚骨空之体，肾主骨、生髓，肾气充沛，骨生长能力旺盛，肾气衰退则骨生长缓慢，法当补肾活络，促进骨折愈合，方用六味地黄汤加减：山茱萸 12g，山药 12g，熟地黄 15g，积雪草 10g，土鳖虫 10g，煅自然铜 15g，血竭 9g，龙骨 15g，三七粉 6g（冲服）。水煎，每日 1 剂，分 2 次服。

（八）血府逐瘀法

损伤之症，若失治、误治或治未彻底，造成病久入络，营血受伤，留滞血府为宿积，症见形体虚羸，肌肤燥热，身困乏力，五心烦热，脉沉细而数，舌质暗红，舌边有瘀点，法当逐血府之瘀滞，方用血府逐瘀汤加减：当归20g，生地黄15g，桃仁10g，红花10g，柴胡10g，枳壳10g，降香10g，旋覆花10g，牛膝10g，桔梗10g。水煎，每日1剂，分2次服。

（九）通窍活血法

凡颅脑损伤，不论轻重，必有瘀血内着，滞留空窍，干扰神明而致神明昏乱，表现为昏昏然不知所措，常伴头晕、头痛、失眠多梦、恶心呕吐、纳呆食减、身困乏力等症，或因瘀阻神明而神志昏愦，表现昏迷不醒、肢体懈怠等症，此均须散瘀血于空窍，逐神明府内之滞塞，方用通窍活血汤加减：桃仁10g，红花10g，石菖蒲10g，薄荷6g，川芎10g，赤芍10g，生姜3片，大枣3枚，麝香1g（后下）。黄酒100mL为引子，水煎，每日1剂，分2次服。

（十）温经活血法

寒邪滞于经络，血气被阻滞而为病，如骨结核、骨髓炎等，表现漫肿色白、肿胀疼麻，虽无外伤或只有轻度外伤而发病，但仍属骨之病变，以温经散寒药与活血通络药合用，达到散寒化瘀的目的，方用阳和汤加减：熟地黄10g，当归20g，制附子6g，鹿角胶10g，红花10g，桃仁10g，炮姜炭6g，白芥子10g，甘草6g。水煎，每日1剂，分2次服。

（十一）散结化瘀法

骨之生长需要气血的濡润滋养，若气血瘀阻，骨之濡养生长失常，则化生异骨，或与痰湿结聚而为病，如骨软骨瘤、滑膜软骨瘤病、淋巴瘤、纤维瘤等，以散结药与化瘀药同用，达到散结化瘀的目的，方用：黄药子20g，陈皮10g，三棱10g，莪术10g，红花子10g，半夏10g，昆布10g，海藻10g，海浮石20g，甘草6g。水煎，每日1剂，分2次服。

上述诸法，乃为骨伤科临床常用之法，疗效显著，但运用之时要辨证施治，灵活掌握，不可拘于一症一方，以免延误病情。

五、骨伤科内服药的临床应用

中医治疗伤症的特点之一，是局部与整体兼顾，即手法与药物并重，运用手法调理局部筋骨损伤，辨证用药增强机体的抗病能力，促进局部功能的恢复。平乐正骨流派提出临床伤科内用药分破、和、补三期论治，但王继先认为伤症多为皮肉筋脉骨受损，气血瘀滞，经络不通，故用药应以通利为主，在平乐正骨流派三期辨证用药的基础上给予了补充。

（一）伤症的用药原则

伤症之治，总离不开气血。破即活血化瘀，疏通经络；和即和血养血，舒筋通络；补即补气养血，壮健筋骨。但气血同源，气行血行，气滞血凝，血瘀气不利，活血须行气，补血要补气，故气血必同时兼顾。

1. 初期用破法

破法用于瘀血内着，经络阻滞。瘀滞局部，则肿胀疼痛，功能障碍，或有瘀斑；瘀滞胸腹，则胸腹胀满，便干溲赤；瘀滞肌肤，则全身燥热。刘宗厚曰："盖打扑坠堕，皮不破而内损者，必有瘀血……有瘀血者，宜攻利之。"《素问·缪刺论》云："人有所堕坠，恶血留内，腹中满胀，不得前后，先饮利药。"利即包括活血化瘀及通利二便，故其治则为破瘀通经、攻下散结。

2. 中期用和法

和法即协调脏腑，疏通经络，使气血和顺，消除诸症。和法用于两方面：一是初期瘀去气通，乃留有后遗症者，如遗精、肿胀不消等；二是轻伤体壮，气血不顺，脏腑不利者用之。

3. 后期用补法

补法是用益脾养血、健肾壮骨之法，以促进骨质愈合和功能恢复。脾为后天之本，气血生化之源，脾胃健旺，气血充沛，能养筋壮骨；肾乃先天之本，主骨生髓，肾气旺盛，髓生骨长。故用益脾健肾之法，益脾血自充，健肾骨自生。

（二）伤症内服药的临床应用

1. 初期瘀血者当破之，可分三焦论治

（1）瘀在上焦

①若为颅脑损伤，瘀阻神明者则头晕、头痛、失眠多梦、恶心纳呆，或神志昏愦者，宜通窍活血，方用通窍活血汤加减：桃仁10g，红花10g，川芎12g，玄参12g，石菖蒲10g，赤芍10g，生姜3片，大枣3枚，麝香1g（冲服）。黄酒100mL为引子，水煎，每日1剂，分2次服。

②若胸胁损伤致气血胸者，呈现呼吸迫促、胸痛咳喘、咳痰带血，宜凉血止血，方用：生地黄10g，侧柏叶12g，大黄炭10g，牡丹皮10g，百合10g，焦栀子10g，黄

芩炭 10g，甘草 6g，水牛角 10g（冲服）。水煎，每日 1 剂，分 2 次服。

③若瘀血化痰，痰涎壅盛者，用活血化痰之法，方用：茯苓 30g，制半夏 10g，枳壳 10g，桃仁 10g，红花 10g，芒硝 10g，陈皮 10g，甘草 6g。水煎，每日 1 剂，分 2 次服。

④若咳嗽气喘者，为肺气上逆，可酌情用紫苏子降气，加枇杷叶、炙桑白皮等以降气平喘。若瘀滞胸胁而没有明显的血气胸症状者，可用复元活血汤加减治之。凡有血气胸者，需用闭式引流排除血气。

（2）瘀在中焦

①胸腹胀满，按之疼痛，恶心纳呆，大便干燥，小便黄，发热恶热，脉实有力，舌苔黄厚，宜活血疏肝、导满散结，方用：柴胡 10g，黄芩 10g，当归 10g，赤芍 10g，桃仁 10g，红花 10g，枳壳 10g，大黄 10g，木香 10g，川厚朴 10g。水煎，每日 1 剂，分 2 次服。

②若瘀去腹通，腹部仍胀，不思饮食者，乃气闭也，宜用复元通气法，方用：陈皮 10g，木香 10g，青皮 10g，小茴香 10g，贝母 10g，穿山甲 10g，漏芦 10g。水煎，每日 1 剂，分 2 次服。

（3）瘀在下焦

①腹胀腹痛，少腹坚硬，大便秘结，小便黄赤，发热汗出，脉实有力，舌苔黄黑起刺，宜用攻下逐瘀法，方用：大黄 15g，桃仁 15g，红花 10g，枳实 10g，厚朴 10g，当归 10g，延胡索 10g，芒硝 10g。水煎，每日 1 剂，分 2 次服。

②若下后腹痛不止者，乃瘀血未尽也，四物汤加柴胡、桃仁、红花补而行之；下后恶心呕吐，胃气伤也，四君子汤加当归补之；下后腹泻不止，脾肾伤也，六君子汤加肉豆蔻、补骨脂补之。

2. 中期用药

（1）全身辨证

①若肝旺夜梦惊悸，乃肝郁化火，宜清肝泻火，龙胆泻肝汤加减。

②若夜梦遗精，乃肾阴亏损，相火妄动，宜滋肾潜阳，知柏地黄汤加减。

③若闭目将平日之事信口开河，如说梦话状，乃瘀血未尽，留滞胃腑，郁而化热，热扰心神，宜逐瘀安神和胃，方用：大黄 15g，茯苓 15g，朱砂 3g，砂仁 3g，木香 6g，姜黄 3g，白扁豆 10g，木瓜 10g。水煎，每日 1 剂，分 2 次服。

④若肌肉抽动，乃血不荣筋，宜四物汤加黄芪、党参补之。

（2）局部辨证

①若局部肿胀疼痛，皮色暗红而硬者，乃瘀血流注，宜疏肝通络，丹栀逍遥散加减。

②若虚肿按之不起，皮色光亮者，乃血不荣筋，宜养血舒筋，橘术四物汤加减：陈皮 10g，白术 10g，当归 12g，白芍 12g，熟地黄 10g，桃仁 10g，红花 10g，黄芪

15g。水煎，每日 1 剂，分 2 次服。

③若局部红肿热痛，为合并内毒，宜和血解毒，方用：柴胡 10g，当归 10g，赤芍 10g，蒲公英 30g，红花 10g，穿山甲 10g，皂角刺 10g，金银花 30g，桃仁 10g，乳香 10g，甘草 10g。水煎，每日 1 剂，分 2 次服。

④若局部起水疱者，为脉络阻滞，津液外溢，宜和血渗津，方用：当归 10g，桃仁 10g，苍术 10g，土茯苓 30g，黄柏 10g，薏苡仁 30g，红花 10g，金银花 30g，甘草 10g。水煎，每日 1 剂，分 2 次服。

3. 后期用药

（1）骨折不愈合

①久病体虚，或体质素弱，气血亏虚者，骨折局部虽无疼痛，但不愈合，宜补气养血，十全大补汤加川续断、土鳖虫、地龙、煅自然铜。

②若肾虚骨空，多由遗精带下而致，肾主骨生髓，肾精亏虚，骨失去滋润荣养之功，新骨不生，方用六味地黄汤加龙骨、牡蛎、芡实。

③若肾阳亏虚，不能温煦生发，骨不能长，方用桂附地黄汤加减。

④若脾肾两虚，骨不愈合，方用：熟地黄 24g，山药 20g，党参 10g，白术 12g，茯苓 10g，黄芪 15g，龙骨 30g，土鳖虫 10g，煅自然铜 15g，三七粉 9g（冲服）。水煎，每日 1 剂，分 2 次服。

（2）肿胀

①若为虚肿，则肿胀色淡，朝轻暮重，按之皮肤下陷不起，乃脾阳不升，不能温养而致，宜益脾升阳，补中益气汤加减。

②实肿者，肿而色暗红且硬，乃气血凝滞经络而致，宜疏肝通络，逍遥散加桃仁、红花、陈皮、土鳖虫。

③湿肿者，肿胀沉困色淡，凉且出冷汗，按之皮肤下陷不起，乃脾虚运化失常，水湿停聚，滞于经络，宜温中除湿、通络散寒，桂附理中汤加减：桂枝 10g，党参 10g，白术 10g，制附子 10g，干姜 6g，薏苡仁 20g，防己 10g，炙甘草 6g。水煎，每日 1 剂，分 2 次服。

（3）肢困乏力：多见于年老肾虚体弱者，X 线检查显示骨质普遍疏松，骨折愈合缓慢，宜大补肾气，补肾壮筋汤加减：熟地黄 30g，砂仁 6g，山茱萸 15g，茯苓 10g，川续断 10g，杜仲 10g，牛膝 10g，五加皮 15g，当归 10g，肉苁蓉 15g。水煎，每日 1 剂，分 2 次服。

（4）关节僵硬：乃气血凝结，脉络滞迟而致。

①若气虚，肢体沉困不肿，关节不利，宜舒筋活血汤加减：黄芪 30g，防风 10g，当归 10g，红花 10g，牛膝 10g，川续断 10g，枳壳 10g，五加皮 15g，羌活 6g，独活

6g。水煎，每日1剂，分2次服。

②若血虚，肢体微肿，朝轻暮重，宜用和营养胃汤加减：黄芪15g，党参10g，当归12g，白芍12g，防风6g，桂枝10g，甘草6g，鸡血藤15g。水煎，每日1剂，分2次服。

③若肢体冷而麻木，为寒邪留滞于经络，宜麻桂温经汤加减：麻黄10g，桂枝10g，细辛4.5g，制附子10g，桃仁10g，红花10g，白术10g，白芷10g。水煎，每日1剂，分2次服。

第三节　吕发明中医骨伤学术思想

吕发明于1984年毕业于新疆中医学院中医专业，后分配至新疆维吾尔自治区中医医院工作至今。吕发明师承王继先，是新疆维吾尔自治区中医医院第一批全国老中医药专家学术经验继承人，为王继先第一个拜师弟子。为进一步学习平乐正骨流派的经验及学术思想，吕发明于1989—1990年在洛阳正骨医院全国进修班学习一年。吕发明在继承平乐正骨学术流派学术思想的基础上，勤于学习，不断探索，并与时俱进，走中西医结合之路，形成了自己对中医骨伤科的学术见解和思想，现将部分内容简要介绍如下。

一、创制柔筋补脾丸

吕发明在平乐正骨流派学术思想的基础上，以"肝主筋，脾主肌肉"理论为指导，创制了柔筋补脾丸（图3-1）。

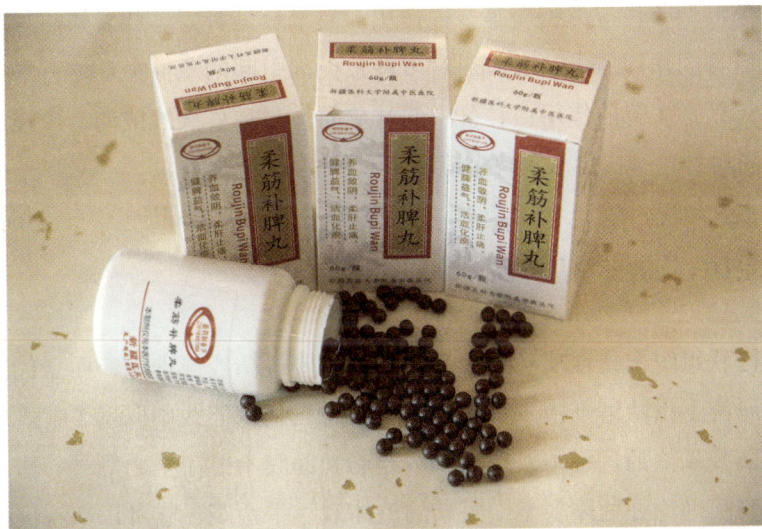

图3-1　柔筋补脾丸

吕发明认为，慢性软组织损伤疾患属中医学"痹证""筋伤"范畴，以局部疼痛，反复发作，劳累后疼痛加重，休息后缓解为主要临床表现。其病因病机是跌打及损伤致瘀滞，损伤日久，耗伤阴血，肝体失养，肝之疏泄功能失常，木病及土，致肝郁脾虚，气血亏虚，筋肉失养。《素问·六节藏象论》记载："肝者，罢极之本……其华在爪，其充在筋，以生血气……"肝与全身筋的功能关系密切。肝血充盈才能使筋得到充分濡养，以维持正常的生理功能。若肝肾虚衰，肝血亏损，则血不养筋。筋失荣养常为筋伤疾患的内因，临床表现为手足拘挛、肢体麻木、屈伸不利等。脾主肌肉、四肢，主运化。脾胃功能协调，受纳五谷，转输水谷精微，化生气血，以养五脏。人体的筋肉组织亦依赖脾胃的营养才能发达丰满，臻于健壮。如胃受纳失权，脾运失司，则清阳不布，气血亏虚，常致筋肉失养。正如《素问·太阴阳明论》所说："四肢皆禀气于胃，而不得至经，必因于脾，乃得禀也。今脾病不能为胃行其津液，四肢不得禀水谷气，气日以衰，脉道不利，筋骨肌肉皆无气以生，故不用焉。"临床可表现为筋肉萎缩，四肢倦怠，举动无力，甚则可发为筋痿、肉痿。同时，劳伤、风寒湿邪侵袭是致病之因，并加重肝脾亏虚。如《素问·举痛论》云"劳则气耗"。《素问·宣明五气》记载："久视伤血，久卧伤气，久坐伤肉，久立伤骨，久行伤筋，是谓五劳所伤。"所以其治疗采用柔筋补脾法，通过补肝血、健脾胃以增强肝主筋、脾主肌肉四肢的功能。

柔筋补脾丸由《伤寒论》芍药甘草汤加味而成，组成药物包括白芍、白术、当归、鸡血藤、伸筋草、甘草。白芍归肝、脾经，具有养血敛阴、柔肝止痛、平抑肝阳之功，为君药。白术归脾、胃经，具有补脾益气的作用，为臣药。当归、鸡血藤养血活血，伸筋草祛风湿、舒筋活血，为佐药。甘草有缓急止痛、调和药性之功，为使药。诸药共奏养血敛阴、柔筋止痛、健脾益气、活血化瘀之功效。现代研究证明：白芍中的白芍总苷具有免疫调节、抗炎镇痛等多种作用；白术有健脾胃、壮身体、提高机体抗病能力及扩张血管的作用；当归水煎剂对多种致炎剂引起的急性炎症均有显著的抑制作用；鸡血藤有扩张血管的作用；甘草中的甘草酸铵、甘草次酸钠的抗炎强度弱于或接近可的松，同时甘草有抗免疫和解痉镇痛的作用。

二、提出"筋张力学说"，创"解结法"

对于慢性软组织损伤性疾病的治疗，中医主要遵循经筋理论，而现代医学关于筋膜的探索和研究不仅从解剖中求得了实证，同时在临床实践中取得了显著的疗效。吕发明在学习筋膜理论的过程中发现，虽然经筋和筋膜不能完全画等号，但二者有异曲同工之妙，筋膜理论处处体现了中医学的整体观、平衡观，它可以从解剖上细化经筋的筋结点、经筋的循行线路。但二者毕竟是来自不同的理论体系，如何融合？吕发明经过深入的探求与思考，提出了筋张力学说。

筋张力学说认为，人体似一个张拉的整体结构，而筋膜的张力就是整个平衡结构的决定性因素。之所以会发生慢性软组织损伤，就是因为筋膜发生了张力异常而逐渐导致筋膜变性（致密化）。其治疗主要采用解结法，以重新平衡筋膜的张力。其具体内容可见由吕发明、苗德胜共同编著的《从软组织外科学到筋学——探求中西医结合新路》一书。

三、外用药物的骨伤三期用药原则

吕发明认为损伤的外治法在骨伤科疾病的治疗中占有重要的地位，可单独或配合其他疗法共施。清代吴师机在《理瀹骈文》中说："外治之理即内治之理，外治之药亦即内治之药，所异者法耳。"临床外用药物大致可分为敷贴药、搽擦药、熏洗湿敷药与热熨药，吕发明提出应根据损伤的不同时期、药物的不同功效、剂型的不同特点而具体施用。现将吕发明外用药物的骨伤三期用药原则简要总结如下。

（一）损伤早期

损伤早期，多局部肿胀、疼痛。偏重于热毒者，用双柏膏或金黄膏外敷；瘀而化热，热甚腐肉已生脓者，用搭背膏外敷。偏重于瘀血者，用消瘀膏外敷。

（二）损伤中期

损伤中期，肿胀瘀阻逐渐消退，但瘀阻去而未尽，疼痛减而未止，故此时需应用舒筋活血类药物治疗，可选用伤科黑药膏（院内制剂）外敷（图3-2），或选用搽擦剂骨科熏药（院内制剂）外用（图3-3）。

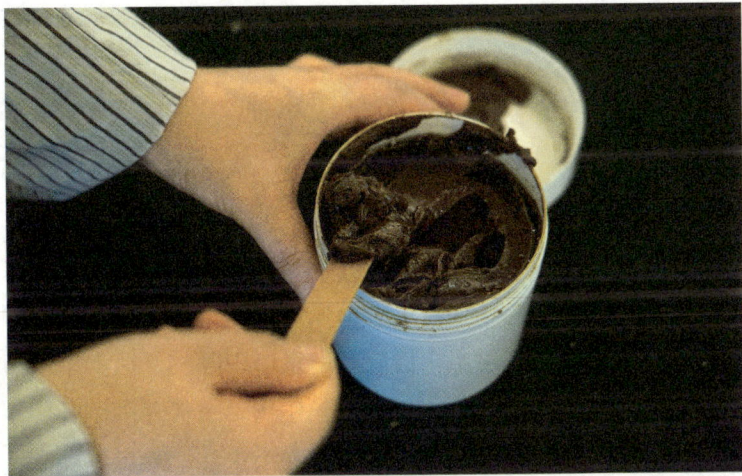

图3-2　伤科黑药膏

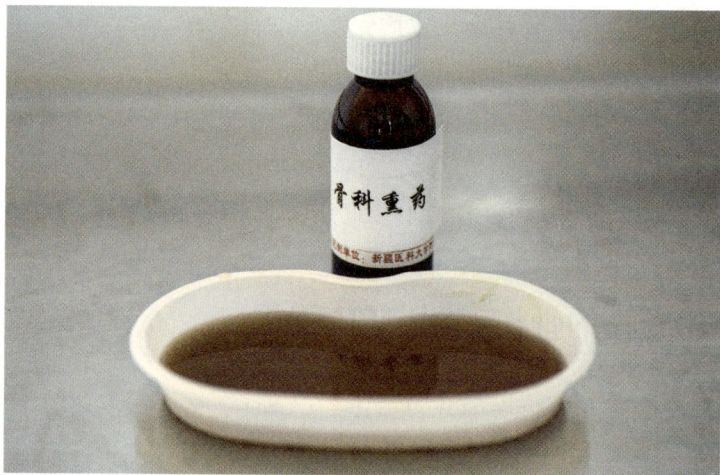

图 3-3　骨科熏药

（三）损伤后期

损伤后期，瘀肿已消，疼痛已失，但由于损伤日久，筋肌拘挛，风寒痹阻，关节屈伸不利，故需要用温经通络类药物治疗，可用骨科洗药熏洗，也可选用熨药（腾药）热熨患处。若有外伤皮损，创面外露、渗血，可用紫草油外敷。对于损伤后疮面形成，有感染及组织坏死成脓者，可用三黄汤加减湿敷洗涤疮面。对于疮面久溃，肌肉不生，久不收口者，可用金麝生肌散撒于患处。

第四节　苗德胜对中医骨伤知识的学习和运用

苗德胜，副主任医师，2008 年毕业于广州中医药大学，毕业后在新疆维吾尔自治区中医医院工作至今。

苗德胜自小就对中医药产生了浓厚的兴趣，毕业后从事临床骨科专业，由于临床需要，在前期的 7 年时光里一直开展骨科手术治疗。直到 2015 年，心中对中医骨伤的热爱使他毅然决然地放弃了手术刀，全身心地投入中医骨伤事业中。2019 年苗德胜入选第一批全国中医临床特色技术传承骨干人才培训项目，曾前后跟随福建南少林骨伤流派王和鸣、蔡树河，四川何氏骨科流派贺前松及洛阳平乐正骨流派郭珈宜诸位老师学习，并前往西安魏氏骨伤、佛山市中医院、南京市中医院、河南中医药大学第一附属医院等处参观学习。自此，他的心中就埋下了建立一个新疆中医骨伤学术流派梦想的种子。他一边继承王继先及吕发明两位老师的平乐正骨学术思想，一边挖掘整理新疆少数民族骨伤特色疗法及方药，在吕发明的指导下，将二者巧妙地结合，形成了新疆西域骨伤流派的雏形。

一、补充中医骨伤外用药

中医骨伤外治法是中医骨伤临床常用的治疗方法之一，如《疡科纲要》所言："疮疡为病，发见于外，外治药物尤为重要。凡轻浅之证，专恃外治，固可以收全功；而危险大疡，尤必赖外治得宜，交互为用，此疡医之学。"外治法有操作简单，局部用药，直达病所，效速而无伤阴败胃之弊的特点。在诸多外治法中，中药外敷是其最常见、使用范围最广的治疗方法之一。清代吴师机在《理瀹骈文》中言："外治之理即内治之理，外治之药亦即内治之药，所异者法耳。"外用方药也须如内服方药一般，辨证用药，不可百人一方。

（一）完善骨伤三期辨证外用药物

苗德胜遵循骨伤三期用药原则，创制出创科金露及接骨续筋膏，丰富了医院外用药物的种类。损伤早期选用创科金露（图3-4），其由大黄、黄柏、无花果叶、荨麻、白芍、茯苓、栀子、伸筋草、血竭、紫荆皮、明矾、冰片、薄荷组成，具有凉血止血、活血止痛的作用；中期选用伤科黑药膏（院内制剂），其由生川乌、生甘草、生天南星、片姜黄、白芷、生山楂、生白芥子、细辛、生莱菔子、透骨草、麝香、冰片、陈醋、蜂蜜、鲜姜汁、羊毛脂、凡士林组成，具有和营止痛、疏通经络之功；后期选用接骨续筋膏，其由自然铜、荆芥、防风、五加皮、皂角、茜草、川续断、羌活、独活、乳香、没药、桂枝、白及、血竭、硼砂、骨碎补、接骨木、红花、赤芍、土鳖虫、凡士林组成，具有活血祛瘀、接骨续筋的作用。

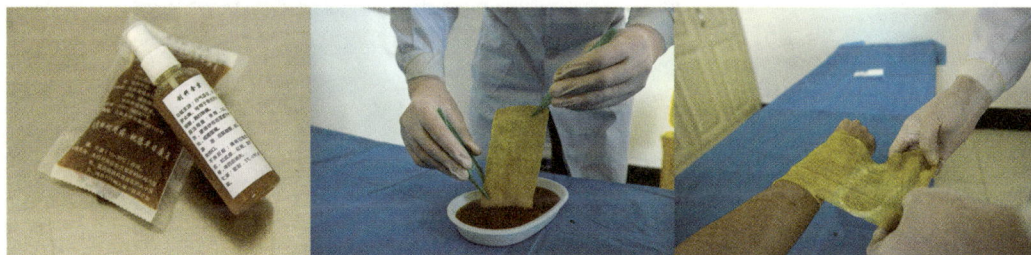

（a）　　　　　　　　（b）　　　　　　　　（c）

图 3-4　创科金露

（二）创制五色外用方

苗德胜在四川何氏骨科流派跟师学习时，被其种类繁多的骨伤外用药物所震撼，其流派最突出的特色之一就是辨病、辨证和辨部位使用外用方药。回疆后，苗德胜在吕发明教授的指导下，结合新疆三因（因时、因地、因人）用药特点，将何氏流派众多外用方药加减化裁，制成了五色外用方（图3-5）。

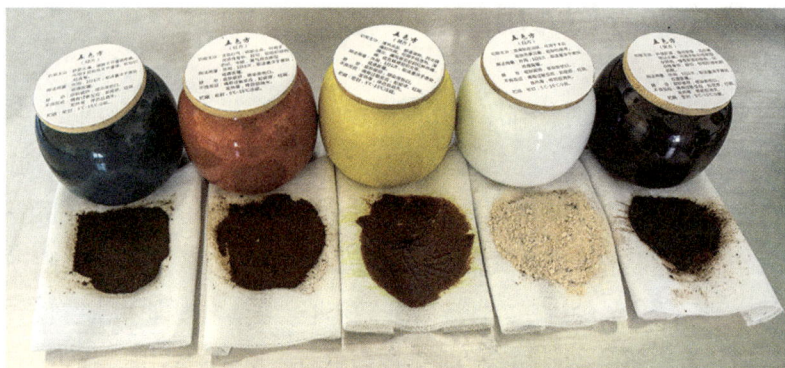

图 3-5　五色外用方

1. 红方（图3-6）

红色在五行中对应火，而火的特性为温热、上升、推动。红色在五脏中对应心，心又主血脉，所以红方的主要作用为推动气血运行，具有行气活血、化瘀止痛的作用。红方由当归、川芎、红花、赤芍、青皮、茜草、三七、血竭、乳香组成。方中当归补血活血、调经止痛，川芎活血行气、祛风止痛，为血中之气药。二者为伍共为君药，既使行血之力益彰，又使诸药补血而不滞血。臣药中红花活血通经、祛瘀止痛，茜草凉血祛瘀、止血通经，三七散瘀止血、消肿定痛。佐药中乳香活血定痛、消肿生肌，赤芍清热凉血、散瘀止痛，血竭活血定痛、化瘀止血、生肌敛疮。青皮疏肝破气、散结消痰，为使。诸药合用，活血与行气相伍，祛瘀与止血同施，气血并调，使血化气行瘀散而痛止。红方临床主要用于闭合性骨折、脱位，以及软组织损伤的初、中期，证属气滞血瘀者。

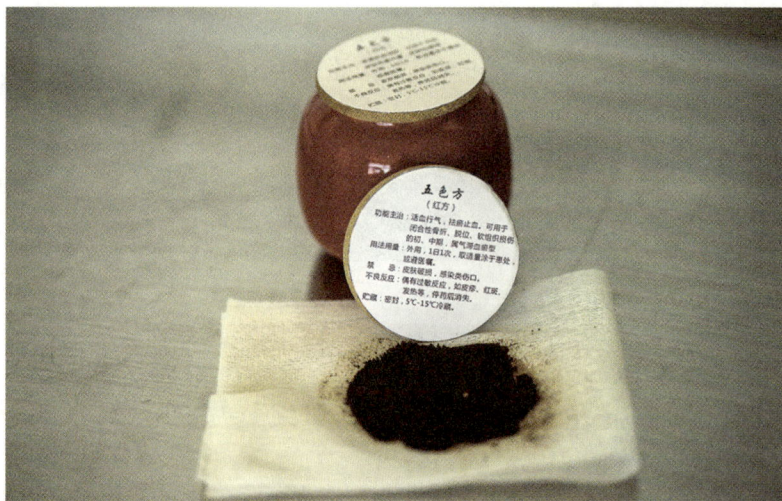

图 3-6　红方

2. 黑方（图 3-7）

黑色在五行中对应水，而水的特性是下行。黑色在五脏中对应肾，肾主骨生髓，腰为肾之府，肾主下焦，故黑方具有补肾壮骨、强腰利膝的作用。黑方由当归、黄芪、杜仲、续断、木瓜、乌梢蛇、天麻、五加皮、肉桂组成。方中杜仲、续断补肝肾、强筋骨、续折伤，共为君药。臣药五加皮、黄芪补气升阳，推动气机运行；当归、木瓜、乌梢蛇通络活血以濡养全身。天麻平抑肝阳，为佐药。使药肉桂散寒止痛、温通经脉。诸药合用，在补益肝肾、强壮筋骨的同时起到活血通络以止痛的作用。黑方临床主要用于下焦腰膝等疾病，并促进筋骨生长，如陈旧性软组织损伤、慢性软组织损伤，以及闭合性骨折、脱位的后期。

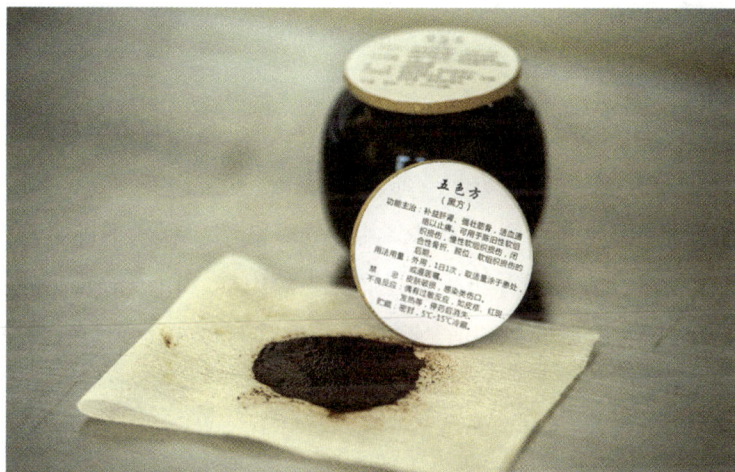

图 3-7 黑方

3. 黄方（图 3-8）

黄色在五脏中对应脾胃，脾主四肢，胃主消化，西北地区饮食颇喜肥甘厚腻，容易碍胃形成湿热，表现为疖肿、脓疮。黄方由三黄汤加减而来，多用苦寒药物，具有清热消肿、抗炎镇痛的作用。黄方由大黄、黄柏、无花果叶、荨麻、白芍、茯苓、栀子、伸筋草、血竭、紫荆皮组成。方中黄柏、大黄同为君药，泻火解毒、清热消肿抗炎。臣药无花果叶、栀子、荨麻凉血解毒、消肿止痛。佐药茯苓、伸筋草、紫荆皮活血通经。使药血竭、白芍养血柔肝、散瘀定痛。诸药合用，有清热凉血、解毒消肿、抗炎镇痛的作用。黄方临床主要用于风湿热、滑膜炎、痛风等引起的红肿热痛，以及痈、疽等。

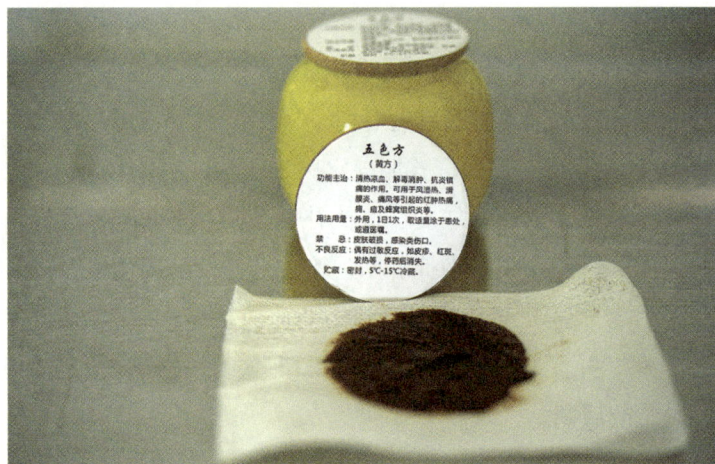

图 3-8　黄方

4. 绿方（图 3-9）

绿色在五行中对应木，而木的特性为能屈能伸、生长、升发。绿色在五脏中对应肝，肝主条达，主筋。绿方由昆布、海藻、细辛、秦艽、白芥子、肉桂、白芷、当归尾、伸筋草组成。方中昆布、海藻为君，共奏软坚散结、利水消肿之功。臣药秦艽、细辛、伸筋草、白芥子辅君以舒筋活络止痛。佐药肉桂、白芷散寒止痛、温通经脉。使药当归尾破血逐瘀、补血养血。诸药合用，可舒筋止痛，缓解关节僵硬疼痛。绿方临床主要用于损伤性关节僵硬、软组织粘连等。

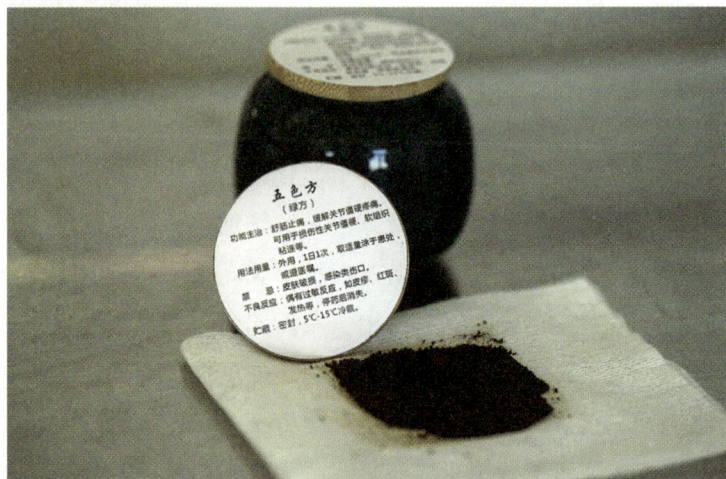

图 3-9　绿方

5. 白方（图 3-10）

白色在五行中对应金，而金的特性为清洁、收敛。白色在五脏中对应肺，肺主皮毛。白方由茯苓、白芍、白术、白及、白芷、山药、白蔹、薏苡仁组成。方中白及、白蔹共为君药，消痈散结、收敛生肌。臣药白芷、白术、茯苓消肿排脓。佐药山药、白芍益气敛阴。使药薏苡仁利湿排脓。诸药合用，可褪黑软皮润肤，主要用于术后皮肤色素沉着、皮肤枯槁等。

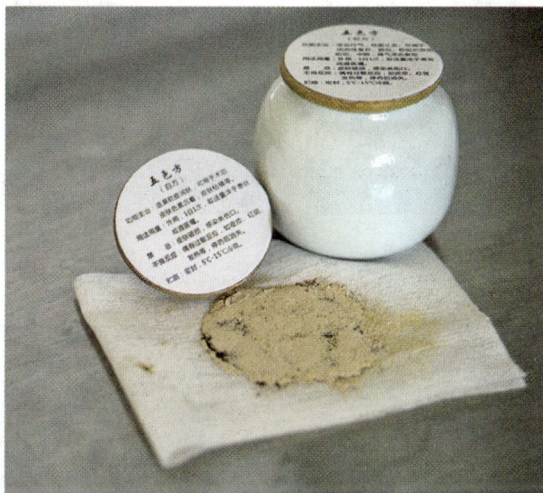

图 3-10 白方

二、完善棍针疗法，治疗慢性软组织损伤

棍针疗法由华侨陈伯甫先生所创。陈伯甫在其编写的《棍针疗法》一书中记载：棍针是一种长约 2 寸，由牛角、硬塑料或纤维玻璃钢制成的长短、粗细不等的针具。其一头呈圆卵形，另一头呈钝刀形，中间圆，其形如棍，故称"棍针"。

棍针疗法是以中医脏腑经络学说为理论指导，并以特定的棍状工具刺激穴位来防病治病的方法。其通过点按患者病变部位或穴位，加速病灶部位的血液循环，具有行气血、祛瘀滞、消肿胀、缓疼痛、益脾气、通筋络的作用。陈伯甫运用棍针疗法主要治疗内科疾病如高血压、头晕头痛、腹痛等。此法后由香港传入内地，但因为各种原因，并没有得到广泛的推广，只是在民间流传。

苗德胜因偶然的机会接触了棍针，将其运用于骨科慢性软组织损伤性疾患的治疗，效果极佳。鉴于棍针渊源前人介绍甚少，临床主要治疗内科杂病，且棍针的理论依据仅停留在穴位刺激等较为表浅的层面，并没有形成一套完整的理论体系，而只作为一种工具在临床中使用，苗德胜通过长期的临床运用及经验总结，完善了棍针疗法的渊源与治疗理论基础，确立了其在骨伤科临床中治疗慢性软组织损伤等疾病的适应证，并研制了更加适合各病症的棍针新工具（图 3-11）。关于棍针的具体内容，可详参即将出版的，由苗德胜、吕发明共同编著的《棍针》一书。

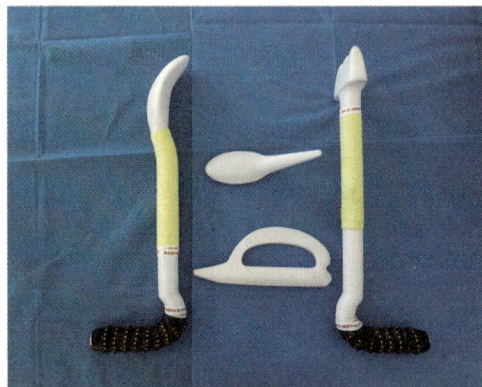

（a）棍针工具（1）

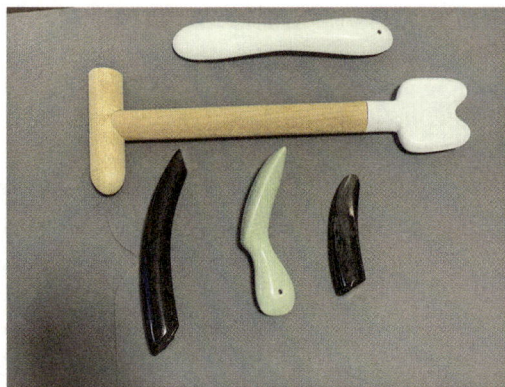

（b）棍针工具（2）

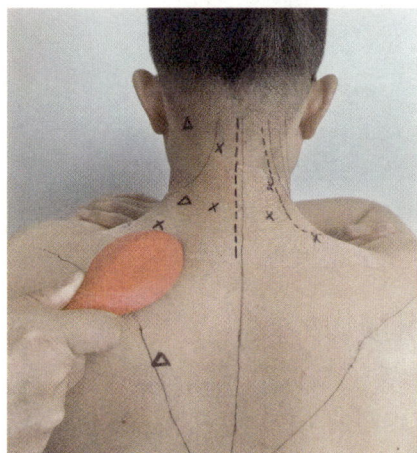

（c）颈椎病的棍针治疗

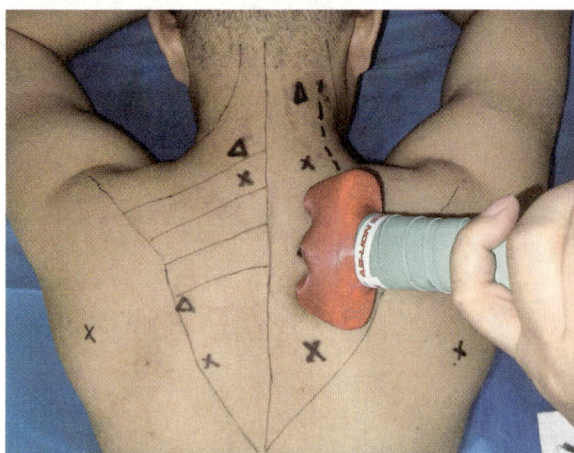

（d）项背部肌筋膜炎的棍针治疗

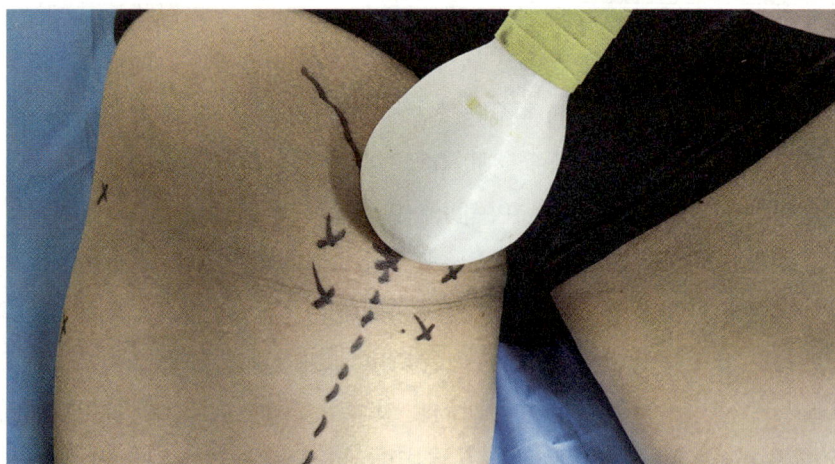

（e）坐骨结节滑囊炎的棍针治疗

图 3-11　棍针

第一节　维吾尔医骨伤治疗特色

一、维吾尔医骨伤治疗内服药

（一）赛迪胶囊

药物组成：苦参、黄柏及独一味等。

主要功效：清热解毒，活血化瘀，可以促进血液循环，减轻瘀血引起的疼痛和炎症。

适应证：适用于骨伤疾病，可帮助促进骨折部位的愈合和恢复，能够缓解关节炎症引起的疼痛和不适，可减轻跌打损伤引起的炎症和肿胀。

（二）艾迪阿纳胶囊

药物组成：艾叶、透骨草及当归等。

主要功效：活血化瘀，舒筋活络。

适应证：适用于骨伤疾病，可帮助促进骨折部位的愈合和恢复，能够缓解关节脱位引起的疼痛和不适，有助于缓解腰肌劳损引起的疼痛和肿胀。

（三）伊里迷片

药物组成：伊里迷、熊胆、冰片等。

主要功效：祛风除湿，消肿止痛。

适应证：适用于骨伤疾病，有助于促进骨折部位的愈合和恢复，能够缓解关节脱位引起的疼痛和不适，可以减轻颈椎病引起的疼痛、僵硬和不适。

（四）热斯颗粒

药物组成：热斯、紫草、龙胆等。

主要功效：清热解毒、祛风除湿、活血化瘀、利湿排脓等，可有效缓解骨伤疾病引起的疼痛、肿胀、炎症等症状，促进骨伤部位的愈合和功能的恢复。

适应证：适用于骨折、关节脱位、关节炎等骨伤疾病。

（五）伊力江片

药物组成：伊力江、熟地黄、锁阳等。

主要功效：补益肝肾、养血益气、祛风除湿、活血化瘀、消炎止痛等，可有效缓解骨伤疾病引起的疼痛、肿胀、炎症等症状，促进骨伤部位的愈合和功能的恢复。

适应证：适用于骨折、关节脱位、骨质疏松等骨伤疾病。

（六）阿娜尔片

药物组成：阿娜尔、苦参、黄柏等。

主要功效：清热解毒、活血化瘀、利湿排脓等，可有效缓解骨伤疾病引起的疼痛、肿胀、炎症等症状，促进骨伤部位的愈合和功能的恢复。

适应证：适用于骨折、关节炎症、跌打损伤等骨伤疾病。

（七）帕米尔红景天胶囊

药物组成：帕米尔红景天、川芎、杜仲等。

主要功效：舒筋活血、强筋壮骨、滋补强身等，可有效缓解骨伤疾病引起的疼痛、肿胀、僵硬等症状，促进骨伤部位的愈合和功能的恢复。

适应证：适用于骨折、关节脱位、腰肌劳损等骨伤疾病。

二、维吾尔医骨伤外固定治疗

蛋清绷带配合小夹板外固定是维吾尔医治疗骨折的特色方法，其主要优点如下：一是可有效维持骨折对位，运用三点挤压的方式，依靠束带的影响而实现良好的矫正效应；二是小夹板对血运的影响较小，且不会妨碍肌肉的收缩，同时纵向加压良好，可加速骨痂的恢复；三是小夹板对运动的干扰较少，同时可使骨折局部有良好的稳定状态，有利于早期功能锻炼；四是操作简便，可随时调整，不仅能有效降低医疗成本，还能减轻患者的痛苦；五是蛋清绷带中的卵清蛋白及溶菌酶不仅可以避免皮肤遭受细菌感染，还可清热解毒，增强皮肤的免疫功能。蛋清绷带也可单独使用。

三、维吾尔医常用骨伤外治法

（一）埋沙沙疗

埋沙疗法在新疆吐鲁番已有百余年的历史，唐代的中医学著作中就有"西域埋热沙，除祛风寒诸疾"的记载。该疗法已经成为国家级非物质文化遗产。埋沙疗法利用新疆的自然资源——磁性沙丘，通过热沙的传热、磁性作用，以及日光浴、矿物质的渗透和沙粒的按摩作用组成综合性物理治疗方法。著名医学家艾布·阿里·伊本森纳的医学著作《医学原理》讲到埋沙疗法可以减轻身体疼痛，有效干燥身体。维吾尔医学家贾玛力丁·阿克萨热依的《阿克萨热依》记载："埋沙、在沙子里滚动可以消除异质体液。"维吾尔医经典著作《艾格热兹提比耶》提到治疗瘫痪、痉挛可以埋沙。现代研究表明，埋沙疗法具有祛除机体异常黏液质、活血、消炎的作用，对风湿性关节炎、类风湿关节炎及骨关节病有良好的效果。

（二）莫木（蜡）疗法

莫木疗法在维吾尔医传统文化中有着悠久的历史，是独特的外治疗法之一。该法是在维吾尔医基础理论的指导下，根据疾病的 Mizaj（气质）分型，将莫木加热融化，定型后在相应患病部位外敷的一项技术。

蜡的热作用不仅可以到达较深的部位，而且散热缓慢，热力持久，加之其对局部的物理压迫作用，故对于骨伤疾病的早期炎症和急性扭伤、挫伤，莫木疗法既可防止组织内淋巴液和血液渗出，又能促进渗出物的吸收，减轻损伤组织水肿。另外，蜡含有油性物质，具有润滑皮肤的作用，且蜡中的活性成分可以刺激皮肤组织生长，防止细菌繁殖，故莫木疗法可软化瘢痕组织，促进创面愈合。

（三）散代理（熏药）疗法

散代理疗法是传统维吾尔医特色外治疗法之一。该法根据维吾尔医辨证分型选用维草药，用其烤熏后产生的气体进行局部熏蒸。散代理疗法可以增强血液循环，改善局部皮肤的代谢功能，从而达到缓解渗出、瘙痒等症状的目的。

（四）孜玛得（敷贴）疗法

孜玛得疗法是传统维吾尔医特色外治疗之一。"孜玛得"有"敷贴""包扎"的含义。孜玛得疗法是在维吾尔医药理论的指导下，根据维吾尔医辨证分型，选用单个或多个维吾尔医药材，将其粉碎后用100～120目筛过滤，研磨成药散，加入适合的材料（各种油，鸡蛋，醋，蜂蜜，露剂，温开水等）均匀混合制成比膏药浓度高一点的膏，以外敷或外包扎的治疗方法。

（五）库艾杜尔疗法

库艾杜尔疗法又称药物烧灼疗法，是维吾尔医独特的外治疗法之一。该法将棉布、木条在药液中浸泡一定时间晾干后，用棉布包裹木条，点燃后放在患者局部，通过烧灼刺激以调节异常体液，平衡机体。

（六）帕雪雅（足浴）疗法

帕雪雅疗法又称膝下药浴法，是维吾尔医外治法的一种。该法选用当地草药粉末煎煮成汁，再将双腿膝下部分浸泡到药液中，通过药液的药力及热力作用，对机体内的体液异常进行调整。帕雪雅疗法适用于气质失调类疾病，因此在治疗时应先仔细辨别体质，这对于选取制作药浴的药物尤为关键。对于非体液型气质失调的患者，药液的有效成分可由皮肤渗入皮下筋肉，祛除体内的寒、湿之毒，调整局部气质及血络运行；对于体液型气质失调的患者，药液的有效成分则通过皮肤渗透到血液中，通过血液循环，祛除血液及脏腑中的邪毒，从整体上调整气质。

（七）特地硬（涂搽）疗法

特地硬疗法是在维吾尔医药理论的指导下，选择合适的维吾尔药油（动物油、植物油）进行全身或局部涂搽至药油充分吸收的治疗方法。该法具有促进局部血液循环、消炎消肿、通阳止痛的作用，适用于湿寒性、干寒性气质的人群。

（八）特密热和（湿敷）疗法

特密热和疗法是在维吾尔医药理论的指导下，选择相应的维吾尔药材，将药材煎成药汁后用麻布浸湿敷于患处，通过皮肤，深入脏腑，以达到防治疾病目的外治疗法之一。

（九）阿必赞（药浴）疗法

阿必赞疗法是在维吾尔医药理论的指导下，选择适当的维吾尔医方药，利用药材煎汤取汤液进行全身药浴，通过皮肤，深入器官，活血祛瘀，消肿止痛，清除异常体液，从而达到治病、防病目的的一种外治疗法。

（十）拉特卡（泥）疗法

拉特卡疗法历史悠久，是维吾尔医独特的外治疗法之一，其在维吾尔医药理论的指导下，运用泥土治疗疾病。

（十一）科玛特疗法

科玛特疗法是维吾尔医治疗肩周炎、膝骨关节炎等疾病的一种熏蒸疗方法。该疗法在维吾尔医药理论的指导下，选择相应的维吾尔药材，利用药材浸液经煮沸后产生的蒸汽熏蒸蚕沙致透心，再与上述药材药渣混合，制成具有透气透水的药袋，将药袋放在患处，进行全身或局部熏蒸，通过皮肤，深入脏腑，以达到防治疾病目的。

第二节　哈萨克医骨伤治疗特色

哈萨克族是游牧民族，依水草而居，常年劳作搬迁在高山草原之中，摔伤、骨折、脱臼是常见病，勤劳而智慧的哈萨克族人民在长期与大自然和疾病斗争的过程中，逐渐积累并发展了民族特色鲜明的骨伤治疗技术。哈萨克医学巨著《奇帕格尔巴彦》就详细记载了米尔特克（mertik，骨折）是加孜木得克（jazmdikh，意外创伤）所致，悟什克（uxikh，意外损伤）可分为扎合帕勒（zahpali，髋部）、哈克帕勒（hahpali，膝部）、阿特帕勒（atpali，踝部）3 种，骨折治疗的外固定方法有布玛（bumatangim，缠绕固定）、霍尔尕玛（orghamatangim，夹板固定）、吾尔阿玛（oramatangim，驼毛固定）3 种。哈萨克医骨伤治疗技术不仅是哈萨克族人民的宝贵财富，更是我国中医学宝库中不可或缺的一部分。

一、哈萨克医骨伤药物治疗

新疆富饶辽阔，特定的地理气候等自然因素造就了丰富的自然资源，药用的动植物、矿物资源非常丰富。据统计，哈萨克医有 1108 种药物，药材绝大多数采自阿尔泰山。

哈萨克医药物在骨伤方面的主治疾病主要有 8 类，即风湿病、骨折、外伤出血、跌打损伤、腰腿痛、骨热、骨痛疽、刀伤。哈萨克医学与中医学对药物性味的认知稍有不同，哈萨克医学将药性分为寒、热、温、凉、大寒、大热 6 种，将药味分为辛、甜、酸、苦、咸 5 味。用于治疗骨伤科疾病的哈萨克医药方剂，高频药物的药味以辛、苦、甜居多，药性以温、热、寒为主。西北区域因水土刚强、地势高峻而形成了阴冷多风的气候，人体皮肤腠理常闭而少汗，风寒病邪常侵袭筋骨关节，故多用温热药物以祛风散寒通络。但哈萨克族具有游牧民族的特性，饮食以马肉、羊肉、奶酪为主，食物性质滑腻易生内热，而外寒使得人体腠理致密，内热郁积于体内，若导致跌打损伤、骨和关节疾病则易化热难愈，故在骨伤科疾病中寒性药物运用较多。

（一）哈萨克医骨伤外用药

1. 腰痛特色方

（1）将制草乌和生草乌各 100g 研磨成粉状，另取等量樟脑，将 3 种药混合研匀后倒入大口瓶内，加入 250mL 醋，放置 3 小时后，取适量药物放入布袋中，在疼痛处涂搽 50g 凡士林油，上盖一层纱布，将药袋子放在纱布外面固定包绕 24 小时，外面反复加热，连续治疗 7 ～ 10 天，对腰痛有显著疗效。

（2）取苦艾、侧柏、骆驼蓬各 100g，胡椒 50g，一同研磨过筛后，将药面放入锅中，加水 500mL，中火煎，蒸发水汽，再加研磨过的胆矾 6g，搅拌混合做成敷膏，然后取刚剥下的一块羊皮，把药膏敷在上面后，再敷在腰部疼痛部位，敷药时间 10 ～ 12 小时，每日 1 次，治疗 1 周，止痛效果明显。

2. 玛瑙膏

取五灵脂、大黄、甘草、当归等药物等量，研末过 800 目细筛，取药末 40g，凡士林 60g，充分调匀（相当于生药含量 40%）。此为哈萨克族民间常用的骨伤药，具有抗炎镇痛的作用，主要用于治疗跌打损伤、四肢疼痛。

（二）哈萨克医骨伤内服药

1. 塔斯马依

塔斯马依又称石头油，是灰色至灰黑色的固体，用手触摸可感到润滑如油，具有抗炎、抗菌、抗溃疡、清除自由基、抗氧化、抗过敏、免疫调节、促进合成代谢等作用，可用于类风湿、风湿性关节炎等的治疗。塔斯马依疗效显著，成本低，且不易腐败，可长久保存，还可与牛奶、奶茶、无盐酥油、蜂蜜合用，甚至与泉水合用，是哈萨克医的名药之一。

2. 骨折愈合口服方

西伯利亚接骨木树皮、川续断、骨碎补、泽兰、鹿草、乳香、没药等，水煎服，能有效止痛消肿，促进骨折愈合，是哈萨克医的名药之一。

二、哈萨克医骨与关节疾病的治疗

哈萨克医学认为，骨和关节疾病除了与外伤引起的瘀血、筋骨破损有关，还与人体内的胡瓦特（气）不足有关。先天禀赋之气不足或过度损耗，加之风寒湿外邪、疫毒侵入，损伤骨和关节系统的内蕴之气，使人体的阴阳、苏勒（体液）、循环的平衡状态被破坏，脏腑、组织、脉络的联结、协调、衔接等功能失调。因此，在治疗骨伤科疾病方面，哈萨克医除了注重活血化瘀，还强调补充胡瓦特（气）。

哈萨克医在骨伤科疾病的治疗中以活血化瘀药、补虚药、祛风湿药、解表药、清热药、利水渗湿药等为主，药物主要归肝、心、脾经。哈萨克医理论认为，世界最本源的是天、地、明、暗、寒、热六元，人从六元中摄取机体所需的物质，人体外在的十二器官和内在的十二脏器依其性质分属于六元。内外脏器相互共济与配合，通过经络上下沟通，表里相连，保持生理的平衡稳定。哈萨克医认为，骨伤科疾病易伤肉、损筋、折骨，损耗胡瓦特和血液。外伤后若不能及时治疗，可导致久病，机体调节苏勒的能力下降，骨和关节不能及时得到润养，故而出现筋骨关节僵硬、活动不利等。因此哈萨克医在治疗时侧重对肝系、心系、脾系的调养。在治疗骨伤疾病的哈萨克药物中，入肝系的药物居首位，其次是入心系和脾系的药物。

三、哈萨克医常见骨伤外治法

（一）布劳（温热）疗法

布劳（bwlaw，温疗，哈萨克语是药浴、蒸熏等各种温疗或蒸疗方法的总称）是哈萨克族民族在长期与疾病斗争的实践过程中，总结并使用的、方便的（可就地取材）、经济的、对疾病有一定疗效的，并且非常普及和流行的外用疗法，主要采用温、蒸、熏等温疗方法治疗疾病。这种治疗方法对少数民族地区常见的骨科疾病，如软组织损伤、筋络疼痛、跌仆损伤、关节肿痛、骨折后恢复期等均有显著的疗效。

1. 铁热布劳（teri bwlawo，裹兽皮疗法）

铁热布劳是指选择肥壮的马、牛、羊、鹿等动物，将其快速屠宰剥皮，趁皮还热，将患者包裹起来而使其发汗的疗法。如果兽皮变凉，患者汗出不畅，则可根据病情选用侧柏叶、麻黄枝、青蒿、艾叶、骆驼蓬子、丁香等药物煎汁，趁热均匀倒入皮中（以不造成烫伤为度），再把患者裹入其中，促其发汗，从而达到祛风除湿散寒的目的。对于动物皮的选用和发汗时间的长短，哈萨克医一般要根据患者的性别、体质、病情轻重来定。一般男性患者选用羊皮、马皮，女性患者选用山羊皮、公鹿皮等，儿童选用羊羔皮，包裹时间一般以发汗 45 分钟为度。在发汗过程中，及时让患者饮用肉汤、奶茶和祛风散寒的药汤以补充体液，通过内外同治，达到治疗疾病的目的，且治疗后要严防感受风寒。

2. 哈普塔勒格布劳（qaptalxa bwlaw）

哈普塔勒格布劳，一般在 7～8 月份选用白桦树叶和白鲜皮嫩枝，将其装进两个大袋子中扎口压紧，上浇热水，然后放在阳光下曝晒 10 天左右，使其腐熟发热，待袋内温度上升到 45℃时，打开袋口，把一个袋子里的叶枝铺在下面，让患者躺下之后，再把另一个袋子铺盖患者头以外的身体，即把患者包裹在里面；或者用一个较大的袋子，待温度合适后，从中间掏一个洞，让患者进去，使患者发汗。

3. 哈克塔勒格布劳（gaqtalxe bwlaw）

哈克塔勒格布劳，即在地上挖一个可容一个人身躯的地坑，再用柳枝和五种家畜（绵羊、山羊、牛、马、骆驼）的骨头焚烧，待烧成炭时，外边搭上小帐篷，地坑上支上木制的网状架子，把患者置于网状架上并盖上被子，在下面地坑的火炭上不断喷水形成热雾，使患者发汗，待炭灭不烫皮肤之时，再让患者躺在地坑中，埋在灰炭里的一种治疗方法。如果患者在治疗过程中大量出汗，要让患者饮用肉汤、奶茶等，防止虚脱。

4. 纳克塔勒格布劳（naqtalxr bwlaw）

纳克塔勒格布劳是一种用于局部疾患的湿蒸疗法。如耳部疼痛时，用茶壶等口小的容器将川乌、蛇头等药物煎煮之后，将壶口用驼毛均匀裹好，再把耳部对准从壶口冒出的热气，注意防烫伤。

（二）外敷法

1. 索尔巴赫他外缠包剂

取一定量的驼绒（或棉花等）洗净，用烧开的盐水（浓度为 80%～90%）浸泡数分钟，然后拧干，即可制成。其功效为清热解毒、祛风寒、祛湿、攻毒，用于骨折、扭伤、风湿性关节炎和类风湿关节炎肿胀、水肿等疾病的治疗，具有预防病位感染、组织间水肿等作用。

2. 新鲜马肚油外敷

在陈旧性畸形愈合的骨折处，敷以适量新鲜马肚油，外面用塑料布包裹，然后用绷带包扎。每次用量为 0.5～1kg，每 24～48 小时换一次，经过一定的时间可使骨折畸形愈合部位变软，此时可再重新复位而固定。注意马肚油不能炒用、不能加盐，一次外敷的时间不能过长，否则马肚油变质可能引起局部丘疹及炎症。

3. 合孜得尔麻疗法

将白附子、延胡索、制川乌、制草乌、红花等药物及羊油做成油膏，装入药袋中，敷贴于病变部位，并辅以红外线理疗加热，可治疗膝骨关节炎、腰腿痛、腰椎及关节退行性变、间断性跛行及各关节的疼痛和活动受限等，治疗原则为塔日阿特克（消肿散结、止痛祛湿）。

4. 恰普塔勒格疗法

采用生长于阿尔泰山脉的哈萨克草药，如红景天、川乌、草乌、皂角刺等，研磨成粉剂，将 1 份草药粉剂与 120g 热羊油充分搅匀，然后均匀地放入腰带中，在微波炉中加热约 20 秒，再将腰带绑在患者所要治疗的部位上，可治疗风湿寒性关节痛（索尔布恩）。

（三）索尔玛克塔（sormaqta，盐熨）疗法

索尔玛克塔疗法在哈萨克医传统文化中有着悠久的历史，是独特的外治疗法之一。该方法是在哈萨克医基础理论的指导下，把骆驼绒在食盐溶液中浸泡片刻，再敷在病变部位的疗法。其主要用于跌打损伤引起的黄水滞留部位，可起到防止和消退充血肿胀而止痛的目的。

（四）切特别（割治）和额勒灭（挑刺）疗法

切特别即割治疗法，额勒灭即挑刺疗法，切特别和额勒灭是哈萨克医治疗技术中比较独特的方法。哈萨克医学认为，割治及挑刺可以把恶血、寒气、风湿、萨尔苏（黄水）毒物排出，从而达到治疗疾病的效果。

（五）拔火罐疗法

哈萨克医在风湿腰痛、坐骨神经痛、肩周炎、腱鞘炎等骨伤科疾病的治疗中广泛应用火罐，认为拔火罐可以使局部血管和毛孔扩张，把恶血、寒气、风湿、萨尔苏（黄水）毒物吸出，从而达到治疗疾病的目的。

（六）放血疗法

哈萨克医学传统放血疗法，取印堂、舌下、鼻尖、鼻腔、颈部、肩部、膝关节等部位，可根据患者具体病情，选择不同的部位放血驱毒。放血量的多少要根据患者的体质状况或病情而定。放血的器具通常为祖传的放血专用器具——哈尼达晋尔（一种特制的金属工具，形似小斧头）及针具或刀具（不锈钢、铜质或骨质）。放血疗法可治疗腰椎间盘突出症、腰痛、坐骨神经痛、肩周炎、颈椎综合征等疾病。放血后应注意用哈萨克医配方加羊肉汤、骆驼奶、马奶等补充营养。

（七）俄斯克马斯（按摩）疗法

哈萨克医学古籍《奇帕格尔利克巴彦》记载按摩有 10 多种分类，30 多种手法，并可治疗 100 多种疾病。俄斯克马斯疗法，也称吾哈拉吾（按、揉等）疗法，是指医生通过医技，按摩疼痛部位，以期达到消除或暂时缓解患者的疼痛不适等症状，使患者机体处于舒适状态的治疗手法。按摩疗法是其他治疗方法无法取代的，也是不可或缺的治疗方法之一，哈萨克医学把俄斯克马斯疗法比喻成医生十指中的一指，以说明其重要性。

（八）索孜得热格疗法

索孜得热格疗法是哈萨克医学传统治疗技术之一，是对别勒特克铁吾勒克（腰椎间盘突出症）施行撕勒克灭克铁吾（提）、勒合特帕（折）、加特合孜勒克索孜勒格（伸）、合尔拉吾（旋）、捂孜撇克（端）、苏孜么道（断）等手法。

（九）握塔什勒克（传统正骨）疗法

握塔什勒克疗法选用各种哈萨克医米尔特克（骨折）正骨复位法，将骨折断端牵拉复位后，采用夹板、压垫、缠带固定的方法，以期治愈患者的骨折。

第三节　回医骨伤治疗特色

骨伤科是回医学颇具特色的临床学科，例如《回回药方》第 34 卷之"折伤门"详细记录了回医骨伤理论和技术，基本上涵盖了古今骨伤科的内容，包括骨折、关节脱臼及筋伤等，并从理论上阐述了这些损伤的原因、发生机制、诊断和治疗方法，也对一些合并症进行了相应的介绍，可以说是论述全面的骨伤科专论，这也是现存较为全面的回医骨伤主要文献。

一、回医正骨疗法

吴忠张氏回医正骨是回医骨伤流派的杰出代表。张氏回医正骨源自历史悠久的回医学，传承于清同治年间，距今已有 150 余年的历史。其所用的诊治方法、处方用药在回医药专著《海药本草》《回回药方》中均有直接或间接的记载，独具浓郁的民族特色。张氏回医正骨疗法以家族传承的方式保存至今，并创办民营医院，2007 年其被授牌为"宁夏医科大学回族医学临床研究基地"。2008 年，张氏回医正骨疗法入选"国家级非物质文化遗产"。

张氏回医正骨疗法的主要特点：①张氏回医正骨将家传正骨方法与祖传秘制方剂相结合，将回医正骨医术与回医药相结合，在治疗各类骨伤中不开刀、不打石膏、不用金属物穿刺牵引，能使骨折患者不伤元气，免受手术治疗之痛苦，并且疗程短、损伤小、痛苦少、经济实用，自成体系，别具一格。②张氏回医正骨采用望、闻、摸的诊断方法确定骨伤的类型；针对闭合型损伤、粉碎型骨折、开放型骨折、单折、双折的不同类型和损伤程度，治疗采用手法复位与家传接骨、治金疮等自配药剂相结合并以夹板固定，辨证施治。③张氏回医正骨行医问病重视民族习惯，药物与制剂中不使用回族忌用的成分。

目前以张氏回医正骨为代表的回医骨伤在宁夏银川、吴忠两大城市为广大回、汉患者提供服务，专治各类骨折、烫伤、创伤感染、骨髓炎、骨不连、褥疮等伤科疾病。为了进一步弘扬和发展回医骨伤，宁夏医科大学研究团队对张氏回医正骨临床疗效确切的回医张氏骨伤宁软膏、回药张氏正骨膏、回药张氏褥疮膏、回药张氏烧烫伤膏 4 种制剂进行了研发。在新疆，张氏回医正骨也有传承人。

二、回医理筋疗法

回医理筋疗法也是回医骨伤疗法中的一大特色，它以回医筋伤理论为依据，通过回医理筋手法及特殊诊疗器械对筋伤部位施以适当的治疗，疗效显著。回医理筋疗法原为《回回药方》"折伤门"中治疗筋伤病的方法，极具回族特色，是回医学中现存的为数不多的宝贵遗产。目前该疗法散在民间，较为集中应用的是宁夏汤瓶八诊疗法和吴忠张氏回医正骨疗法中的部分手法和理筋方法。回医理筋疗法具有效果好、疗程短、费用低、简便易行、易于推广等优点，对筋伤骨病确有疗效，深受广大回族患者的欢迎。

三、回医常见骨伤外治法

（一）烙灸疗法

烙灸疗法是回医药最具特色的疗法之一。烙灸疗法是利用烙药（用燃烧或具有刺激性的药物）或铁器烧灼（加热后的特制医用器具）直接烙烫于病痛体表部位，使局部发红发疱（灸时须使皮破），促使机体康复的一种治疗方法。《回回药方·针灸门》记载："是凡一体内，多有恶润凝聚以致本体，并其禀性作坏……必以火灸之，则本体病根尽去。"临床治疗过程中可以根据治疗部位的不同，设计形状和型号各异的烙灸器械。烙灸疗法具有刺激面积大、施灸量可控，以及铁制灸具传递热量迅速和均匀等优点。

（二）回医香疗法

芳香药物的应用是回医用药的特色之一，其既可用于丸、散、膏、丹、露等各种回药制剂，也被制成各种熏香、艾香、芳香精油、香囊、香药敷袋、香药肚兜、香药枕、香药被等，这些利用芳香药物治疗疾病的方法都属于回医香疗法。回医香疗法有开窍救急、止咳化痰、杀虫止痒、活络止痛、透疹拔毒、保健防疫、醒脑提神等多种作用，不论是内治还是外治，作用都比较直接。在骨伤科疾病的治疗中，香药多可起到活血定痛、生肌的作用。如回药生肌膏中的密陀僧、乳香、没药均具有抗炎、镇痛、抑菌、消肿作用，能有效改善疮面及周围组织的微循环，增强局部组织的新陈代谢，抑制细菌繁殖，使其肉芽组织生长而收敛疮面。

第四节　蒙医骨伤治疗特色

蒙古族被称为"马背上的民族"，擅长骑马、射箭、摔跤，容易发生跌伤、骨折、脱臼、脑震荡等创伤，因此慢慢积累了丰富的骨伤治疗经验，逐渐形成了具有本民族特色的骨伤疗法。

一、蒙医正骨疗法

蒙医正骨疗法以蒙医药基础理论为指导，以手法复位和夹板固定为主，辅之以按摩、药物、饮食、功能疗法。其精髓可分为"三诊""六则""九结合"。

（一）三诊

"三诊"，即诊断的方法。人的肢体某处受伤，欲确定是否骨折，以及骨折性质、类型等，必须以慎重的态度进行细致的检查。

蒙医传统正骨检查诊断方法主要是眼看（望）、心想（问）、手摸（切），即透其型，观其气，断其本；索求本原，截其裂变；摸脉流，悟骨变。

（二）六则

"六则"，即遵循的原则。其涉及手法复位、夹板固定、外自固定、按摩、蒙药、饮食等，内容系统而全面。其中蒙医传统正骨的按摩手法就有 14 种。

（三）九结合

"九结合"，即治疗的技巧，包括医生与患者结合、三诊与 X 线结合、喷酒与手法结合、局部与整体结合、内因与外因结合、治疗与护理结合、固定与锻炼结合、意和气结合、形与神结合。

二、蒙医常见骨伤外治法

（一）冷罨敷疗法

冷罨敷疗法有着悠久的历史，该法用寒性药物或物品施敷，或将所用药物和物品冷却后施罨，如在局部喷激冷水或将冷水灌于塑料袋中冷敷，具有调节三根，除血、希拉热，止痛消肿等作用。

（二）银器刮痧疗法

银器刮痧疗法是蒙医传统的外治法之一。该法采用传统银制器具刮痧，如银圆、银碗、银杯等，取材方便，操作简单，具有活血化瘀、清热止痛、祛黄水、调节气血运行之功效。

第一节　新疆西域骨伤流派的形成

　　新疆由于特殊的地理位置和民族结构，在 1949 年以前，当地医学以维吾尔医、哈萨克医、回医及蒙医等为主，中医骨伤基本是空白。1949 年以后，当地虽有中医开设私人门诊行医治病，但中医骨伤医家并不多，有代表性的、可以查阅的有奇台王氏骨伤，在当地小有盛名，其子王学智继承家族医学知识，后任职于昌吉回族自治州中医医院，现已退休。

　　1959 年新疆维吾尔自治区中医医院建院，由于当时医疗资源匮乏，尤其是医生短缺，遂面向社会招收了很多有一定医疗技能的医者，胡又新老专家就是在这一时期进入新疆维吾尔自治区中医医院中医骨科工作的。同时新疆维吾尔自治区中医医院又招聘了一批有一定文化基础的学员，边工作、边学习，并举办中医讲习班，指定专师带教，骨科已故老中医彭松岭就是其中的一员，跟师胡又新老专家学习。后胡老离疆前往西安开设门诊，彭松岭又跟随推拿科专家韩樵学习推拿及武功。1976 年，彭松岭参加了卫生部举办的全国正骨学习班——"推广冯天有、罗有名新医正骨疗法"，此后负责在新疆地区推广。1989 年，彭松岭参与创办全国骨伤科函授学院新疆分院，并任教务长。近半个世纪以来，彭松岭奋战在骨伤科领域，为医疗、教学做出了很大贡献。

　　王继先于 1964 年从洛阳平乐正骨学院毕业后，分配至新疆维吾尔自治区中医医院工作至今。王继先是洛阳平乐正骨学院早期的学员，他很好地继承和发扬了平乐正骨流派的学术思想及诊疗技法，扎根新疆工作 60 余年。王继先为第三批全国老中医药专家学术经验继承工作指导老师，2014 年王继先全国名老中医药专家传承工作室成立。其后第二代有孟庆才、吕发明、方锐、吕刚，第三代有邓迎杰、廖军、艾力江、郎毅、苗德胜、梁治权、王广东、李雷疆、杨新军、周泓宇、余海成等医师先后拜入门下。至此，新疆西域骨伤流派已显雏形。它传承于洛阳平乐正骨流派，在新疆扎根发展60余年的时光里，与当地的维吾尔医学、哈萨克医学、回医学、蒙医学相融合，加之几代医师不惧辛劳，前往内地向多个中医骨伤流派学习，将学成的经验加以甄别和总结，选取适合新疆中医骨伤发展的理论及技法，使得新疆中医骨伤得以加速发展，逐步形成了具有独特地域特色诊疗方法的骨伤流派。

对于中医学与少数民族医学的相融合，从前面章节简要介绍的各民族医药内容可以看出，虽然它们的理论各不相同，表述各异，但我们可以深切地感受到其许多理念相同，治疗方法可以互相融通。这是新疆西域骨伤流派形成的一大基础。

第二节　新疆西域骨伤流派正骨疗法

在哈萨克医中，正骨医学有其独特的诊疗经验，乌太波依达克·特列吾哈布勒的《奇帕格尔利克巴彦》阐述了哈萨克医药学基本理论形成发展过程，其中专门叙述了哈萨克医正骨诊疗方法。

哈萨克医认为灭尔提克（骨折）是加孜俄木得克（意外创伤）斯别甫克叶尔（病因）引起的疾病，是指人类遭受的人为伤害和意外创伤。由意外创伤性病因所导致的外伤性骨折、关节脱臼、软组织损伤等一系列疾病群，哈萨克医称之为哈克帕吾勒（意外创伤之意），哈萨克医正骨技术适用于所有的哈克帕吾勒类疾患。

新疆西域骨伤流派正骨疗法是在哈萨克医正骨技术的基础上，参照平乐正骨流派的指导思想，并融入新疆其他少数民族骨伤治疗特色而成，分为诊断、特殊疗法、固定、药物治疗及功能锻炼五部分内容，简称正骨五法。

一、诊断

要想治好病，首先应认清病症，借用术者的手，通过触、摸、揣、探，对病情了如指掌，做出正确的诊断。若为骨折，应分清骨折的部位及骨折的类型，以及错位情况。若为筋伤，是扭伤、挫伤，还是筋裂筋断，以及筋短筋长，是否有筋出槽等情况，均须一一清楚。必要时可利用现代科学仪器补充临床手法检查之不足，做出更精确的诊断。值得注意的是，现在虽有很多科学仪器能对人体进行直接检查，但其也有局限性，还不能代替术者的手法检查。也就是说，手法检查仍是不可替代的临床检查基本方法。新疆西域骨伤流派的诊断手法是借鉴哈萨克医的诊断六法。

（一）斯依帕悟（触摸）

斯依帕悟是进行诊断骨折的第一步，即医生把拇、食、中三指轻放于骨折部位，从无痛区向疼痛明显区触摸皮肤，了解隆起凹陷、局部血肿、血管波动、皮温、肢体血运等情况，评估软组织损伤和骨折的程度。

（二）塔奴悟（辨认）

塔奴悟是诊断性操作的第二步，即医生用拇、食、中三指捏抓骨折部位，通过手感分离深层软组织，通过触摸心会骨折部位以判断骨折的类型。

（三）活孜哈额悟（摆动）

活孜哈额悟是进行诊断性操作的第三步，即医生一手抓骨折远端，另一手抓骨折近端，轻轻被动活动患处时，感触到骨擦音、有骨擦感即可诊断骨折。

（四）撒勒斯特热悟（对比）

撒勒斯特热悟是医生进行诊断的第四步，即针对诊断难度大者用此法将患侧与健侧进行对比，以了解骨折畸形、短缩等情况，一般伤情较轻者对照压痛点即可诊断。

（五）艾热克铁恩得热悟（活动）

艾热克铁恩得热悟是进行诊断性操作的第五步，即让患者主动活动伤肢以了解肌力、功能情况，如果无法活动，可考虑骨折或合并神经、肌腱损伤的可能。

（六）思叶孜悟（感知）

思叶孜悟是医生进行诊断的第六步，即通过针尖轻刺皮肤，了解骨折有无合并神经损伤的情况。

二、特殊疗法

（一）闻香疗法

患者对于骨伤手法整复多有恐惧、紧张等情绪，容易导致医患配合度下降，患者肌肉紧张，造成复位困难，所以新疆西域骨伤流派正骨疗法融入了回医香疗，将闻香疗法定为第一法。闻香可以使患者神定志安，有效缓解紧张情绪，提高痛阈。

1. 药物配方及制作

闻香选用的药物一般为香药，如松香、丁香、木香、沉香、香附等，将上述药材洗净、晒干、研磨成粉，过80目筛备用，也可用成品薰衣草精油。

2. 适应证

闻香多于行正骨手法时使用，用于缓解患者由于正骨时疼痛、恐慌、紧张等造成的焦虑症状。

3. 禁忌证

（1）鼻炎患者。

（2）支气管病患者。

（3）饭前饭后半个小时，以及饥饿者。

（4）患有急性传染病者。

（5）对花粉过敏及过敏体质者。

4. 操作要点

（1）药袋法：将制作好的药粉装袋，放在患者鼻旁，嘱患者缓慢深度呼吸5分钟。

（2）香粉法（图5-1）：将制作好的药粉铺在香炉内点燃，产生香气，让患者进入室内，平心静气，思想放空，缓慢深度呼吸5分钟。

（3）精油法：将薰衣草精油滴入加热器中产生香味，让患者进入室内，平心静气，思想放空，缓慢深度呼吸5分钟。

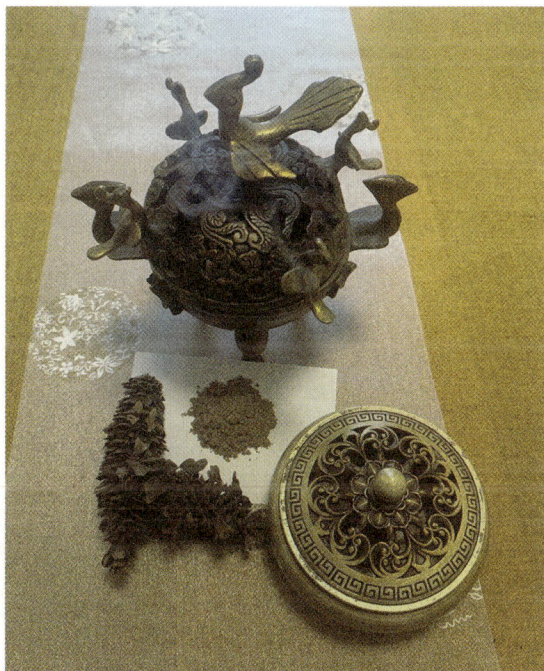

图5-1　香粉法

5. 注意事项

（1）过敏患者：对个别药物过敏者要遵医嘱，慎重选择治疗药物。

（2）治疗时长：在进行闻香疗法时，要注意治疗时长，短则无效，长则会引起咽喉或支气管的不适。

（3）药物适量：所选药物要适量，避免因药物不足量而无法达到预期效果，或因药物过量而引起肺部的不良反应。

（4）正确使用精油：不要将精油直接吞食或涂抹在皮肤的敏感部位。

（5）场所要求：治疗场所要安静、舒适，避免其他刺激性气味，治疗完毕后要及时对治疗场所进行通风。

6. 常见意外情况的预防及处理

（1）过敏反应

［临床表现］局部皮肤出现瘙痒、潮红、丘疹等。

［预防措施］治疗过程中，注意观察有无皮肤及全身过敏表现。

［处理措施］①立即停止操作。②症状轻者，可用抗组胺药；症状较重者，应及时使用糖皮质激素如泼尼松、地塞米松等；皮肤破损者，应及时换药、对症处理。

（2）头晕

［临床表现］头晕，可伴有眼花、黑蒙、耳鸣、乏力、失衡、头重脚轻等症状。

［预防措施］避免原发性疾病引起的头晕，按照患者体质使用不同香味浓度的药物。

［处理措施］①开窗通风。②远离致晕药物。③检测血压等生命体征，症状重者给予西药对症处理。

（3）恶心呕吐

［临床表现］恶心呕吐。

［预防措施］孕妇、体质弱及有过敏史者忌用。

［处理措施］①立即停止操作。②远离致吐药物。③将患者转移至通风处。④检测血压等生命体征，症状重者给予西药对症处理。

（二）喷酒捋抚疗法（图 5-2）

喷酒法原为蒙医特有的一种骨伤疗法，新疆西域骨伤流派将其改良，把药酒放入喷壶中喷向患处，在喷酒的同时捋抚肌肉等软组织，即形成了喷酒捋抚疗法。喷酒能够散发伤处的热量，清除瘀积之血，温经通络，使伤肢血运畅通，消肿止痛，并可激发经气，使气至病所，以促进骨折的愈合。

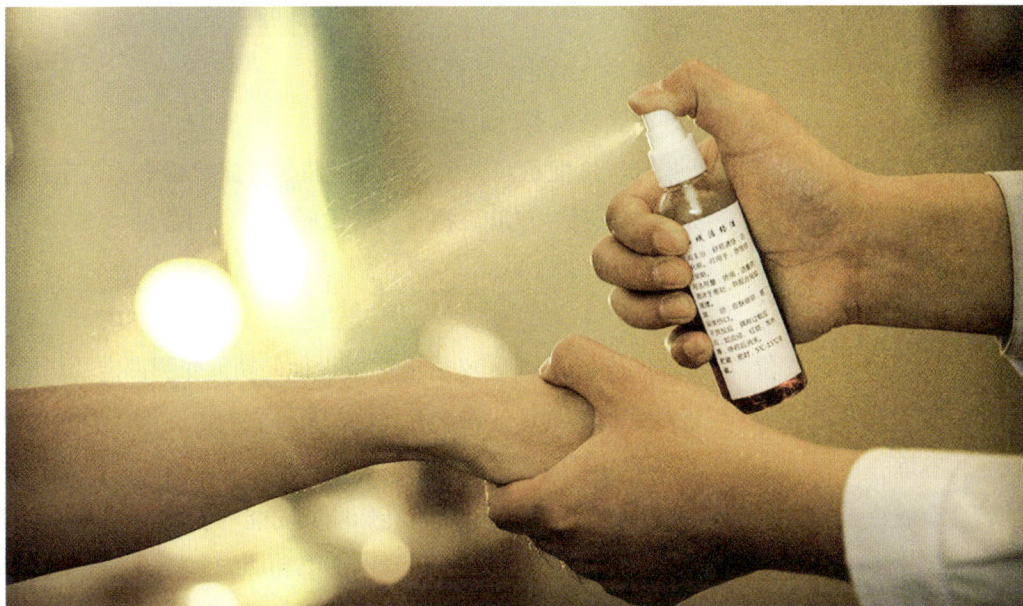

图 5-2 喷酒将抚疗法

1. 药物配方及制作

牛膝 12g，当归 18g，红花 30g，三棱 18g，生草乌 12g，生川乌 12g，木瓜 12g，樟脑 30g，五加皮 12g，三七粉 18g。上 10 味药，以 70% 乙醇 1.5L，密封浸泡 1 个月，分取上清液外用。

2. 适应证

该疗法适用于各种骨伤疾病。

3. 禁忌证

（1）合并皮肤软组织破损的骨折病患者。

（2）对酒精过敏患者。

（3）对多种药物过敏及过敏体质者。

4. 操作要点

医生手握喷壶，将药酒喷向骨折患处，待患者肌肉放松之际，医生迅速进行复位治疗。将药酒喷于患处后进行手法复位，能做到意到、酒到、手到、力到，刚中有柔，柔中有刚，有效缓解患者的疼痛，患者感觉到似有阵阵凉风吹在患处，复位之后更是有舒服、惬意的感觉。

5. 注意事项

喷酒复位后，选择适于骨折肢体且具有轻、硬、塑性及弹性等特性的小夹板，易吸收汗水、易浸透酒的软性压垫，以及三条素带进行固定，使弹性固定、相对固定、活动固定、稳定固定相结合，发挥点、线、面统一的外固定。

6. 过敏反应的预防及处理

［临床表现］局部皮肤出现瘙痒、潮红、丘疹等。

［预防措施］治疗过程中，注意观察有无过敏表现。

［处理措施］①立即停止操作。②症状轻者，可用抗组胺药；症状较重者，应及时使用糖皮质激素如泼尼松、地塞米松等；皮肤破损者，应及时换药、对症处理。

（三）整复手法

骨折一般会有移位，若移位不恢复正常，必将或多或少地使功能受到一定的影响，因此临床上要求骨折应尽可能地到达解剖复位和功能复位。另外我们也应该认识到，即便是再熟练、巧妙的复位手法，都有可能造成新的损伤。毫无疑问，不熟练和粗暴的手法将会造成重大的损伤，不仅导致疗程的延长，还可能影响其功能的恢复。术者要掌握熟练的复位手法，综合分析病情，以恢复骨折部位正常的形态和功能为目的，在平衡辨证的基础上进行手法复位。解剖复位是为了更好、更完全地恢复肢体的功能，但切忌盲目追求解剖复位而反复多次施以手法，否则易造成筋肉、气血的过多耗损，反而影响其功能的恢复。人是血肉之体，有其自身的协调修复和代偿能力，所以复位要据情而施。新疆西域骨伤流派的整复手法以哈萨克医的正骨八法为基础，下面进行简要论述。

1. 索孜悟（牵拉）

医生与助手将伤肢沿纵轴方向逐渐用力向两端牵引，使骨折部位肌肉痉挛缓解，进而纠正骨折端的相互重叠。

2. 塔热突悟（拔伸）

医生与助手将伤肢持续牵拉后，克服伤肢肌肉的阻力，加大牵拉力度，使骨折断端完全对位。

3. 得孜悟（矫正）

医生用拇指与其他手指将骨折部位的骨段用力向前、后、左、右方顶推，使其归位复正。

4. 拔斯悟（扣挤）

医生用拇指与其他手指将骨折部位的骨折端向下按压使其归位复正。

5. 阔铁如悟（提拉）

医生与助手将伤肢骨折端向上端提，使其归位复正。

6. 依悟（反折）

医生用双手拇指并列压抵于骨折成角突出的一端，其余四指环抱骨折下陷的一端，在牵引下，两拇指用力挤压突出的骨折端，使骨折处原有成角加大，然后拇指继续挤压，骤然将骨折远端的成角伸直。

7. 加拿斯特热悟（复正）

加拿斯特热悟是对骨折进行侧位复位的一种手法，即医生与助手将伤肢侧位牵拉，使骨折两端从侧方进行复正。

8. 布热阿悟（旋转摆动）

由助手固定骨折部，医生向左右侧小幅度摇转肢体远端，使断端结合，骨折面紧密接触。同时，此法对螺旋形骨折的整复也有较特殊的意义。

（四）中药冷敷疗法

冷毡敷疗法为传统蒙医疗法，前面章节已有叙述，新疆西域骨伤流派借鉴该法，将创科金露冷敷于患处，使中药透皮吸收后发挥药效，达到降温止痛、止血消肿、减轻炎性渗出的作用，形成了中药冷敷疗法。

1. 药物配方及制作

创科金露由大黄、黄柏、无花果叶、荨麻、白芍、茯苓、栀子、伸筋草、血竭、紫荆皮、明矾、冰片、薄荷组成。将上述药味常规熬煮，放凉冷藏即可使用。

2. 适应证

该法适用于外伤、骨折、脱位、软组织损伤的初期，以及痛风、急性风湿热等红肿热痛的患者。

3. 禁忌证

（1）治疗部位有感染和开放性伤口。

（2）周围血液循环障碍者，以及皮肤感觉减退者。

（3）阴寒证。

4. 操作要点

（1）温度：创科金露药液温度以 4 ～ 10℃为宜。

（2）纱布处理：根据皮肤情况选择纱布，将纱布浸于创科金露药液中，用止血钳或镊子夹住一块纱布的两端拧至不滴水为度，敷于患处。

（3）时长：每 3 ～ 5 分钟重复操作 1 次，持续 20 ～ 30 分钟，同时加用冰袋外敷，以保持患处低温。

5. 注意事项

（1）操作过程中注意观察皮肤的变化，特别是创伤靠近关节、皮下脂肪少的患者，注意观察患肢末梢血运，定时询问患者的局部感受，如发现皮肤苍白、青紫，应停止冷敷。

（2）注意保暖，必要时遮挡以保护患者隐私。

（3）操作完毕后及时清洁皮肤，协助患者取舒适卧位。

6. 局部冻伤的预防及处理

［临床表现］受冻部位冰凉、苍白、感觉麻木或丧失。

［预防措施］①单次冷敷时间不宜过长，每次以 20～30 分钟为度，避免局部组织冷刺激过量。②操作过程中及操作后注意观察皮肤变化，特别是患处靠近关节、皮下脂肪少的患者，注意观察末梢血运情况，了解患者的局部感受。③冷敷完毕后注意保持局部干燥，注意保暖。

［处理措施］①立即停止冷敷，逐步复温。②出现冻伤后遗症者，应及时对症处理。

三、固定

（一）固定原则

新疆西域骨伤流派的固定原则是筋骨并重、互用，动静结合、互补平衡。该原则是以平乐正骨流派的学术思想为指导而制订的。

筋骨并重、互用是指在骨伤诊治过程中重视筋与骨的相互依存和动态平衡关系，尤其是骨折外固定，一定要注意"定骨不伤筋，护筋不移骨"，筋骨互用，有效利用筋之张力及其动态平衡力，达到维护骨折稳定的作用；同时，维护骨折的稳定性也是恢复其对筋的支撑与保护作用的前提，进而有利于骨折局部的气血运行，起到接骨续筋的作用。所以，做到筋骨兼顾，互用并重，可以避免顾此失彼，从而达到优化治疗、减轻损伤、促进康复之目的。

平乐正骨流派平衡理论认为，骨折的固定治疗过程是动态和静态互补的动态平衡关系，其内涵主要体现在以下两个方面：首先，"静"是"动"的前提和基础。"静"指骨折断端的固定，使复位后的骨折断端保持几何位置的相对不变。在新骨形成的早、中期，新骨稚而不坚，或坚而不实，只有加以适当的固定与保护，才能保持骨折端的力学平衡，使筋骨顺利康复，否则易造成新骨再次损伤，导致骨折延迟愈合或不愈合，最终影响患肢的功能恢复。其次，"动"有利于骨折断端获得生理应力，有利于骨折局部气血运行、生新消肿，是骨折修复的必要手段。在骨折愈合过程中，肌肉的等张舒缩可以加强骨折断端的接触与嵌插，故肌肉的"动"可以达到骨折断端的"静"，并使骨折断端保持正向应力刺激，以加速骨折的愈合。骨折在愈合过程中，存在着骨折端局部应力和抵御应力的动态平衡。骨折局部最佳应力状态能促使成骨细胞活跃，破骨细胞作用减弱，促使骨形成增加，骨吸收减少，从而使骨痂形成，骨的重建修复过程得以迅速完成。骨折局部应力过高，可能会造成新生骨小梁的崩解坏死，过低则可能导致废用性萎缩的发生。因此，创造条件使骨折局部达到最佳应力状态对其愈合过程至关重要。早期主动的"动"（功能锻炼）与相对的"静"（适度的固定）互补应用，可以为骨折端提供一个正向的、有利的力学刺激，使其获得最佳的应力，并使血液循环保持相对充沛的状态，从而促进骨折愈合。绝对的固定制动必然造成应力遮挡，导致骨折局部骨质疏松、骨不连、延迟愈合；或导致新生骨的抗剪切能力低下，遇轻微外力时易发生再骨折。故应在相对固定"静"的基础上配合合理的微"动"，动静互补互用，通过合理微动给予骨折端最佳应力刺激，以利于骨折的愈合。

骨折复位后会发生再移位，因骨骼在折断并移位时，移位侧骨膜撕裂及软组织遭受损伤，就形成了一系列不稳定的因素。固定技术既可以控制骨折端成角、旋转、分离等再移位的活动，又保留了径向挤压这一利于骨折愈合的活动，既增加了骨折端"静"的稳定性，又保证了骨折愈合需要的"动"的力学生理刺激，从而加速骨折修复。

（二）固定方式

1. 柳木夹板固定法

柳木夹板固定法多用于四肢骨折，是新疆西域骨伤流派临床中最常用、最主要的固定方法。柳木在新疆地区取材容易，成本低，质轻、形巧，操作简单，固定后患者感觉舒适，且不妨碍 X 线的通过，便于复查和矫正，还不影响邻近关节的活动。

（1）适应证：适用于四肢长干骨骨折，相对清洁的开放性骨折（伤口直径≤1cm），以及陈旧性骨折可以手法矫正复位者。

（2）禁忌证：严重开放性骨折，或合并血管神经损伤；局部软组织条件差；骨筋膜室综合征；意识不清，或有精神疾病等无法配合的患者。

（3）操作要点

1）夹板固定：柳木夹板固定时，内放压垫衬垫，由索尔玛克塔（浸透盐水的驼毛）制成，外部用驼毛毡包裹。压垫安放在柳木夹板内是为了增加局部的固定力量，或补充夹板塑性上的不足，使固定力更好地作用到固定的部位。

2）压垫种类：常用的压垫有平垫、梯形垫、塔形垫、空心垫、合骨垫、分骨垫等。

3）压垫面积：压垫的面积要足够大，过小易在局部形成压迫性溃疡。衬垫选用盐水浸泡的驼毛，有消肿及缓冲皮肤及肌肉受压的作用。

4）扎带规格：其后用扎带固定，一般用宽约 1cm 的纱带，长度以在柳木夹板外环绕 2 周并打结为度。

（4）注意事项

1）预防静脉血栓：固定后抬高患肢观察血液循环情况，注意预防静脉血栓。

2）避免松散：固定后定期随访，避免松散、固定失败。

3）功能锻炼：早期行功能锻炼，防止关节僵硬。

（5）常见意外情况的预防及处理

1）肢体肿胀

［临床表现］患肢末端肿胀，青紫，发凉，疼痛难忍，感觉迟钝等。

［预防措施］固定松紧适度，不宜过紧，可依据情况给予消肿药物预防。

［处理措施］①即刻调整扎带的松紧度。②症状重者予甘露醇静脉滴注。

2）神经损伤

［临床表现］患者感觉肢体麻木，抬起、握拳无力，指、趾活动障碍等。

［预防措施］了解患肢解剖及神经所在，柳木夹板固定及放置驼毛垫时避免压迫神经。

［处理措施］①检查驼毛垫和柳木夹板两端是否压挤在神经通过的位置，如有上述情况，需及时调整。②必要时可口服营养神经的药物。

3）血液循环障碍

［临床表现］肢端剧烈疼痛、肿胀、麻木感，皮肤温度降低、苍白或青紫等。

［预防措施］调整肢体位置，抬高患肢，使其略高于心脏水平。如供血不足者，肢体应保持在与心脏水平的位置，如位置过高会加重缺血。

［处理措施］①及时调整扎带的松紧度。②肢体高度肿胀，采取以上措施仍不能缓解者，应及时手术，彻底减张处理。

4）肌肉萎缩、关节僵硬

［临床表现］患侧肌肉萎缩，关节僵硬，屈伸不利。

［预防措施］鼓励患者早期进行正确的功能锻炼。

［处理措施］①加强肌肉的等长收缩、关节活动，辅以肌肉按摩。②指导患者进行关节的被动活动，以促进血液循环，维持肌力和关节的正常活动。

5）骨折端移位

［临床表现］患肢肿胀，疼痛，畸形等。

［预防措施］患肢复位后保持正确体位，固定牢固且固定时间不宜过短，避免患肢受力，避免过早锻炼，按时复诊。

［处理措施］患肢体位摆放正确，保护患肢；消肿后及时调整扎带的松紧度；按时复诊，遵医嘱合理锻炼；必要时重新手法复位固定或手术复位。

2. 蛋清外固定技术（图 5–3）

蛋清外固定技术是传统维吾尔医独特的外治疗法之一，被广泛应用于急性软组织损伤及稳定性骨折中。该技术根据维吾尔医中的合力提（体液）学说和依拉吉（治疗）学说，将蛋清与食盐按 30∶1 的比例混合后，浸湿绷带来固定患肢。蛋清外固定技术既有固定作用，又可让关节有一定的活动度，可达到固定制动与功能活动的平衡，并且具有一定程度的消炎作用。

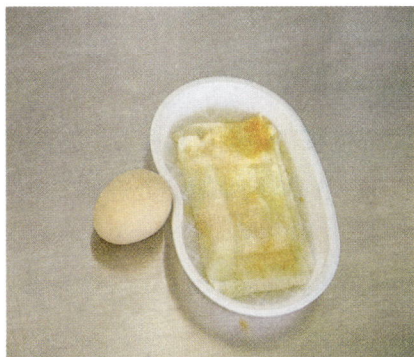
（a）

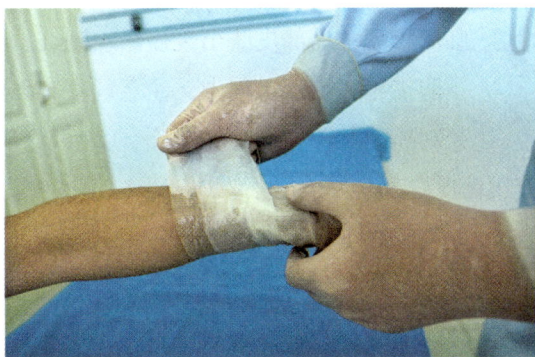
（b）

图5-3 蛋清外固定技术

（1）适应证：适用于各种急性软组织损伤，如急性踝关节扭伤、肌肉拉伤等；骨折病，如桡骨远端骨折、踝关节骨折无明显移位者，或骨折整复后稳定者等。

（2）禁忌证：①合并皮肤软组织破损的踝关节扭伤，或需手术修补的韧带断裂，或合并周围神经损伤者。②合并风湿、类风湿、痛风等疾病，影响踝关节活动者。③对多种药物过敏及过敏体质者。

（3）操作要点：首先清洁患者患处皮肤，选取合适的医用绷带、生鸡蛋2～3个、食盐适量、干燥的铁盆，将蛋清与食盐按30∶1的比例在铁盆内搅拌均匀至起泡沫备用，再将医用绷带全部浸泡在混合的液体中，待完全浸湿后，将患肢放在中立位，用浸泡过蛋清的绷带缠绕5～6层固定，关节处采取"8"字包扎，每5～7天更换一次。

（4）注意事项

1）防止蛋清变质：蛋清在炎热的天气下容易变质，出现难闻的气味，所以蛋清外固定技术有一定的局限性，适合在气温较低的地域推广。天气炎热时应注意冷藏保存蛋清，及时更换，以避免蛋清变质。

2）患者保暖：天气寒冷时应在室内操作，避免受寒，固定完成后注意保暖。

3）皮肤瘙痒：局部皮肤出现瘙痒为正常情况，去除蛋清绷带后可自行缓解。

4）固定过程：骨折固定时应先手法复位，断端对齐，力线正确后用蛋清绷带固定，检查固定是否妥当，松紧度适中，并指导患者进行患肢末端关节屈伸、肌肉绷紧活动等功能锻炼。

5）观察患肢血运：严密观察患肢末端血运、皮肤感觉及活动，若出现末端苍白、青紫、麻木、疼痛，应立即复诊。外固定后抬高患肢有利于消肿。

6）避免磕碰挤压：蛋清绷带固定不如高分子石膏坚固，需避免磕碰挤压，以免变形而影响固定效果。

（5）常见意外情况的预防及处理

1）过敏反应

[临床表现]局部皮肤出现瘙痒、潮红、丘疹等表现。

[预防措施]治疗过程中，注意观察有无蛋清过敏的表现。

[处理措施]①立即停止操作。②症状轻者，可用抗组胺药；症状较重者，应及时使用糖皮质激素如泼尼松、地塞米松等；皮肤破损者，应及时换药、对症处理。

2）关节僵硬

[临床表现]固定部位出现关节活动功能受限，关节周围软组织粘连，肌腱挛缩等。

[预防措施]肿胀疼痛减轻后，适度进行关节屈伸、旋转等锻炼。

[处理措施]①加强功能锻炼。②关节僵硬严重者，可在康复医师的指导下进行系统康复治疗。

3. 石膏外固定技术

石膏外固定技术是临床上应用较多的外固定技术之一。其最大的优点是塑形性能良好，既可以使石膏贴合被固定肢体的形状，又可以利用三点固定的原理控制骨折的移位趋势。石膏外固定技术的三点作用力是通过石膏的塑形产生的，而不是作用在几个点上，所以这种固定方法与肢体的接触面大，造成皮肤压疮的概率小。另外，石膏干固后十分坚固，不易松软变形，固定作用比较可靠，便于操作和转运伤员。

虽然石膏外固定技术有上述优点，但同时也有很多不足之处。由于石膏坚硬，与肢体结合紧密，所以难以适应肢体在创伤后的进行性肿胀，易引起压迫而致血运障碍，甚至肢体坏死；而当肢体肿胀消退后，又会产生固定过松而致骨折移位。传统的石膏外固定包括上下关节的石膏管型固定，会影响关节运动和肌肉的正常收缩，所以长期固定易引起肌肉萎缩和关节功能障碍。现今在临床上，高分子石膏的使用已经逐渐取代了传统的石膏材料。与传统的石膏材料相比，高分子石膏具有更少的干燥时间和更轻便的质地，能够更好地适应患者的身体曲线和姿势。同时高分子石膏还具有防水、防菌和抗过敏等特性，能够有效减少患者在固定期间的不适感和感染风险。

（1）适应证：骨折或关节脱位经手法闭合整复后固定，骨关节手术后制动，先天性畸形或后天性畸形术后固定，骨肿瘤刮除植骨术后或瘤段切除植骨术后固定，关节急性扭伤、关节四周韧带急性撕裂伤、肌腱韧带或腱鞘的慢性劳损制动，周围神经、血管、肌腱断裂或损伤手术修复固定。

（2）禁忌证

1）体质差、年龄过大或有重要脏器功能不良者，不宜用大型石膏固定。

2）疑有厌氧菌感染者，禁用管型石膏固定。

3）截瘫患者或有周围神经损伤的肢体禁用石膏固定，以免发生褥疮，不易愈合。

4）进行性腹水患者或孕妇忌做腹部石膏固定。

（3）操作要点：应用石膏之前，应预先准备好石膏衬垫（棉织套、棉花卷、软毡等）、石膏绷带、刀剪、纱布绷带卷及胶布、浸泡石膏的水桶、石膏木板等。包石膏绷带时，助手与医生应密切配合。皮肤不必剃毛与涂油，伤口做一般包盖即可，避免环绕包扎或粘贴橡皮膏。缝线可 3 周后拆除，瘘管口附近涂氧化锌油膏。

（4）注意事项

1）三点固定：严格遵守三点固定的原理。在石膏管型上准确地塑出骨折上、下端及骨折区软组织的三点关系，在石膏硬固前，始终维持其三点应力关系，以防变形失效。

2）良好塑形：充分做到良好塑形。在打石膏的过程中，要边打边抹，一方面避免石膏分层，更重要的是抹出和体形凹凸一致的轮廓。

3）关节位置：掌握合理的关节位置。某些骨折为了维持骨折的位置，将关节固定在某些特殊位置，除此种情况外，一般都必须将肢体和关节固定在功能位或所需要的特殊位置，由近端向远端包扎。

4）防止压疮：石膏内的衬垫要求平整，骨的凸起处更应充分垫匀。关节弯曲处屈侧的石膏必须顺纵轴充分拉平，以防出现褶皱而向内压迫皮肤。

5）选择固定方法：初期密切观察，以免固定过紧而出现压迫或固定过松而失效。若出现上述情况，在不影响效果的情况下可以将石膏管型切成两半，以便调整松紧，必要时及时更换合适的石膏或更有效的固定方法。

6）辅料使用：皮肤应清洗干净，若有开放性的伤口，应更换辅料。纱布、纱布垫和粘膏条尽量纵行放置，禁用环形绷带包扎，以免伤肢出现血运障碍。

7）绷带包扎：包扎时要做螺旋绷带包扎法，即将较细部位每一螺旋绷带的松弛部向后折回。每卷石膏绷带缠绕时，相互重叠约为宽度的一半。

8）松紧适度：包扎石膏绷带不宜过紧，以避免呼吸困难、呕吐（石膏综合征）、缺血性挛缩、神经麻痹，甚至组织坏死；但也不可过松，过松则起不到应有的固定作用。

9）观察血运：四肢石膏固定应将指、趾远端露出，以便观察指、趾血运情况、知觉和活动能力。

4. 支具

临床常用支具可分为以下 3 类。

（1）固定式支具：固定式支具一般通过绑带或搭扣固定在患者身上，适用于骨折程度较重的情况。

1）特点：①定制化：每个患者的骨骼形态和骨折部位都不同，所以固定式支具通常需要定制。医生会根据详细的医学影像和患者情况，定制适合患者的支具尺寸和形状。②稳定性强：固定式支具的设计是为骨折部位提供足够的稳定性，以促进愈合。这种支具一般具有坚固的结构和紧密的贴合性，能够限制骨折部位的移动，避免移位和进一步损伤。③全范围支撑：固定式支具能够提供全方位的支撑，包括骨折部位的上下两端和周围区域。这有助于保持骨骼的原始位置，并为愈合过程提供良好的环境。④材料选择：固定式支具可由多种高强度材料制成，如碳纤维、聚合物复合材料和钛合金等。这些材料具有轻便、耐用和抗弯曲等特点，能够提供出色的支撑和稳定性。

2）适用范围：①严重骨折：对于严重骨折，如大腿、脊柱等部位的骨折，固定式支具能够提供足够的支撑和稳定性，帮助患者度过恢复期。②手术后的支撑：在骨折手术后，固定式支具可协助患者保持正确的姿势和减轻疼痛。③移动不便的患者：对于年迈或身体状况不佳的患者，固定式支具可以提供额外的支撑和稳定，使其更容易移动和活动。

3）注意事项：患者需遵医嘱正确穿戴，确保支具的位置和紧固程度。

（2）弹性固定支具：弹性固定支具通过紧固带、搭扣或魔术贴等方式固定在关节周围，这种固定方式允许关节在适当的范围内活动，同时保持支具的位置和稳定性，适用于轻度骨折或肌肉骨骼疾病，如关节炎等。其具有一定的弹性，能够适应关节的运动，在保证支撑的同时提高了患者的舒适度，但对于严重骨折，可能不足以提供足够的稳定性。

1）特点：①材料选择：弹性固定支具通常采用具有弹性的材料制成，如软聚合物或弹性绷带等。此类材料能够适应关节的形状和运动，同时提供适度的压力和支撑。②支撑作用：弹性固定支具的设计是为关节提供足够的支撑，以减轻肌肉和软组织的压力。这有助于减轻疼痛、肿胀和肌肉疲劳，促进关节的愈合和恢复。

2）适用范围：弹性固定支具适用于轻中度关节问题或康复阶段，如扭伤、肌腱炎、关节炎等。对于严重的关节损伤或疾病，可能需要更牢固的固定支具或手术治疗。

3）注意事项：医生会根据患者的具体情况提供个性化的建议和指导，患者在使用弹性固定支具时应遵医嘱，确保正确的穿戴方式、使用时间。

（3）可调式支具：可调式支具通过紧固带、搭扣或魔术贴等方式固定，具有一定的可调节性，可以根据患者的病情和恢复情况进行调整，满足不同阶段的治疗需求，尤其适用于青少年或骨质疏松患者。但可调式支具需要频繁调整，可能会对患者的日常生活产生一定的影响。

1）特点：①支撑作用：可调式支具的设计是为关节提供足够的支撑，以减轻肌肉和软组织的压力。这有助于减轻疼痛、肿胀和肌肉疲劳，促进关节的愈合和恢复。②材料选择：可调式支具通常采用具有可塑性的材料制成，如软聚合物或弹性绷带等。此类材料能够适应关节的形状和运动，同时提供适度的压力和支撑。

2）适用范围：可调式支具适用于中度到重度的关节问题或康复阶段，如严重的扭伤、肌腱炎、关节炎等。对于严重的关节损伤或疾病，可能需要更牢固的固定支具或手术治疗。

3）注意事项：在使用可调式支具时，患者应遵医嘱，确保正确的穿戴方式和使用时间。

5. 3D 打印外固定装置（图 5-4，图 5-5）

固定是临床治疗骨折的关键环节，也是促进骨折尽快愈合的有力保障。骨折部位的稳固定位和良好的匹配性是骨折外固定技术的重要因素。石膏虽具有良好的塑形功能，干固后可实现牢固固定，然而石膏笨重不透气，长时间的固定容易产生关节僵硬、肌肉萎缩等并发症以及皮肤过敏等皮肤病。夹板固定的松紧度较难把握，固定太紧容易造成骨筋膜室综合征，固定太松又容易导致骨折的二次移位。此外，现阶段临床中大部分应用的木质夹板质量较重，透气性及与肢体的吻合性较差，在骨折固定时约束力难以均匀分布，患者的舒适度也有待提高。

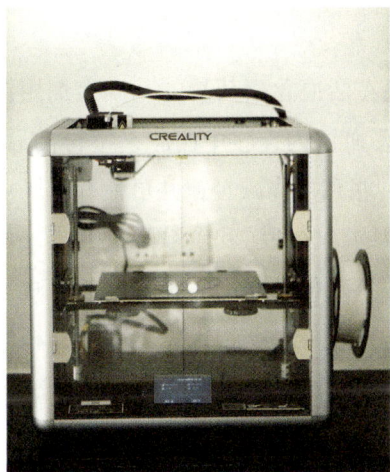

图 5-4　3D 打印设备

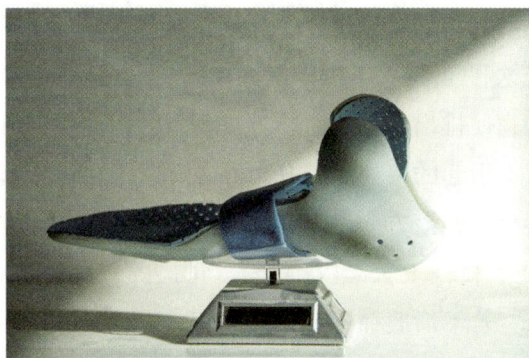

图 5-5　3D 打印支具

3D 打印外固定装置是基于患者三维扫描数据，利用自动化逆向处理软件对得到的扫描模型进行骨折区域的提取，利用点云去噪、精确曲面、网状曲面片、构造栅格等功能进行 NURUS 曲面拟合，得到表面优化处理后的精确模型，然后将其导入 Arigin Surgical Templating System 软件中，医生可以根据患者的个人喜好在软件数据库中进行支具透气孔形状和锁紧装置的选取，进而智能生成 3D 打印外固定装置。

3D 打印外固定装置与患者骨折部位的匹配性良好，具有较高的贴合度。3D 打印外固定装置上设有多个均匀的透气孔，保证了包覆部位的透气性，方便患者换药，同时节省了支具的材料，降低了支具的重量，更加轻便、卫生。此外，3D 打印外固定装置选用生物可降解材料聚乳酸（PLA），强度、刚度均可满足使用要求，即使出现撞击等突发情况也不易断裂破损。

四、药物治疗

药物治疗在骨伤治疗领域有着十分重要的地位。人体是一个统一整体，对于骨折，在整复固定的同时，还应分析患者的全身情况进行辨证施治，通过全身用药，加速局部创伤的修复以收到更好的治疗效果。新疆西域骨伤流派结合平乐正骨流派提出的"破、活、补"三期用药治疗原则，提出了更适合本地区的三期用药治疗，现论述如下。

（一）骨伤内服药物

1. 早期

此期一般指伤后 7 天内。损伤初期多为健康人突遭暴力伤害，属瘀血实证，治宜攻破。若为出血过多或亡血，治宜补而兼行。此外，还要根据患者的年龄、体质、损伤部位、损伤轻重而辨证选用不同的治疗方法。

（1）攻下逐瘀法：攻下逐瘀法属于"下"法，是在活血化瘀药物的基础上加用泻下药。正如《素问·缪刺论》所云："人有所堕坠，恶血留内，腹中满胀，不得前后，先饮利药。"泻下可以使机体整体脱水，损伤局部的肿胀和疼痛减轻，并可使存于肠内的宿便排出，有效地预防患者因受伤而长期卧床所致的腹胀便秘和食欲降低，以及由此而引起的诸如血压升高等。可以说，该法起到了一举多得的作用。常用方剂为攻下逐瘀汤，该方为王继先治疗骨伤初期瘀血证的有效方剂。药物组成：芒硝 10g，枳壳 10g，桃仁 12g，红花 10g，当归 20g，大黄 6～20g。水煎，每日 1 剂，分 2 次服。

若下后腹痛不止，按之仍痛，乃瘀血未尽也，四物汤加柴胡、红花、陈皮主之；下后腹胀满按之不痛者，气血伤也，四物汤加党参、黄芪、白术补而和之；下后恶心呕吐者，胃气伤也，四君子汤加当归补之；下后泄泻不止，脾肾伤也，六君子汤加肉豆蔻、补骨脂补之；下后胸胁反痛，肝血伤也，四物汤加柴胡主之。

（2）利水逐瘀法：机体受伤骨折后，出现水肿，尤其是小腿部、足踝部、足跟部的闭合伤，常常肿胀严重，按之顶指，甚者起大量张力性水疱。此时宜在活血化瘀药中加入大剂利水药，可使受伤部明显消肿。常用方剂为加味血肿解汤。药物组成：当归 15g，赤芍 10g，红花 10g，枳壳 10g，黄芩 10g，木通 12g，猪苓 15g，大黄 12g，香附 9g，甘草 6g。水煎，每日 1 剂，分 2 次服。

注意：该方中木通一味切不可用关木通，关木通有很强的肾毒性。

（3）凉血祛瘀法：机体外伤难免皮破血流，甚则骨折端穿破皮肤外露，可能会使毒邪感染机体，导致一系列炎症反应。此时宜在活血化瘀的基础上加清热凉血解毒药物，以清泻实热。代表方为加味解毒饮。药物组成：当归 15g，赤芍 12g，菊花 12g，柴胡 10g，黄芩 10g，红花 15g，甘草 6g，蒲公英 30g，紫花地丁 30g。水煎，每日 1 剂，分 2 次服。

临床中若遇受伤，局部肿胀严重，常将血肿解与解毒饮联合应用，这是因为肿胀严重时出现张力性水疱，水疱破裂后容易招致感染。将两方合用，既可以活血利水消肿，又能预防感染。

2. 中期

中期为过渡期，一般指损伤后的 7 ～ 30 天。其特点为：经初期治疗后，肿痛减而未尽，瘀血尚有存留，新骨未长。若继续用攻下，恐伤正气，故应用"和"法，选用调和气血、通经活络、祛瘀生新、接骨续筋之药。接骨续筋为该期的主要治疗目的，临证时可根据兼证的不同而采用不同的治疗方法。常用的方法有活血接骨法、通经活络法、调气活血法、疏肝和胃法。

（1）活血接骨法：本法采用接骨续筋类药，佐以活血祛瘀药，以达祛瘀生新、接骨续筋之目的。常用方为三七接骨丸。药物组成：三七 45g，没药 30g，牛膝 30g，续断 30g，杜仲 30g，麝香 3g，乳香 30g，土鳖虫 20g，地龙 20g。上药共为细末，口服，每次 6g，每日 2 次。

（2）通经活络法：损伤经初期治疗后，肿痛已减，但局部尚呈青黄色瘀斑，乃瘀血留滞于筋肉腠理之间，经络不畅。此时虽有外伤但损伤较轻，肿痛不甚。代表方为活血灵。药物组成：红花 10g，当归 15g，续断 15g，威灵仙 15g。水煎，每日 1 剂，分 2 次服。

（3）调气活血法：适用于创伤经过初期通下逐瘀之后，大便虽通，尚有腹胀，瘀滞减而疼痛未尽者。方选调中活血汤。药物组成：当归 10g，赤芍 10g，乌药 10g，枳壳 10g，川芎 10g，香附 10g，陈皮 8g，生地黄 10g，何首乌 10g，柴胡 10g，羌活 10g，独活 10g，甘草 5g。水煎，每日 1 剂，分 2 次服。

（4）疏肝和胃法：损伤经初期治疗后，胁肋胀闷、腹胀纳呆，或初伤胸胁满闷、呼吸隐痛，此乃气滞血瘀，肝失调达，影响脾胃运化而致。代表方为柴胡疏肝散。药物组成：柴胡 12g，白芍 15g，枳壳 10g，川芎 10g，香附 12g，陈皮 10g，甘草 6g。水煎，每日 1 剂，分 2 次服。

3. 后期

创伤后期，多为气血亏损，营卫不和，并且最易感受内因、外因而发病，故用药应以和营卫、补气血、健脾固肾、通利关节为主，结合其他情况辨证施治。

（1）久不愈合：伤之后期，骨折久不愈合，宜补肝肾、强筋骨，可服吕发明经验用药接骨续筋散。药物组成：当归 10g，党参 15g，杜仲 10g，续断 10g，三七粉 3g，血竭 6g，海马 3g，乌梢蛇 9g，自然铜 10g，五加皮 10g，皂角 10g，骨碎补 15g，土鳖虫 10g。上药制成散剂，口服，每次 3g，每日 2 次。

（2）肿胀不消：骨折后期，伤处肿胀不消，多为气虚证，如不及时处理，可影响骨折愈合，此时可服益气养荣汤加减。药物组成：人参 10g，黄芪 10g，当归 15g，川芎 10g，熟地黄 10g，白芍 10g，香附 6g，贝母 9g，茯苓 9g，陈皮 9g，白术 10g，柴胡 3g，甘草 5g，桔梗 5g。水煎，每日 1 剂，分 2 次服。

如下肢骨折愈后顽固性肿胀不消，虚肿者，以手指点按，凹陷不起，或肢体呈扁平状（多因长期卧床压迫所致），稍活动肿即加重，一般上午轻、下午重，宜先服加味补中益气汤，即补中益气汤加狗脊 15g，五加皮 12g，黄芪 12g，骨碎补 10g，续断 10g，毛栗子 10 个。水煎，每日 1 剂，分 2 次服。

实肿者，肢体肿胀，按之发硬如皮革，不凹陷，宜服逍遥散加减，或何首乌散加减。伴有肢体酸困无力、肌肉消瘦者，为脾肾大亏，宜服健步虎潜丸。药物组成：龟甲胶 30g，鹿角胶 30g，制何首乌 30g，牛膝 30g，杜仲 30g，锁阳 30g，威灵仙 30g，黄柏 30g，人参 30g，羌活 30g，白芍 30g，白术 30g，熟地黄 60g，制附子 45g。上药共为细末，炼蜜为丸，每次 6g，每日 2 次。

（3）关节僵凝：骨折后期，关节僵凝，辨证为气虚血瘀者，除服活解及通利关节药外，须兼补气行血。若瘀血已去，而肢体关节肿僵不消，多为血虚气滞而凝，除服活解及通利关节药外，还需兼补血行气。代表方为和营养卫汤。药物组成：人参 30g，黄芪 30g，当归 30g，白芍 30g，白术 30g，防风 15g，茯苓 15g，桂枝 15g，陈皮 15g，甘草 15g。上肢重加威灵仙、钩藤各 10g，下肢重者加牛膝、木瓜、秦艽、大力草各 30g。水煎，每日 1 剂，分 2 次服。

临证时应注意，气血凝滞，关节僵凝，若只活解气血、通利关节，关节虽通，但气血不足，而必复滞凝；或只重补气血，则越补越滞，而应通中兼补，辨证而治。配合适当的功能锻炼，可取得更好的效果。

（二）骨伤外用药物

1. 早期

此期多为瘀血实证，轻则局部肿胀，重则连及脏腑。"瘀不去则新不生，新不生则骨不长"，故此期用药以功破为主。药选创科金露。

创科金露为王继先及吕发明指导组方，由苗德胜参考佛山市中医院院内制剂黄药水，并结合新疆道地药材而制成的院内外用制剂，充分体现了三因（因时、因地、因人）用药原则。创科金露主要用于骨折早期或软组织损伤 1 周之内，肿痛明显者；急性风湿热及痛风性关节炎，红肿热痛者；感染性疾病及瘀血日久，红肿热痛者。药物组成：大黄、黄柏、无花果叶、荨麻、白芍、茯苓、栀子、伸筋草、血竭、紫荆皮、明矾、冰片、薄荷。方中大黄可以泻热毒、破积滞、行瘀血。黄柏有清热燥湿、泻火除蒸、解毒疗疮的功效。栀子清热、泻火、凉血，可以治疗热毒疮疡、扭伤肿痛。无花果叶具有解毒消肿、行气止痛的功效，可煎水熏洗外用。荨麻在《益部方物略记》中记载"善治风肿"，可内用，亦可外用。伸筋草可以祛风散寒、除湿消肿、舒筋活络，治疗跌打损伤、瘀肿疼痛，内服外洗均可。紫荆皮活血通经、消肿解毒，主治风寒湿痹、血气疼痛、痈肿、癣疥、跌打损伤、蛇虫咬伤。血竭可以祛瘀定痛、止血生肌，对于跌仆折损、内伤瘀痛均有功效。明矾具有止血的作用。白芍可以补血、敛阴柔肝、缓急止痛，用于治疗血虚肝脉失养之肢体挛急、关节僵硬、屈伸不利。茯苓有除湿、通利关节之功效，主要用于肢体拘挛、筋骨疼痛。其中，大黄、黄柏、栀子搭配可以清热解毒疗疮、祛瘀止血；无花果叶、荨麻行气活血止痛；伸筋草、紫荆皮共同使用，起到舒筋活络的作用；血竭和明矾搭配，可以活血定痛、化瘀止血、敛疮生肌、燥湿止痒；白芍柔筋止痛，茯苓除湿、通利关节，二药合用，事半功倍。冰片、薄荷可以散火解毒、消肿止痛，柔软皮肤并增强药物的透皮作用，促进有效成分的吸收。诸药合用，共奏行气消肿、破血止痛之功。

2. 中期

此期肿胀瘀血渐趋消退，疼痛逐步减轻，但因瘀阻未尽，经络通而不畅，营卫不和，伤部仍有青黄色瘀斑，故用药以活血通络、和营理气接骨，以和为主。

（1）伤科黑药膏：伤科黑药膏是在王继先的指导下，由卢勇着手完成的。该药膏于 2003 年由新疆维吾尔自治区药品监督管理局批准为院内制剂并在院内生产使用。药物组成：生川乌，生甘草，生天南星，片姜黄，白芷，生山楂，细辛，生白芥子，生莱菔子，透骨草，麝香，冰片，陈醋，蜂蜜，鲜姜汁，羊毛脂，凡士林。方中生川乌、生草乌、生白芥子性味辛温，具有化瘀通痹、消肿散结止痛之功，为君药。天南星有祛风、解痉、散寒、除湿、止痛之功效；片姜黄性味辛温，可破血行气、消肿止痛、祛除瘀滞，与天南星共助君药，为臣。白芷，其气芳香，能通利九窍、生肌止痛；生山楂，消积散瘀，酸收甘缓，化阴生血；细辛，祛风散结、行气开窍；透骨草，活血止痛、祛风除湿；生莱菔子降气除胀。诸药合用，为方中佐药。麝香、冰片芳香通窍，引诸药直达病所，为之使。诸药共奏温经化瘀散结、通痹消肿止痛之功，主要用于创伤早期之瘀证，可治疗膝关节炎、急性软组织损伤。

（2）骨科熏洗液：伤之中期，肿仍不消，此为血滞不和，药选骨科熏洗液熏洗。

骨科熏洗液是在王继先的经验方——骨科洗剂的基础上，由吕发明研制而成。骨科洗剂作为医院的协定处方，在临床应用已30余年，疗效确切，无明显的毒副作用，但其作为传统剂型，需患者自己煎煮，费时费力，已不能完全适应现代快节奏的生活。将其研制成熏洗液，既可作为涂搽剂在临床应用，也可加热水熏洗患处，极大地方便了患者。药物组成：雪莲，伸筋草，大黄，没药，透骨草，威灵仙，香加皮，刘寄奴。与骨科洗剂原方相比，骨科熏洗液主要增加了具有地域特色的雪莲，并有其他药物的加减变化，具有活血化瘀、温筋通络的功效，适用于伤筋后瘀肿疼痛，以及骨折、关节脱位后筋络挛拘的治疗。

3. 后期

久病，肝肾渐亏，气血不足，髓亏骨生而未坚，故此期用药以补气血、壮筋骨为主。方选接骨续筋膏。

接骨续筋膏由吕发明的经验方加减而来。药物组成：自然铜、荆芥、防风、五加皮、皂角刺、茜草、川续断、羌活、独活各90g，乳香、没药、血竭、硼砂、骨碎补、接骨木、红花、赤芍、土鳖虫、桂枝各60g，白及120g，凡士林100g。方中桂枝发汗解表、温经通阳，独活祛风湿、止痛，防风祛风解表、胜湿止痛、止痉，荆芥祛风、解表、透疹、止血，羌活祛风除湿、辛温解表、舒经通络，此几种药物合用，共奏温经散寒、祛风除湿、疏经通络、止血止痛之功。赤芍清热凉血、化瘀止痛，茜草凉血止血，二药合用，清热凉血止血、消瘀止痛。硼砂清热解毒、消肿拔腐，白及收敛止血、消肿生肌，接骨木祛风利湿、利水消肿、止血，皂角刺消肿托毒，上药合用，消瘀祛腐、生肌止痛。乳香、没药、五加皮活血止痛、消肿生肌，与红花合用，可行血中之瘀滞，开经络之壅遏，通经散结止痛。血竭散瘀定痛、止血生肌，骨碎补补肾强骨、续筋止痛，自然铜活血化瘀、散瘀止痛，土鳖虫破瘀血、续筋骨，川续断补肝肾、强筋骨、调血脉、续折伤，几药共用，补益肝肾、破血逐瘀、续筋接骨。

五、功能锻炼

对于骨折患者来说，功能锻炼是以上治疗的延续，只有配合规范、及时的功能锻炼，才能帮助患者尽快恢复肢体功能，如果一直静养，关节不活动，就会造成关节僵硬，还可能引发肌肉萎缩甚至血栓等并发症。新疆西域骨伤流派功能锻炼结合了平乐正骨流派的指导思想，强调"动静结合"是功能恢复的关键。一般来说，骨折复位并进行固定后，就可以进行适度的功能锻炼了。

（一）功能锻炼的原则

1. 全身与局部情况兼顾。
2. 功能锻炼以恢复患肢的固有生理功能为主。
3. 功能锻炼以主动活动为主，辅以必要的被动活动。
4. 功能锻炼应循序渐进。

（二）功能锻炼的要求

1. 上肢功能锻炼的要求为恢复、促进手的功能。
2. 下肢的主要功能是站立和行走，故要求下肢各主要关节不仅要稳定，而且要有一定的活动范围。
3. 脊柱是全身的支柱，腰背肌的锻炼十分重要。

（三）功能锻炼的分期

1. 早期

此期主要指骨折后 1～2 周以内。此期外伤反应明显，肢体肿胀疼痛较重，一般靠近损伤部位的关节不宜活动，但可尽早开始肌肉的等长收缩练习（只肌肉收缩但不活动关节），即使在牵引和石膏制动下也可进行肌肉的等长收缩练习。对于远离损伤部位的肢端未固定的关节，则可以练习活动，如前臂骨折时可做轻微的握拳及手指伸屈活动，也可做前臂及上臂肌肉的收缩练习（腕关节不要活动）。关节、肌腱粘连的松解手术，手术后应尽早开始功能锻炼。骨折内固定的松解手术，手术后应尽早开始功能锻炼。如果骨折内固定物十分坚固，术后早期也可开始关节的活动。髌骨骨折石膏制动后，开始功能锻炼的时间应视手术或者具体治疗情况而定。

2. 中期

此期一般指骨折后 3～6 周。这时损伤反应已消退，肿痛已减轻，骨痂逐步生长，除继续进行患肢肌肉收缩活动外，邻近的关节也可开始活动练习。如上肢肱骨干骨折外固定后，可开始练习肘关节的屈伸活动，但动作应缓慢，活动范围由小到大。

3. 后期

此期一般指外固定去除后的时期，可依据病情进行全面的肌肉和关节的锻炼，以主动活动为主。如需要进行被动活动，则手法应轻柔，严禁暴力。部分患者可运用牵引装置辅助活动，促进各关节恢复到正常的活动范围。

第三节　新疆西域骨伤流派脱位治疗

关节由两骨间接相连而形成，是人体各部位活动的枢纽，分为可动关节和不动关节。由于暴力作用，关节失去其正常的相互对应关系，并造成关节辅助结构的损伤破坏而致功能失常，称为脱位。其中重者致两骨完全分离，称为全脱位；轻者仅部分错开，称为半脱位；仅有轻度微小关节紊乱者，称为错缝。下面论述新疆西域骨伤流派对脱位的认识和治疗。

一、脱位的病因与分类

（一）病因

关节脱位多为跌坠、压扭、闪挫、牵拉等暴力所致，此类称为外伤性脱位。其他原因，如风寒湿侵袭，可致病理性脱位。复位后固定时间短，活动过早，致关节周围组织未能很好修复，或由于先天发育异常，或由于肝肾虚亏等因素导致者，称为习惯性脱位。例如《医宗金鉴·正骨心法要旨·颊车骨》载："或打仆脱臼，或因风湿袭入，钩环脱臼……"《正体类要·正体主治大法》载："接而复脱，肝肾虚也。"

（二）分类

1. 按脱位的病因分

（1）外伤性脱位：因暴力作用于正常关节引起的脱位。

（2）病理性脱位：关节本身的病变导致关节结构改变或破坏而引起的脱位。

（3）习惯性脱位：外伤性脱位整复后，固定时间短，组织修复不好，或肝肾不足，体弱筋弛不能束骨，或先天发育欠佳而致的多次发生的脱位。

2. 按脱位的程度分

（1）全脱位：组成关节的各骨端关节面完全脱出。

（2）半脱位：组成关节的各骨端关节面部分脱出。

（3）错缝：临床有疼痛、功能障碍等症状，但望诊、触诊未见明显错位及畸形，X线检查未能发现明显异常，经手法整复，有复位声，且症状可立即缓解，能收到立竿见影之效。关节错缝又可分为错移型、嵌夹型与旋转型。

3. 按脱位的方向分

一般以近端为中心，而以远端脱出的方向而命名，可分为内、外、前、后、上、下及中心脱位等。如髋关节脱位，可分为后上方脱位、后方脱位、后下方脱位、前上方脱位、前方脱位、前下方脱位、中心性脱位等。肘关节脱位，可分为后脱位、外脱位、内脱位、前脱位等。

4. 按软组织的损伤程度分

（1）闭合性脱位：软组织损伤较轻，关节与外界不相通，治疗较容易，预后亦佳。

（2）开放性脱位：软组织损伤严重，形成破裂，关节与外界相通，易感染化脓，如处理不当，常遗留关节活动障碍等后遗症。此类损伤不多见，一般多发生于踝关节。

5. 按伤后就诊的时间分

（1）新鲜脱位：一般于伤后 3 周以内就诊者，整复较容易。

（2）陈旧性脱位：发病后 3 周以上始就诊者，可由于漏诊、误诊、失治、误治等原因而延误了诊治时间，致气血瘀滞、筋肉挛缩、增生粘连，增加了整复的困难。

二、脱位的症状与诊断

（一）症状

1. 肿胀、疼痛

外伤后筋骨受损，经络不通，气血瘀滞，因而肿胀疼痛。因受伤轻重不同，其表现也不同，一般单纯性脱位肿胀、疼痛较轻；若合并骨折，则肿胀、疼痛较严重；若为错缝，可无肿胀而单有疼痛。

2. 功能障碍、畸形

关节脱位，一般伤后立即出现功能障碍与明显畸形。各关节与各型关节脱位其畸形各异且呈弹性固定，畸形姿势不能改变。若是畸形可改变，多是近关节处骨折，或脱位合并骨折。若为陈旧性脱位，一般已无肿胀和疼痛，或仅有轻度肿胀和疼痛，并可有一定程度的代偿性功能活动，但其特有畸形、关节呈弹性固定、畸形姿势同新鲜脱位。如果时间太长，患肢可出现肌肉萎缩、挛紧，关节局部增生、粘连等。错缝则无明显畸形与肿胀，但有明显的疼痛与功能障碍。

（二）诊断要点

脱位者，患肢缩短或延长，关节的前后或左右径增宽，并有明显的凸起和凹陷；关节功能丧失，呈弹性固定，畸形姿势不能改变，通常能触摸到脱出的关节头。若无肿胀或仅有轻微肿胀，无明显畸形，但有疼痛和功能障碍者，多为关节错缝。

三、脱位的治疗

（一）手法复位

手法复位常用方法主要有以下几种。

1. 牵拉提按推挤复位法

关节脱位，一般重叠变位，关节头被嵌顿，不能恢复原位。因此向远端或某一方向牵拉，借助筋肉的牵拉力和压力，即可使关节头恢复原位。在牵拉的过程中，往往需配合反牵拉力，才能达到牵拉的目的；并应先顺畸形的姿势牵拉，然后再逐步牵拉至所需要的方向和位置。用力要稳、缓，逐渐加大牵拉力，切忌强抖猛拉，必要时配合推挤或提按手法，迫使关节复位。

2. 倒程逆施法

该法又名原路返回法。按照导致关节脱位的过程，使脱位的关节头由原路返回。如肘关节脱位，其为肘关节在过伸位时，由于外力作用，使尺骨鹰嘴向肱骨鹰嘴窝撞击，致尺骨喙突向后滑过肱骨滑车而脱向后方形成的肘关节后方脱位，因而其复位手法是：先牵拉前臂远端，使肘关节逐渐伸直并过伸，使尺骨喙突在向远端牵拉的情况下越过肱骨滑车，保持牵拉力屈肘即可复位。

3. 旋撬复位法

根据解剖特点，如肌肉的拉力、关节盂的形态等，固定近端，牵拉旋转远端肢体，应用杠杆原理，使远侧端滑向近侧端，直至复位。以髋关节后上方脱位为例，股骨头位于髂骨翼处，利用屈曲髋关节，使脱出的股骨头向下滑移，下降至髋臼后下缘的切迹处，再将髋关节外展、外旋，然后将髋关节伸直，由于髂股韧带的牵拉作用，迫使股骨头滑入髋臼内。

（二）固定

关节脱位整复后，固定是非常必要的。合理有效的固定，除了可以防止患肢重复关节脱位的机制而造成再脱位，还可以保护受伤肢体的筋肉（关节囊、韧带等）不再受到损伤，且能使之在休息、制动的情况下得以充分、满意的修复，以保证关节功能迅速恢复正常，避免部分筋肉由于修复不佳而造成关节脱位反复发作，形成习惯性脱位。但必须注意固定不能过久，否则将造成筋肉粘连、挛缩，致使关节僵凝、肌肉萎缩、功能恢复不良。因此，应根据各关节的解剖特点，结合损伤的程度与年龄的差异而确定固定时间。一般以 3 ～ 4 周为限，若合并关节内骨折者，可延长固定时间。

固定方法：上肢采用绷带或胶布，下肢采用沙袋或夹板，将肢体固定在能防止再脱位的体位。一般上肢固定在屈曲位，下肢固定在伸直位，个别需要固定在特殊位。如肩关节后脱位，复位后需固定肩关节在外展、外旋、背伸位，可用石膏绷带塑形固定。另外，如陈旧性髋关节脱位，必要时还需加牵引固定。

（三）功能锻炼

关节复位后，应尽量早期开始功能锻炼，这是关节功能恢复的关键。一般在固定期间即可开始进行损伤关节远侧各关节的活动，以及损伤关节小范围的活动，但应避免做可能造成再脱位方向的活动。解除固定后，应循序渐进地加强功能锻炼和必要的按摩活动，以促进功能早日恢复。

（四）药物治疗

见上节相关内容。

第四节　新疆西域骨伤流派筋伤治疗

凡因各种急性外伤或慢性劳损，以及风寒湿邪侵袭等因素造成的人体筋的伤害，统称为"筋伤"，现代医学称之为软组织损伤。

筋的范围比较广泛，包括皮肤、皮下组织、肌肉、筋膜、肌腱、关节囊、韧带、关节软骨、腱鞘、滑液囊，以及周围神经、血管等组织。因此，凡是人体各关节、筋络、肌肉等软组织遭受外来暴力撞击、强力扭转、牵拉压迫、跌仆闪挫及经久疲劳等原因引起的损伤，而无骨折、脱位者，均称"筋伤"。

一、筋伤的病因

筋伤的病因，系指引起筋伤的发病因素。所谓"筋"，指损伤的对象；"伤"，指伤损因素而言。因筋伤的病因比较复杂，故中医学对此论述颇多，如《黄帝内经》将其分为"坠落""击仆""举重用力""五劳所伤"等。《金匮要略·脏腑经络先后病脉证第一》中提出："千般疢难，不越三条；一者，经络受邪，入脏腑，为内所因也；二者，四肢九窍，血脉相传，壅塞不通，为外皮肤所中也；三者，房室、金刃、虫兽所伤……"虽然历代医家对筋伤病因的分类有所不同，但归纳起来亦不外外因和内因两大类。同时外因和内因是相互作用的，外因发病常常以内因为基础，内因发病亦常须外因为诱导，故内因和外因不可偏废。

（一）外因

外因是指从外界作用于人体引起筋伤疾病的因素，主要是指外力伤害，但与外感六淫之邪也有密切关系。

1. 外力伤害

外力伤害是指外界力的作用下所发生的筋伤因素，如跌仆、坠落、撞击、闪挫或压轧等。根据外力性质的不同，外力伤害一般可分为直接暴力、间接暴力和持续劳损3种。

（1）直接暴力：是指直接作用于人体而引起筋损伤的暴力，如棍棒打击、撞压碾轧等，多引起筋的挫伤。

（2）间接暴力：是指远离作用部位，因传导而引起筋损伤的暴力，如因肌肉急骤、强烈而不协调地收缩和牵拉，造成肌肉、肌腱、韧带的撕裂或断裂，多引起筋的扭伤。

（3）持续劳损：因反复、长期作用于人体某一部位的较小的外力作用所致，为引起慢性原发性筋伤的病因之一。例如，长期弯腰工作而致的腰肌劳损、反复伸腕用力而致的网球肘等即属于这一类筋伤。《素问·宣明五气》记载："久视伤血，久卧伤气，久坐伤肉，久立伤骨，久行伤筋，是谓五劳所伤。"中医学认为，久行、久坐、久卧、久立，或长期以不正确的姿势劳动、工作，或不良生活习惯等都会使人体某一部位长时间过度用力而造成筋伤。

2. 六淫邪气侵袭

外感风、寒、湿邪与筋伤关系密切，如损伤后受六淫之邪侵袭，可使急性筋伤突发，或慢性筋伤症状加重。如《诸病源候论·腰背病诸候》指出："夫劳伤之人，肾气虚损，而肾主腰脚，其经贯肾络脊，风邪乘虚，卒入肾经，故卒然而患腰痛。"《仙授理伤续断秘方》曰："损后中风，手足痿痹，不能举动，筋骨乖张，挛缩不伸。"《伤科补要》记载："感冒风寒，以患失颈，头不能转。"六淫之邪侵袭是筋伤中比较常见的病因，故在辨证论治中应特别注意这一特点。

（二）内因

内因是指受人体内部因素影响而致筋伤的因素。无论是急性损伤还是慢性劳损，都与外力作用因素有着密切关系，而且一般都有相应的各种内在因素和的发病规律。《素问·评热病论》指出："邪之所凑，其气必虚。"《灵枢·百病始生》说得更为透彻："风雨寒热，不得虚，邪不能独伤人……此必因虚邪之风，与其身形，两虚相得，乃客其形。"其说明了外在因素和人体内在因素的密切关系。这不仅对外感六淫和内伤七情发病而言，筋伤的发病也不例外。因此，我们在研究病因时不能忽视机体内在因素对疾病的影响，必须注意内因在发病学上的重要作用。筋伤常与年龄、体质、局部解剖结构等内在因素有十分密切的关系，与从事的职业也有直接联系。下面从年龄、体质、局部解剖结构和职业4个方面来论述内在因素对筋伤的影响。

1. 年龄

不同的年龄，筋伤的好发部位和发生率也不一样。《灵枢·天年》记载："人生十岁，五脏始定，血气已通，其气在下，故好走。二十岁，血气始盛，肌肉方长，故好趋。三十岁，五脏大定，肌肉坚固，血脉盛满，故好步……六十岁，心气始衰，苦忧悲，血气懈惰，故好卧。七十岁，脾气虚，皮肤枯。"由于年龄的差异，气血、脏腑的盛衰及动静各别，筋伤不一。例如，儿童气血未盛，筋骨发育不全，多易发生扭伤、错缝、桡骨头半脱位或先天性髋关节脱位等；青壮年活动能力强，肌肉的撕裂、断裂伤较为常见；老年人气虚血衰，少动而好静，则劳损和关节、筋膜、肌肉粘连或活动功能障碍的疾病较为多见，如肩周炎、颈椎病、腰肌劳损等在老年人中发病率较高。

2. 体质

体质的强弱与筋伤的发生有密切关系。《素问·经脉别论》在论述病因中指出："当是之时，勇者气行则已，怯者则着而为病也。"体质因素每与先天因素和后天摄养、锻炼有关。如《灵枢·寿夭刚柔》曰："人之生也，有刚有柔，有弱有强……"说明先天禀赋不同，可以形成个体差异。先天禀赋不足或后天失养、气血虚弱、肝气虚损者，体质较弱，举动无力，稍过劳累，即感筋骨酸痛，易发劳损。先天充盛，又善摄养，经常参加体育锻炼者，气血充沛，体力健壮，则不易损伤，即使遇有损伤，一般恢复也较快。

3. 局部解剖结构

局部解剖结构对筋伤的影响表现在两个方面：①解剖结构的正常与否与筋伤的影响：解剖结构正常，承受外力的能力就强，因而也就不易造成筋伤；反之，解剖结构异常，承受外力的能力相应减弱，也就容易发生筋伤。例如，腰骶部如有先天性畸形，这种局部解剖结构的先天性异常就容易造成腰部扭伤。②局部解剖结构本身的强弱对筋伤的影响：人体解剖结构有强弱之分，有些部位的解剖结构较强，不易造成损伤，有些部位的解剖结构较弱，就容易损伤。例如，髋关节骨质结构和周围的韧带等组织都较强大，若不是较强大的暴力就不易造成髋关节部位的筋伤。而肩关节是全身活动范围最大的关节，其关节盂浅而窄，关节周围韧带也较薄弱，故损伤的机会也就比其他部位多。位于多动关节骨突或骨沟内的肌腱和腱鞘，也常容易发生肌腱炎或腱鞘炎。

4. 职业

职业虽然不属于人体本身的内在因素，但它对人体的影响及与筋伤的关系都比较密切。职业不同，所处的工作环境和工作性质不同，常见的筋伤疾病也不同。例如，网球运动员易患网球肘；手部各种软组织的损伤多发生在手部劳动频繁或缺乏必要防护设备的机械工人、编织工人，如扳机指、腕管综合征等；腰部慢性劳损多发生在建筑工人、煤矿工人等；长期伏案工作者容易发生颈部肌肉劳损和颈椎病；运动员、舞蹈演员或杂技演员则易发生扭挫伤。因此，从某种意义上讲，职业也可以说是筋伤的一种致病因素。

二、筋伤的分类

（一）根据伤筋后的时间分类

1. 急性筋伤

急性筋伤亦称新伤，是突然暴力造成的损伤，一般指伤后不超过2周的新鲜损伤。急性筋伤的特点是一般有明显的外伤史，局部疼痛、肿胀、血肿及瘀斑、功能障碍等症状较明显。

2. 慢性筋伤

慢性伤筋，中医学称之为陈伤、久伤、劳伤等。受伤后，无论已经治疗或未经治疗，凡超过2周以上未愈者，均属于慢性筋伤。慢性筋伤的特点是外伤史不一定很清楚，临床症状及体征不如急性损伤明显，但与七情、六淫及劳累关系密切。

（二）根据伤筋的病因分类

1. 扭伤

任何关节（包括可动关节和微动关节）由于旋转、牵拉或肌肉猛烈而不协调地收缩等间接暴力，使其突然发生超出正常生理范围的活动时，会使肌肉、肌腱、韧带、筋膜或关节囊被过度扭曲、牵拉，或引起撕裂、断裂或移位，也可能引起关节的错缝。例如，踝关节因行走或奔跑于不平坦的道路上，或由高处跌下，或因踏入凹陷处，使足突然发生内翻或外翻，引起踝关节侧副韧带的损伤，即属于扭伤。

2. 挫伤

挫伤是指因直接暴力、跌仆撞击、重物挤压等作用于人体而引起的闭合性损伤，以外力直接作用的局部皮下或深部组织损伤为主。轻则局部出现血肿、瘀血，重则肌肉、肌腱断裂，关节错缝或血管、神经严重损伤，可伤及气血、经脉，甚至伤及脏腑而造成内伤。如棍棒直接打击胸部或胸部受重物挤压而造成的胸壁软组织损伤，即属于挫伤。

3. 碾挫伤

由于钝性物体的推移挤压与旋转挤压直接作用于肢体，造成以皮下及深部组织为主的严重损伤，往往形成皮下组织的挫伤，常伴有不同程度的皮肤撕脱或皮肤套式撕脱等严重损伤。如上肢被绞入机器传动皮带内或被慢行的汽车轮挤压等造成的损伤，即属于碾挫伤。

4. 劳损筋伤

劳损筋伤为关节、肌肉、肌腱、筋膜等组织因过度活动或体位不正因素所引起的慢性积累性损伤。劳损多瘀、多虚，易感受风寒湿邪而发生瘀阻痹痛。劳损实质上为一种慢性无菌性炎症的病理改变。

5. 气虚筋弛

由于各种原因导致气虚无力约束筋肉，出现筋肉痿软及筋弛缓、收缩无力。

6. 气激筋挛

因出血，瘀结不化，或关节固定时间较长，而发生粘连、筋膜挛缩、关节屈伸受限、舒转不能自如。

7. 痹阻筋胀

因外感风寒湿邪导致瘀血阻滞，组织增生变性，肌腱较正常粗，称为筋胀（筋粗、筋聚）。阳气已衰，内风自动，阴寒加之，阳气不得布达，而见麻木筋胀；阳气虚馁，不能灌注四肢，最易偏废不用；脉微色萎，为元阳亏虚，阴寒盘踞。

三、筋伤的临床表现

筋伤的临床表现多与损伤的程度和部位有关。一般急性筋伤发病突然，大都有较明显的外伤史，临床症状也较典型，诊断比较容易，但要注意是否有骨折、脱位等并发症。慢性筋伤一般没有明显的外伤史，起病缓慢，发病原因也多种多样，症状逐渐出现，常易漏诊、误诊，要注意鉴别诊断。

（一）全身症状

1. 休克

筋伤常可发生原发性休克和失血性休克。原发性休克又称神经源性休克，由创伤直接引发的急性神经冲动（疼痛、恐惧等）所致，患者出现暂时性的昏迷，伴有面色苍白、心率下降、血压下降等，中医学称之为昏厥或气闭。此时需要结合伤因全面检查，以排除颅脑损伤和其他原因引起的昏迷。失血性休克是大范围或多处软组织损伤，或严重的开放性软组织损伤，或有活动性内出血等原因引起的低血容量性休克，临床表现为血压下降、面色苍白、脉搏细数、躁动不安等。若休克加重则血压继续下降，症见皮肤湿冷、脉搏迟缓微弱，甚至表情淡漠以至昏迷。

2. 发热

发热是创伤患者伤后初期的共有症状，一般体温在 38.5℃ 左右。这是由创伤后局部血肿、组织损伤的分解产物被吸收所引起的，随着肿胀的消退，体温逐渐恢复到正常。这种体温的变化，临床称之为"瘀血作热"，或"吸收热"。如果出现 39～40℃ 的高热，可能是急性感染，或是"脂肪栓塞综合征"的先期症状，应结合其他症状、体征立即做相关的检查。

3. 少尿

创伤患者无论内外失血，都会引起血容量的减少，体液丢失，使有效循环血量减少，肾血流量灌注不足，肾小球滤过率下降，进而引起少尿。给予必要的输液、输血，或随着消化功能的恢复，尿量也会随之恢复到正常。如果筋伤严重，或原为挤压伤，解除外部压迫后日尿量不足 400mL 者，要警惕挤压综合征的发生。此时应立即检查肾功能和肌红蛋白尿，同时要采取保护肾功能的措施，预防肾功能衰竭的发生。

4. 纳呆

人体受到损伤后，由于各种原因，胃的受纳和脾的运化功能受到影响，伤者获取饮食的欲望和能力发生不同程度的下降，甚至不能进食。

（二）局部症状

1. 疼痛

疼痛是筋伤后局部的常见症状。疼痛的程度、范围和性质与伤因、时间、部位有着密切的关系。一般来说，急性损伤疼痛较重，表现为刺痛、锐痛；慢性劳损疼痛较轻，表现为酸痛、困痛，或与被动体位有关。浅层筋伤疼痛较轻，深部筋伤疼痛较重；周围神经急性受压缺血出现远端肢体剧烈疼痛；急性损伤出现灼热痛，慢性损伤出现麻木蚁行感。

2. 肿胀

肿胀要分清原因和性质。急性损伤引起的肿胀，多是经脉损伤后，离经之血瘀于局部而形成的。若瘀血表浅，可于损伤局部出现青紫色的瘀斑。瘀血凝滞，肿胀严重者，可出现水疱。局部炎症引起的肿胀，皮肤泛红灼热；若触摸有光滑的波动感，表示有脓液形成。慢性劳损引起的肿胀，起病缓慢，多为无菌性炎症刺激而引起。创伤后期，肢体远端或局部出现肿胀，其中按之陷指，休息后即轻者，为虚肿；按之陷指，休息后不减者，为实肿。虚肿经过锻炼和治疗可以痊愈；实肿者多同时合并筋肉挛缩，日后易遗留不同程度的功能障碍。

3. 畸形

筋伤后出现的畸形，因所处的不同时间和不同部位，则有着不同的特点。如急性期关节部位的损伤多因关节囊、韧带、肌腱等的撕裂而引起，发生在微动关节，畸形可不明显；发生在踝关节，可见到内翻或外翻畸形；发生在肩髋关节，多合并脱位。非关节部位的筋伤，多为皮肤、皮下组织、肌肉等的损伤。若为开放性损伤，可见到伤口的大小、深浅，软组织挫伤的情况及出血等；若为闭合性损伤，则可见到局部血肿；肌腱断裂伤，由于肌腹收缩，则出现局部隆起。筋伤的后期，由于肌肉、韧带、关节囊的挛缩、粘连，还可以引起关节畸形。长期姿势不良可引起脊柱侧弯、骨盆倾斜等。

4. 功能障碍

筋伤后会出现不同程度的功能障碍，详细检查受伤肢体的生理功能和活动范围对确定诊断很有帮助。轻度的牵拉伤或撕裂伤，功能障碍轻，由于疼痛反应，患者可表现出保护性或迁就性姿势，但被动活动可接近或达到正常范围；严重的撕裂伤或断裂伤，功能障碍严重，甚至功能完全丧失，如跟腱断裂则行走困难，髌腱断裂则不能伸膝，棘上、棘间韧带断裂则脊柱功能丧失。后期肢体关节的功能障碍，多因肌肉、关节囊等挛缩、变性、粘连而引起。

5. 肌萎缩

肌萎缩是慢性筋伤的常见症状，筋伤后由于气血瘀阻、疼痛及包扎固定，肢体活动减少，肌肉的收缩能力下降，造成气血循环失常，日久导致局限性萎缩，一般称为失用性肌萎缩。另一种为营养不良性肌萎缩，其特点是病变与肌萎缩的范围比较广泛，回复慢，预后较差。

四、筋伤的治疗

（一）休克的处理

原发性休克给予镇痛保暖、包扎固定等一般处理，多能很快恢复。失血性休克属于低血容量性休克，处理重点是补充血容量和止血，在积极输血补液的同时予以暂时止血措施，待休克初步纠正后再进行根本性止血措施。保守治疗不能止血者，应尽早施行手术。失血性休克应快速输入全血，以改善组织的氧供应。失血性休克的患者由于乏氧代谢，必然导致代谢性酸中毒，故在补充血容量的同时还应补充碱性药物，如果酸中毒得不到及时纠正，不仅会加重休克，还会影响其他治疗措施的效果。此外还需注意，在血容量没有得到补充之前，升压药物要慎用，否则容易导致心力衰竭。如果血容量已经补足，而血压仍不回升，多因外周血管痉挛，可应用阿托品、多巴胺等药物扩张周围血管。

（二）开放性伤口的处理

开放性伤口有两种情况：一是新鲜开放性伤口，二是慢性感染性伤口。

1. 新鲜开放性伤口

对于开放性伤口的处理，要根据伤后所在的地点、伤后的时间、伤口的性质及全身表现等不同情况，在"救命第一"原则的指导下，采取相应的有效措施。

（1）止血：若在现场急救，无论伤口大小，都要先行止血。一般伤口用无菌纱布敷盖，绷带加压包扎即可。若情况紧急，没有纱布绷带，也可用新布料、新毛巾，切不可用烟末、破布块、烂棉絮等不洁之物敷盖包扎伤口。如果伤口出血较多，可能是有较大的血管损伤，紧急情况下，可用双手卡压伤口近心端肢体止血。若能看到或找到损伤的血管，用钳夹止血最为理想，次之可用弹力绷带或止血带止血并包扎伤口。用止血带一定要记录时间，在转运途中要有医生护送，每隔 1 小时左右放松 1 次，3～5 分钟后再重新缚上。要注意伤员的生命体征，严密观察神志和瞳孔的变化，争取及早到达目的医院。

（2）清创：新鲜开放性伤口应及时清创，越早越好，一般来说以不超过 8 小时为宜。患者进手术室前要做好充分准备，包括纠正休克，完善相关检查，监测生命体征，局部备皮，保持 1 条或 2 条静脉输液通道，选择合适的麻醉方式等。

清创术虽然只是清理污染伤口，但要求和无菌手术一样严格，其步骤如下。

1）术者洗手后戴无菌手套，用无菌敷料盖住伤口，以防刷洗伤口周围皮肤时污水流入创面。

2）先用肥皂水刷洗伤口周围皮肤，继用温开水冲洗，反复 2～3 遍。创面用无菌生理盐水和双氧水交替冲洗，尽可能除去伤口内隐藏的污物，冲洗越充分感染率越低。皮肤消毒用碘伏和 75% 乙醇，消毒面积要足够广。创面用 0.1% 新洁尔灭消毒。

3）更换无菌手套，铺无菌单，据伤口的大小、清创的难易和清创时间的长短来确定是否穿手术衣。

4）先用牵开器拉开伤口，仔细查看伤口内各组织的损伤程度。若口小腔大，可在伤口两端沿肢体纵轴方向扩大切口，然后由外向内、由浅入深逐层清除血块、污染物、组织碎片，并切除坏死组织。

5）对有可能存活的皮肤不要过多修剪，否则缝合口两侧的皮肤在最后缝合时可能会因张力过大而发生坏死，甚至引起筋膜间隔区综合征。一般皮缘的修剪以不超过 2mm 为宜。手和面部的皮缘更应珍惜。皮下脂肪因抗感染的能力低，可以多剪去一些。断裂整齐的肌腱可顺便修复，已失去光泽而撕裂散开的肌纤维束应剪去。神经的处理与肌腱相同，但要注意与肌腱进行鉴别。神经略带淡黄色，断端常有少量出血，断端整齐者可一期缝合，否则用黑丝线将两断端固定在附近组织上后用肌肉或筋膜覆盖，等待二期缝合。损伤的微细血管，经钳夹或压迫止血后不出血者可不必结扎；损伤的中小血管如尺动脉、桡动脉、胫前或胫后动脉，因为不影响远端肢体的存活，可予以结扎；大的血管如股动脉、肱动脉、腘动脉损伤，必须修补或吻合，否则会引起远端肢体的坏死。

2. 慢性感染性伤口

引起慢性感染性伤口的原因较多，如伤面污染严重而清创又不彻底，或挤压伤引起皮肤肌肉缺血坏死，或开放性伤口延误治疗时机。对于局限性感染伤口，可用常规抗感染治疗。若伤口小引流不畅，可以扩大伤口或选择低位另做引流切口，以保持引流通畅。若伤口内有大量的坏死组织，酌情一次或分期切除，操作时要细心，避免损伤大的神经和血管。必要时取伤口分泌物做细菌培养和药敏试验，有针对性地选用有效抗生素。一般伤口可以延期缝合。不能延期缝合的大创面，待肉芽新鲜、创面干净后做点状或片状植皮术。

同时还可根据患者的全身情况，结合局部创面和分泌物的形质、色泽、气味等，运用八纲辨证来确定疾病的性质。如患者发热、口渴纳呆、大便秘结、小便短赤，则为阳证；若形寒肢冷、面色㿠白、神疲乏力、自汗盗汗、小便清长者，则为阴证。局部见肉芽鲜红，脓液质稀、色淡者为虚证；有腥秽恶臭者为实证。诊断明确后，选用合适的内治、外治方法和方药，中西医结合治疗以提高疗效。

（三）手法治疗

1. 揉药法

揉药法是将传统的按摩方法与外搽药相结合的一种治疗方法。该法利用按摩通经活络，使毛窍开放，结合药物的行气活血之功，使药效充分发挥。二者相辅为用，相得益彰。揉药法包括散剂揉药法和液剂揉药法。

（1）散剂揉药法：运用散剂和特有的手法相结合，以达到治疗目的。

1）适应证：凡外伤气血瘀滞所致的肿胀疼痛、筋关节疼痛、功能障碍，或肢体麻木不用、筋强筋急、筋挛筋缩、筋弛软无力，或肌肉萎缩，或闪扭岔气等，均可采用散剂揉药法治疗。

2）禁忌证：红肿热痛，局部皮肤破损，或起皮疹、水疱者忌用。

3）应用方法：以拇指指腹蘸药粉少许，然后将拇指置于选好的揉药点上，其余四指固定在肢体上，以拇指在局部皮肤上做旋转揉摩活动。每次旋摩 50 ～ 100 圈，以药尽为度，每日可进行 1 ～ 2 次，每次揉药 3 ～ 5 点，每点揉药 3 ～ 5 次。其可分为穴位揉药法、痛点揉药法和关节处揉药法。①穴位揉药法：经络内连脏腑，外络肢节，沟通内外，贯穿上下，是气血运行的通道。穴位则是经络在体表的枢纽，以司气血传输。通过损伤肢体的相应穴位进行点穴按摩揉药，可调节脏腑经络的功能，并通过药物的渗入，起到祛瘀活血、通经止痛、强筋壮骨、疏利关节等作用。②痛点揉药法：机体损伤处必有肿痛及瘀血存在，如局部挫伤、扭伤、闪腰岔气等新鲜性损伤，可选择在痛点进行揉药治疗。该法亦可用于陈旧性损伤。③关节处揉药法：多用于关节疼痛、功能障碍，常作为骨伤疾病的后期疗法，通过药物作用，达到舒筋利节、消肿止痛的作用，且多用于活筋法之前，一般在关节的阳侧揉药。

4）注意事项：①药物应密封、防潮，避免光线直接照射。②揉药处的皮肤应清洁干燥。③手法要轻柔，旋圈不宜过大，一般范围以1元硬币大小为宜，否则药物分散，不易吸收，疗效不佳。④揉药时，部位要固定，不能上下、左右乱搓动，不能使局部皮肤活动，而是依靠拇指指腹在皮肤上做顺时针方向的旋转揉摩，借助指与皮肤之间的摩擦，使毛孔开放，药物渗入。⑤对于新伤，手法宜轻，或配合局部的轻推、轻按；陈伤或筋伤的后期，则常配合活筋和功能锻炼，以促使功能的恢复。⑥足底、手掌和瘢痕处不宜选为揉药点，因其处皮肤粗厚，药物不易渗入。

（2）液剂揉药法：常用的液剂药物包括舒经止痛水、白酒和红花水等。

1）舒经止痛水：牛膝12g，当归18g，红花30g，三棱18g，草乌12g，川乌12g，木瓜12g，樟脑30g，五加皮12g，三七粉18g，以70%乙醇1.5L密封浸泡1个月，分取上清液制成药水待用。使用时将舒经止痛水涂于患处，迅速以手指或手掌加以揉摩，待其吸收干燥后再涂再摩，每处3～5次，每日1～2次。其适用于伤损中后期，或慢性劳损血气不和所致之麻木、疼痛、关节拘挛不利，尤其适用于颈、腰椎肌肉劳损，气血运行不畅，经络受阻而引起的颈项、肩、背、腰部的疼痛、僵硬、麻木。

2）白酒：先将白酒加温，以手指或手掌蘸少许白酒在患处缓缓揉摩，酒干后再蘸再摩，每处3～5次，每日1～2次。其有散瘀滞、开结聚、疏通经络、调和营卫的作用，适用于筋肉伤的中后期，或慢性劳损血气不和所致之麻木、疼痛，或筋肉疲惫、酸痛不适，或压疮初起，瘀血凝滞等。

3）红花水：为红花的水或酒浸液，以手指或手掌蘸红花水少许，在患处徐徐揉摩，药干后再蘸再摩，每处3～5次，每日1～2次。其有活血消肿止痛的作用，适用于外伤后肿痛和压疮初起。

2. 理筋法

理筋法具有活血化瘀、消肿止痛、舒筋活络、宣通气血等作用，具体包括棍针疗法、揉摩法、捏拿法、推按法、捋顺法、分筋法。

（1）棍针疗法

1）定义：棍针疗法是以中医脏腑经络学说为理论指导，以特定的棍状工具刺激穴位来防病治病的方法。该法可以改善局部血液循环，促进局部新陈代谢，达到活血祛瘀、消肿止痛、理气健脾、舒筋通络等作用。

2）适应证：①颈项部筋病：颈项部肌筋膜炎、颈椎病、落枕等。②肩部筋病：肩周炎、肩背部肌筋膜炎等。③腰部筋病：腰背部肌筋膜炎、腰肌劳损、梨状肌综合征、坐骨神经痛等。④四肢筋病：膝骨关节炎、跟腱炎、肱骨外上髁炎等。

3）禁忌证：①各种实热证、感染者、局部皮肤破溃者禁用。②疼痛或包块性质不明者，孕妇腹部，身体大血管处，以及局部无知觉者忌用。③有中药过敏者慎用或禁用。

4）操作要点：①准备角质或纤维玻璃钢或砭石制成的长短、粗细不等的棍针针具。②在操作部位涂搽药膏（王继先经验药方）。③术者以左手拇指、食指握住棍针的前端，右手握住棍针的另一端，左手固定棍针在需要治疗的部位，沿纵形或横形进行来回的推按刮擦，约10分钟，其手法或范围视病情需要而定。④术者在病变部位肌肉起止点周围进行松解时，可先顺着肌肉行刮法，再垂直于肌肉行挑拨法。如果在病变部位触到沿竖直方向凸出的细筋，且推拨起来患者会有痛感，这就是找到了病筋，应将病筋仔细推拨，重点进行松解，可反复多次松解。当病变部位肌肉有萎缩时，可用棍针行刮法，促使肌肉功能的恢复。⑤棍针操作结束后，可在相应的经脉上选取穴位，手指点按，每个穴位约1分钟，合计约5分钟，以促进经络通畅，激发经络之气。⑥棍针操作结束后，可在施术部位进行拔罐，约5分钟。⑦操作结束，贴上药膏，嘱患者避免受凉、劳累及负重。⑧隔日1次，5次为1个疗程。

5）注意事项：①勿空腹进行本项治疗。②治疗后皮肤出现表面发红属正常现象，但需注意避风寒。③治疗后皮下可能出现青紫，这是皮下渗血所致，数日后可自然消失。

6）晕针的预防及处理

［临床表现］头晕，心慌，胸闷，冷汗，严重者面青唇白、不省人事、脉沉细。

［预防措施］①治疗前应向患者解释棍针治疗的目的、意义及注意事项，以消除患者的紧张情绪。②治疗过程中与患者充分沟通，调整治疗力度。

［处理措施］①停止棍针刺激。②体位不适者应立即改变体位，以平卧为宜。③轻者饮热水，休息片刻即可恢复。④稍重者，针刺水沟、少商、十宣等，饮热水，休息后一般自可恢复。⑤严重者立即予中西药进行常规急救处理。

（2）揉摩法：以指腹或手掌放于患处，轻柔地做直线来回或旋转的抚摩动作，具有消瘀退肿、舒筋止痛的作用，适用于筋伤初期局部肿痛，或外伤后筋急疼痛者。

（3）捏拿法：拇、食二指相对，或拇指与其他四指相对，用力捏拿筋肉较厚的部位，做一紧一松的捏拿动作。该法有疏通气血、松解粘连及挛缩的作用，适用于筋伤初期局部肿疼，或外伤后筋急疼痛者。

（4）推按法：包括推和按两种手法。按，是对患处垂直施力；推，是在按的基础上向一个方向推移。两者多结合应用，也可单独应用，具有理气、活血、行瘀的作用，适用于新、旧损伤的疼痛，以及闪腰、岔气、筋肉挛急等。该法又分为拇指推按法及手掌推按法。

1）拇指推按法：即用拇指在伤处局部或其周围做由上而下，或由下而上，或左右的推按动作。其适用于面积较小的部位。

2）手掌推按法：即由一掌或两掌，或两掌相叠，在伤处局部或其周围，或沿脊柱两侧，由下而上，或由上而下，或左右推按。其适用于面积较大、肌肉较丰厚的部位。

（5）捋顺法：用双手拇指或鱼际或掌根顺肌纤维方向捏推或揉推，或在关节周围顺皮肤纹理揉推。手法要沉稳、适中。该法有舒筋活络、通利关节、促进肢体功能恢复的作用，适用于创伤中后期及恢复期。

（6）分筋法：根据病情，以拇指或拇、食二指或协同其他手指做垂直于筋肉走向的拨动或推拉。该法可松解粘连、舒筋利节，促进关节与肢体功能的恢复，主要用于创伤中后期及恢复期肌腱、腱膜、韧带粘连而关节拘挛、活动不利者，多与他法配合使用。

3. 活筋法

活筋法是一种恢复肢体生理活动的被动性关节活动法，是筋伤治疗手法中重要的手法之一。不管是骨折、脱位还是跌扭伤筋，活筋法均适用。活筋法能使强硬的关节灵活，挛缩的筋肉舒展，筋弛无力的肢体恢复筋肉力量，肿痛的部位气血和顺、肿减痛止。另外，活筋法对劳损和痹证引起的肢节、筋骨疼痛也有很好的效果。

活筋法可每日进行1次，每个关节活动3～5次；手法应先轻后重，再轻以收功；每次活筋达到患者的最大耐受程度；治疗时应根据患者的反应，及时调整手法的轻重。每次活筋治疗后，若患者立即感到轻快，病情有所好转，即说明手法恰到好处；若患者没有一定的反应，说明手法过轻，未能达到治疗目的；若患者病情加重，经过休息仍不能缓解，则说明手法过重，应根据情况加以调整。

常用的活筋手法有伸屈法、收展法、侧屈法、旋转法、环转法、抖摆法、牵引法。

（1）伸屈法：术者一手固定关节近端，另一手持肢体远端，做沿关节横轴的活动。该法可舒筋利节，促进关节与肢体功能的恢复，适用于创伤中后期及恢复期关节挛急、粘连、屈伸不利者，以及关节松解术后。

（2）收展法：医者一手固定关节近端，另一手持肢体远端，做沿关节矢状轴的活动。此法为肩、髋、腕、踝等多轴关节特有的内收、外展功能疗法，可舒筋活络、通利关节，适用于上述关节的脱位，关节及近关节损伤恢复期的关节挛急、粘连、收展不利，以及关节松解术后。

（3）侧屈法：通过相应的手法，使关节做侧方的屈曲活动。该法适用于脊柱及腕、踝关节，可促进关节功能的恢复。

（4）旋转法：医者一手固定关节近端，另一手持肢体远端，做沿关节纵轴的活动。该法适用于创伤中后期及恢复期的关节挛急、粘连、旋转不利，以及筋膜松解术后。

（5）环转法：医者一手固定关节近端，另一手持肢体远端，做关节多轴向的联合环转活动。此法为肩、髋、腕、踝等多轴关节特有的功能疗法，适用于上述关节的脱位，关节及近关节损伤恢复期的关节挛急、粘连、活动不利，以及关节松解术后。

（6）抖摆法：医者一手固定关节近端，另一手持肢体远端，根据关节的不同轴向，迅猛用力抖摆肢体远端。该法可松解粘连、舒筋利节，适用于创伤中后期及恢复期肌腱、韧带、神经、关节粘连，活动不利者。

（7）牵引法：也称拔伸法。医者一手固定关节近端，另一手持肢体远端，向远端牵引肢体。本法多与他法配合使用，可舒缓肌肉韧带，松解粘连，舒筋利节，适用于创伤中后期及恢复期关节挛缩、周围粘连，活动障碍者。施治过程中患者应主动配合做患肢的伸展，使患肢向远端舒展。

以上各法根据需要，可以单独应用，也可数法协同应用。在施治的过程中，可配以助手固定患肢，或做反牵拉。

4. 通经活络法

通经活络法常用于以上三法之后，用以安抚、疏通周身的气血，通经活络。其包括循经点穴法和拍打叩击法。

（1）循经点穴法：根据患处的深浅、筋肉的厚薄，用拇指或肘尖，循患处相应经穴，或相邻近处的经穴，或阿是穴，进行点按、研揉，以行气、活血、止痛，可根据病情的需要采用补法或泻法。

（2）拍打叩击法：根据病情的需要，可选用空心拳或空心掌，在患处或患肢做拍打、叩击，以安抚气血、通调经气、舒展挛缩、镇静止痛。

（四）药物治疗

药物治疗是筋伤的主要治疗方法之一，分内服法和外用法。

1. 内服法

内服法以八纲、脏腑、经络、卫气营血、三焦等辨证方法为依据，以气血辨证为纲，将辨病与辨证相结合，根据损伤的轻重缓急、素体的强弱、伤病的新久，选用攻下、消散，或先攻后补，或攻补兼施，或消补并用等不同方法进行治疗。

（1）祛风通痹法：适用于风、寒、湿邪等侵袭人体而致病者。本法用药多偏辛温、燥热，故阴血不足或阴虚有热者应慎用或加辅佐药物，以免辛燥伤阴。

1）发散通痹法：用于风湿初侵，病邪表浅，痹阻经络腠理，关节不利，肢体或周身酸楚疼痛，或疼痛游走不定的风痹。此法用药多辛热温散，且所治多为风邪夹湿，故宜微汗，使风湿之邪随汗而解；不宜大汗，以免汗出而湿邪留滞。常用方剂有加味羌活胜湿汤等。

2）温阳除湿通痹法：用于湿邪侵袭，留滞肌肤关节，气血痹阻不畅，肢体或周身酸楚重着，疼痛不移，阴雨加重，舌淡苔白腻，脉沉缓的湿痹。本法用药多温燥，故阴津不足或湿邪化热者当慎用，以免燥热耗伤津血。常用方剂有加味防己黄芪汤、加味麻杏苡甘汤、加味升麻白术汤、利湿除风汤、加味肾着汤等。

3）温经散寒通痹法：用于痹证或损伤后期，风寒湿邪侵袭，肢节冷痛，遇冷痛增，得热则舒的寒痹。常用方剂有益气、温经、祛寒、疏风的加味乌头汤，即乌头汤加羌活等；温经、活血、疏风的加减麻桂温经汤；温经散寒、祛风除湿、益气通络的加减乌头通痹汤；治疗损伤后期风寒湿邪侵袭，或陈伤旧损，瘀血内留，复感外邪的寒湿型血痹的大红丸；治疗寒型顽痹的顽寒痹通饮；治疗寒湿痹阻型腰痛的加味术附汤、加味肾着汤；温经通络、行气活血，治疗梨状肌综合征和臀上皮神经炎等坐骨神经痛的加减地龙散。

4）清热利湿通痹法：用于治疗湿热痹阻经络之热痹关节肿痛，症见关节灼热、伸屈不利、遇凉痛减，甚或发热心烦、口渴、小便短赤，舌红，苔黄腻，脉濡数。常用方剂有清热除湿、祛风的白虎苍术羌活防风汤，清热除湿、祛风通痹的加减木防己汤，清热解毒、祛风除湿、活血通络、益气养血的加减历节清饮，清利湿热、宣通经络的加减宣痹汤。

5）益气养血通痹法：用于痹证日久，气血亏损，或气血虚弱，风寒湿邪乘虚入侵；或损伤后期，气血虚弱，复感外邪所引起的肢节疼痛、屈伸不利等症。常用方剂有加味独活寄生汤、加味黄芪桂枝五物汤、益气温经汤等。

（2）补益通络舒筋法：该法以温补法治其本，佐以消散治其标，用以治疗劳损类或兼有轻度闪扭，或损伤后期并发的一些骨关节疾病。此类疾病多为气血虚损，肝肾不足，积劳成疾，即或闪扭诱发；或损伤日久，伤病虽愈，正气已虚，并发或遗留陈伤宿疾，经久不愈。临证应根据气、血、肝、肾虚之轻重和邪之深浅盛衰，分别选用不同的方法治疗。

1）益气通经活络法：用于劳损，中气虚弱，四肢倦怠无力，腰膝酸痛，遇劳加重。方选加味益气汤、加味黄芪桂枝五物汤。腰痛或下肢痛，可加黑狗脊、小茴香、独活、川牛膝；若为老年性骨质疏松引起的腰痛，可加川续断、骨碎补；上肢或颈肩部痛，可加片姜黄、威灵仙、葛根。若劳损气虚，颈、肩、背及上肢疼痛麻木，可用加味神效黄芪汤，即神效黄芪汤加片姜黄、葛根、羌活、防风。若为股骨头坏死，可用益气活血养骨汤以益气活血、滋肾养骨。

2）滋肾养肝通络法：用于肝肾不足引起的腰膝无力、筋骨痿软，或肝肾不足，复感外邪引起的腰膝酸软疼痛、步履艰难，或肝肾虚弱，复受轻微闪扭损伤等所引起的一些疾病。常用方剂有治疗肝肾不足、气滞之习惯性关节脱位的加味补肾壮骨汤，治疗肾虚腰痛的加减补肾活血汤，补肾养肝、通经祛风的乙癸并荣汤。

3）大补脾胃法：用于四肢倦怠无力、肌肉痿软，甚则吞咽困难的进行性肌无力及肌营养不良之类的疾病，方用健脾益气的强筋壮力汤以强筋健力。

4）利湿消肿法：用于中气不足，下肢虚肿，或膝及四肢关节的非创伤性肿胀、积液类病症。常用方剂为利湿消肿汤。治疗慢性滑膜炎、滑囊炎、色素绒毛结节性滑膜炎，利湿消肿汤加三棱、莪术；液消肿退后，加山茱萸以巩固疗效；红肿热痛者，加金银花、连翘、牡丹皮、大黄，或用加减蠲痹消肿汤；上肢病者，加羌活、桂枝、嫩桑枝；下肢病者，加木瓜、独活、川牛膝；红肿者，加生石膏、知母、玉米须、蒲公英；疼痛剧烈者，加乳香、没药、全蝎。

5）柔筋补脾法：用于肝脾两虚之筋脉瘀滞的筋伤疾病。常用方药为柔筋补脾丸。

2. 外用法

外用法在筋伤治疗中占有很重要的位置。

（1）热罨包（铁热布劳和哈普塔勒格布劳）疗法（图5-6）：新疆西域骨伤流派在临床应用中，巧妙地将铁热布劳和哈普塔勒格布劳疗法相结合，将外裹的兽皮改成了更加经济方便的皮革制品，根据中医辨证施治的原理，将装有药物的布袋加热，在人体局部或选定的穴位外敷，利用温热之力，将药物通过体表毛窍透入经络、血脉，从而达到温经通络、活血行气、散寒止痛、祛瘀消肿之功效。

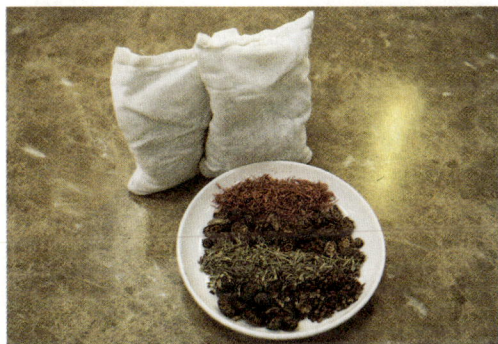
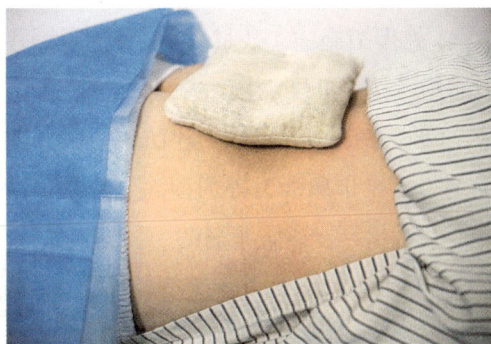

（a）　　　　　　　　　　　（b）

图5-6　热罨包疗法

1）热罨包药物组成：侧柏叶，麻黄枝，青蒿，艾叶，骆驼蓬子，丁香，当归，防风，珍珠透骨草，红花，伸筋草，羌活，花椒，土鳖虫，白芷，细辛。将上述药物装入布袋中备用。

2）适应证：①颈椎病、膝骨关节炎、腰椎间盘突出症、腰背部肌筋膜炎等。②老年骨质疏松性腰背痛。③跌打损伤等引起的局部瘀血、肿痛等。④扭伤引起的腰背不适、行动不便等。⑤风湿痹证引起的关节冷痛、麻木、沉重、酸胀等。

3）禁忌证：①各种实热证。②麻醉未清醒者。③身体大血管处，皮肤有破损处及病变部位感染者。④恶性肿瘤。⑤有金属内植物者。

4）操作要点：①将草药（热罨包方）装入2层25cm×17cm的厚布袋内，制成热罨包。②将热罨包放入锅中蒸15分钟后取出，温度50～60℃，老年患者不超过50℃。③在热罨包上洒50°白酒或陈醋15mL。④将热罨包敷在患处或穴位上，外用皮革包裹，每日1次，每次15～30分钟，7日为1个疗程。

5）注意事项：①治疗前嘱患者排空小便。②注意观察局部的皮肤情况，避免烫伤；注意患者有无头晕、心慌等不适等。③治疗中保持药袋温度，冷却后应及时更换或加热。若患者感到局部疼痛或出现水疱，应停止操作，并进行适当处理。④治疗后要注意保暖，可饮用适量的温开水，尽可能避免饮用凉水或冰水。⑤布袋用后清洗消毒备用，中药可持续使用1周。

6）烫伤的预防及处理

［临床表现］局部皮肤发红，或出现大小水疱。

［预防措施］①治疗前应向患者解释热罨包疗法的目的、意义、注意事项。②操作前准确测量药袋的温度，根据患者的体质、状态、局部组织对热的耐受力情况选择适宜的温度，一般以50～60℃为宜，知觉迟钝及昏迷患者不超过50℃。③治疗过程中严密观察皮肤及生命体征的变化，定时检查皮肤，如有皮肤发红应及时处理，避免烫伤。

［处理措施］①皮肤发红者停止治疗。②局部涂凡士林以保护皮肤，可给予冷敷，有水疱者按浅Ⅱ度烧伤治疗。

（2）涂搽（特地硬）疗法：新疆西域骨伤流派涂搽（特地硬）疗法是将中药制成油剂（活血止痛膏）等剂型涂于患处，通过药物的渗透作用，达到祛风除湿、解毒消肿、活血化瘀、通络止痛的一种外治方法。

1）活血止痛膏（图5-7）：活血止痛膏是在苗德胜的临床经验方的基础上加减而来。药物组成：羌活50g，麻黄50g，当归50g，独活50g，附子50g，苍术50g，草乌50g，升麻50g，半夏50g，川乌50g，白芷50g，姜皮50g，桂枝50g，菖蒲50g，丁香100g，香油1500g。

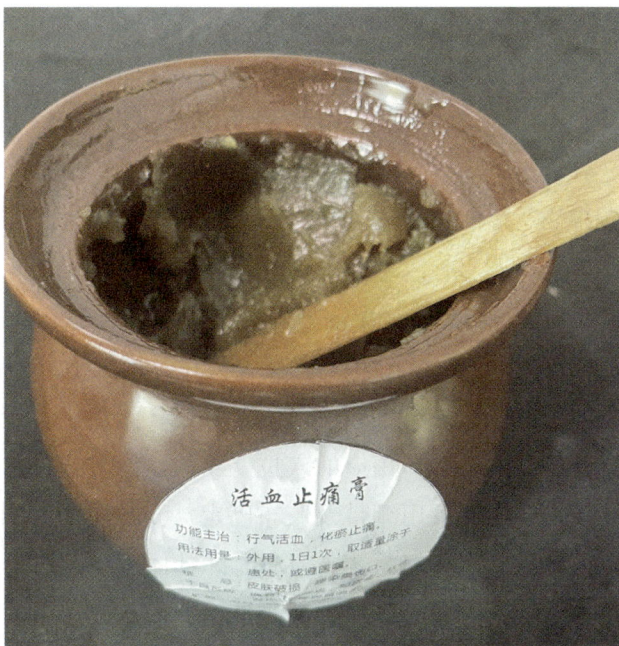

图 5-7　活血止痛膏

2）适应证：跌打损伤、软组织损伤、腰肌劳损等。

3）禁忌证：药物过敏者禁用。

4）操作要点：清洁皮肤，将活血止痛膏均匀地涂抹于患处，范围以超出患处 1～2cm 为宜，面积较大时可用镊子夹棉球蘸药物涂抹，涂药厚薄均匀，以 2～3mm 为宜。

5）注意事项：①涂药前需清洁局部皮肤。②注意消毒，避免交叉感染。③如遇有毛发部位，应将毛发剃光。④涂药后如果药糊干燥，应及时除去，再涂新药糊。⑤涂药部位一般不再用敷料包扎，特殊部位亦可用敷料包扎。⑥涂药后注意观察局部及全身的情况，如出现丘疹、瘙痒、水疱或局部肿胀等过敏现象，应停药并进行处理。

6）常见意外情况的预防及处理

①过敏反应

［临床表现］局部皮肤出现瘙痒、红肿及水疱等。

［预防措施］治疗前详细询问患者的中药用药史、中药过敏史。

［处理措施］立即停止涂药，予抗过敏治疗。

②中毒反应

［临床表现］头晕、口麻及恶心呕吐等（偶见于大面积使用者）。

［预防措施］治疗过程中注意观察患者的反应，随时询问患者有无不适。

［处理措施］应立即停止涂药，清洁局部皮肤，清除残留的药物，动态观察。

（3）敷贴（孜玛得）疗法：新疆西域骨伤流派以敷贴疗法治疗筋伤时，把五色方中的红方药物研成细末，用水、酒精、蛋清、蜂蜜调成糊状后直接敷贴穴位或患处。

1）红方药物组成：当归 10g，川芎 10g，红花 10g，赤芍 10g，青皮 9g，茜草 9g，三七 3g，血竭 3g，乳香 9g。

2）适应证：颈椎病、腰椎病、肩周炎、退行性关节炎、肱骨外上髁炎、类风湿关节炎、跟痛症等。

3）禁忌证：①敷贴部位有创伤、溃疡者禁用。②对药物或敷料成分过敏者禁用。

4）操作要点：①药物的制备方法：选用洁净的药材烘干，粉碎，过 80 ～ 120 目筛，备用。②混合：将药粉与一定比例的水、酒精、蛋清、蜂蜜充分混合。③敷贴的部位：根据患者的病情，选择相应的穴位。④敷贴的方式：将已制备好的药物直接贴压于穴位上，然后外覆医用绷带及胶布固定。⑤敷贴的时间：一般成人每次敷贴 6 ～ 8 小时，儿童的敷贴时间为 2 ～ 4 小时。具体的敷贴时间应根据患者的皮肤反应而定，同时考虑患者个人的体质和耐受能力，一般以患者能够耐受为度。患者如自觉敷贴处有明显的不适感，可自行取下。⑥疗程：连续敷贴 5 次为 1 个疗程，连续治疗 3 个疗程为 1 个周期。疗程结束后，患者可以继续进行敷贴以巩固或提高疗效。

5）注意事项：①敷贴前应洗澡，衣着宜凉爽，避免过多出汗。②治疗期间如有不适，应及时告知医生。外敷时感到局部灼热痛痒难忍，可以随时揭去药贴。如出现痒、热、微痛等感觉或皮肤有色素沉着，此为正常反应，不必过多担心。③敷贴期间饮食宜清淡，避免烟酒、海鲜，少食辛辣刺激之品、冰冻之品、豆类及豆制品、黏滞性食物及温热易发的食物（如羊肉、狗肉、鸡肉、鱼等）。④敷贴当天避免贪凉，不要过度吹电风扇或在过冷的空调房中停留，更要避免空调冷风直接吹到敷贴部位。⑤可适当活动，但不要做剧烈运动。

6）过敏反应的预防及处理

[临床表现]局部皮肤出现瘙痒、潮红、丘疹等。

[预防措施]在治疗过程中注意观察皮肤的表现。

[处理措施]①立即停止操作。②症状轻者，可用抗组胺药；症状较重者，应及时使用糖皮质激素如泼尼松、地塞米松等；皮肤破损者，应及时换药、对症处理。

（4）湿敷（特密热和）疗法（图 5-8）：特密热和疗法是在维吾尔医药理论的指导下，选择相应的维吾尔药材，将药材煎成药汁后用纱布浸湿敷于患处，以达到防治疾病目的的外治疗法之一。新疆西域骨伤流派改良了其操作流程，制订了湿敷方药用于临床使用。

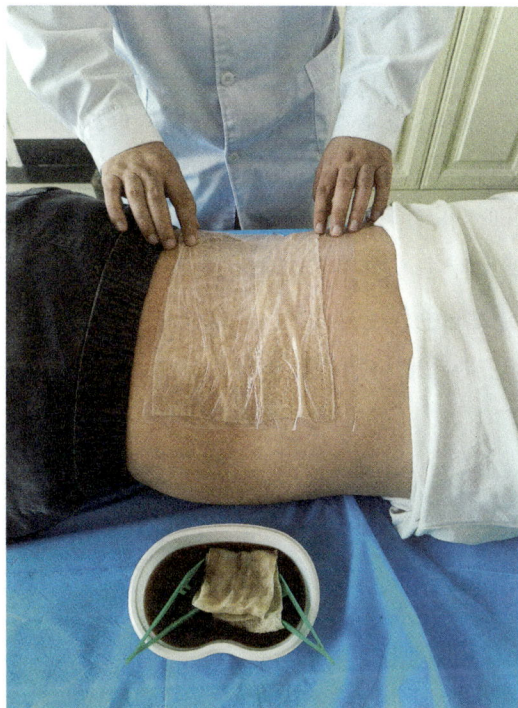

图 5-8　湿敷

1）湿敷方药组成：鸡血藤 30g，伸筋草 30g，舒筋草 30g，当归 15g，威灵仙 15g，桂枝 30g，乳香 10g，没药 10g，制川乌 10，川牛膝 30g，甘草 10g，薏苡仁 30g，防己 30g，苏木 15g。

2）禁忌证：疮疡脓肿迅速扩散者、大疱性皮肤病、表皮剥脱性松解症等。

3）操作要点：①将药液倒入换药碗内，测量温度，药液的温度以 38 ～ 43℃为宜。②将 7 ～ 8 层无菌纱布浸于药液中，用止血钳或镊子夹住纱布的两端拧至不滴水，敷于患处。每 3 ～ 5 分钟予以及时更换，持续时间为 20 ～ 30 分钟，必要时用塑料薄膜包裹，以保持温度、湿度。

4）注意事项：①注意消毒，避免交叉感染。②药液应新鲜，敷布应紧贴患处。③药液温度适宜，常规 38 ～ 43℃，避免烫伤而加重病情。④操作时不宜外盖不透气的敷料，如油纸、塑料布等，以免阻止渗出性病变的水分蒸发。⑤治疗过程中注意观察局部皮肤的反应，如出现苍白、红斑、水疱、痒痛或破溃等症状时应立即停止治疗，对症处理。

5）常见意外情况的预防及处理

①过敏反应

［临床表现］局部皮肤出现瘙痒、红肿、水疱等。

［预防措施］治疗前详细询问患者的中药用药史、中药过敏史。

［处理措施］立即停止湿敷，予抗过敏治疗。

②中毒反应

［临床表现］头晕、口麻及恶心呕吐等（偶见于大面积使用者）。

［预防措施］治疗过程中注意观察患者的反应，随时询问患者有无不适。

［处理措施］应立即停止涂药，清洁局部皮肤，清除残留的药物，动态观察。

（5）熏药（散代理）疗法（图5-9）：散代理疗法在维吾尔医传统文化中有着悠久的历史，是传统维吾尔医特色外治疗法之一。新疆西域骨伤流派借鉴散代理疗法，选药组成回阳熏药，将其主要用于骨伤科感染病灶，如溃疡、创面渗出等的治疗。

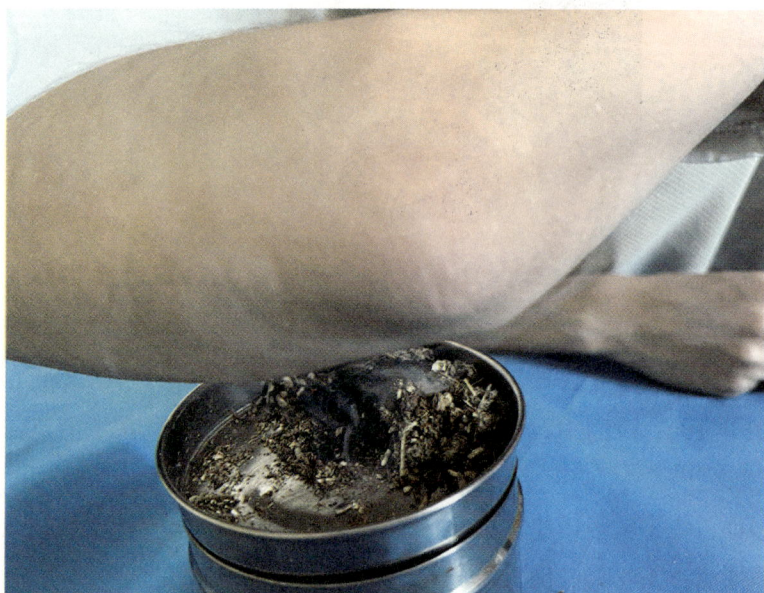

图5-9　熏药疗法

1）回阳熏药组成：肉桂、炮姜、人参芦、川芎、当归各10g，白芥子30g，蕲艾30g，白薇15g，黄芪15g。

2）禁忌证：疮疡脓肿迅速扩散者、大疱性皮肤病、表皮剥脱性松解症等。

3）操作要点：①备齐用物，加入药包及适量酒精，取得患者配合。②根据熏疗部位协助患者取合适的体位，暴露熏疗部位，必要时用屏风遮挡，冬季注意保暖。③在熏疗过程中应密切观察患者的病情变化。若患者感到不适，应立即停止治疗，协助患者卧床休息。④熏药治疗完毕，清洁局部皮肤，协助患者穿衣，避免着凉。

4）注意事项：①尽量皮损在上，熏药在下，以利于烟气接触患处。②熏药的温度要适度，以感觉温热，不引起皮肤烫伤为宜。③佩戴口罩，减少烟雾对眼结膜、呼吸道黏膜的刺激，结束治疗后注意房间通风透气。④熏药治疗完毕后，往往在皮损的表面留有一层油脂（烟油），不要立即擦掉，保持时间越久，疗效越好。⑤对慢性、顽固性皮损的治疗要有信心，坚持治疗，避免半途而废，影响疗效。

5）常见意外情况的预防及处理

①过敏反应

［临床表现］局部皮肤出现瘙痒、红肿、水疱等。

［预防措施］治疗前详细询问患者的中药用药史、中药过敏史。

［处理措施］立即停止熏药治疗，予抗过敏治疗。

②中毒反应

［临床表现］头晕、口麻及恶心呕吐等。

［预防措施］治疗过程中注意观察患者的反应，随时询问患者有无不适。

［处理措施］应立即停止熏药治疗，清洁局部皮肤，清除残留的药物，动态观察。

（五）外治法

1. 针刀疗法（图 5-10）

针刀疗法是朱汉章教授在中医理论的指导下，借鉴西医外科手术原理，以针刀为主要治疗手段而创立的一项新技术。此项技术目前已形成了完整的理论体系，新疆西域骨伤流派将其借鉴过来，临床应用广泛。

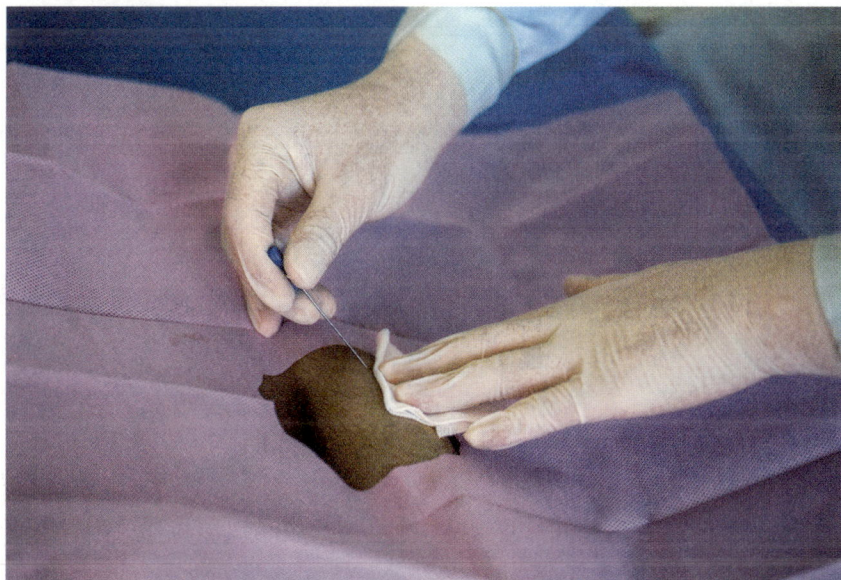

图 5-10　针刀疗法

（1）适应证

1）因软组织粘连、挛缩、瘢痕而引起的四肢、躯干各处的顽固性疼痛。

2）拉应力过高引起的骨刺。

3）滑囊炎。

4）四肢、躯干手术损伤、病理性损伤后遗症。

5）骨化性肌炎初期（包括肌肉、韧带钙化）。

6）各种腱鞘炎。

7）肌肉和韧带积累性损伤。

8）外伤性肌痉挛和肌紧张（非脑源性者）。

（2）禁忌证

1）发热患者。

2）严重内脏疾病的发作期。

3）施术部位有皮肤感染、肌肉坏死者。

4）施术部位有红肿、灼热，或深部有脓肿者。

5）施术部位有重要的神经、血管或脏器而无法避开者。

6）血液病、糖尿病患者。

（3）针刀疗法进针四步规程

1）定点：在确定病变部位和该处的解剖结构后，在进针部位用紫药水做一记号，局部碘酒消毒后，再用酒精脱碘，覆盖无菌小洞巾。

2）定向：使刀口线和重要的血管、神经及肌肉纤维走向平行，将刀口压在进针点上。

3）加压分离：在完成第二步后，术者右手拇、食指捏住针柄，其余三指托住针体，稍加压力不使刺破皮肤，使进针点处形成一个长形凹陷，刀口线和重要的血管、神经及肌肉纤维走向平行。这样，神经、血管就会被分离在刀刃两侧。

4）刺入：当继续加压，感到一种坚硬感时，说明刀口下皮肤已被推挤到接近骨质，稍一加压，即可穿过皮肤。此时进针点处凹陷基本消失，神经、血管即膨起在针体两侧，可根据需要施行手术的方法进行治疗。

（4）注意事项

1）在行针刀治疗前，必须诊断明确，符合针刀治疗的适应证。

2）应询问相关病史，了解患者是否有针刀治疗的禁忌证，如感冒、发热、血液病、糖尿病、严重的高血压和心脏病等。另外，妇女月经期也应慎重。充分估计患者的耐受能力，防止意外情况的发生。

3）术者应严格遵守无菌操作技术，要戴口罩、帽子和无菌手套，术区应常规消毒、铺无菌洞巾，操作应在消毒的治疗室内进行。

4）除特殊情况外，一般要求患者采取卧位，以免因精神过度紧张而出现虚脱甚至休克，尤其是体质虚弱、容易晕针的患者。

5）针刀应用前，要仔细检查，特别是针柄和针体连接处，防止折刀。使用一次性针刀应检查有效期、外包装有无破损。

6）术后针眼应用无菌敷料或创可贴覆盖保护至少3～5天以上，其间勿着水和污染，以免感染。

7）术后3～7天病变处可能出现疼痛加重，多属正常反应，应向患者交代清楚。疼痛难忍者，可口服非甾体抗炎药，必要时嘱患者及时复诊，发现情况应及时处理。

（5）晕针的预防及处理

［临床表现］头晕，心慌，胸闷，冷汗，面色苍白，恶心欲吐，血压下降。

［预防措施］①治疗前应向患者解释针刀治疗的目的、意义及注意事项，以消除患者的紧张情绪。②治疗过程中手法宜轻、巧、快。③患者体弱、情绪不好时建议治疗暂缓。

［处理措施］①立即停止治疗，让患者平躺在治疗床上，注意保暖，一般2～3分钟后血压即回升，面色转正常，头晕减轻，心中平静，不再恶心，15分钟左右即可恢复正常。②经上述方法处理无效时，予针刺水沟、内关、外关等穴，一般可恢复。③严重者立即予中西药进行常规急救处理。

2. 割治放血（切特别和额勒灭）疗法（图5-11）

在哈萨克医中，切特别（割治）和额勒灭（挑刺）是传统且独特的治疗技术。哈萨克医学认为，割治及挑刺可以把恶血、寒气、风湿、萨尔苏（黄水）毒物排出，从而达到治疗疾病的效果。特别是放血，其可通过17个放血部位，产生8大疗效，对多种疾病有着很好的治疗效果。

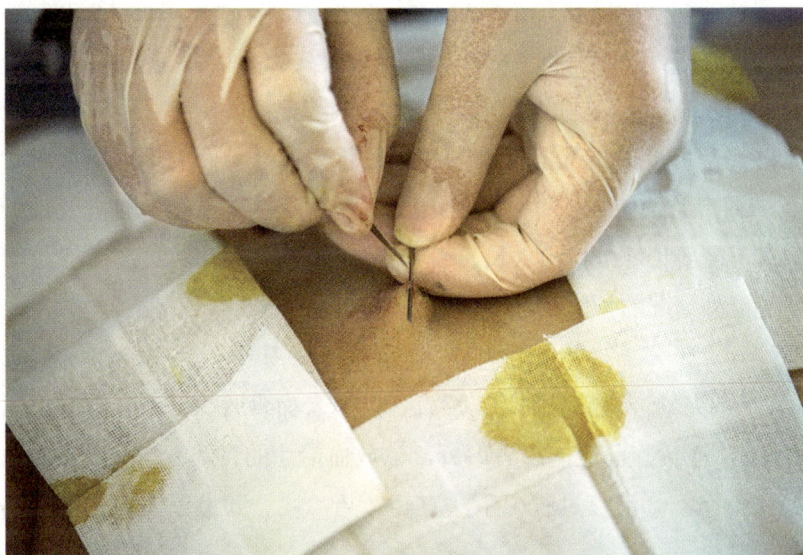

图5-11 割治放血疗法

新疆西域骨伤流派割治放血疗法是借其名称及手法，用圆利针在选定的穴位上，从浅到深，一层一层快速地把筋挑起，做挑提、摇摆、牵拉、震颤等手法，然后用手术刀将皮肤切开，一层一层挑出病筋，将其切断，不需要拔出纤维，同时在局部挤出一些血液的疗法。该疗法对经络腧穴的刺激较大，可疏通经络、活血止痛、消炎解毒、清热消肿、祛痰解痉、软坚散结、提高正气，既可以预防疾病，又可以改善症状。

（1）禁忌证：血液病、凝血功能异常者，以及结核、化脓性、感染性疾病禁用此法。

（2）操作要点

1）选用较粗的特制圆利针、手术刀片。

2）定点穴位，消毒，利多卡因局部麻醉。

3）术者左手拇指、食指张开，固定要挑的部位；右手横握针柄的1/3处，针尖对准挑点的中心，从一侧挑破皮肤，另一侧出来，间距约5mm，然后使用挑提、摇摆、牵拉、震颤等手法进行操作，每个穴位约2分钟，具体根据疾病的不同选择，其后使用手术刀切破皮肤。

4）从浅到深，依次重复以上操作，把皮内或皮下筋膜的纤维挑起，并用小刀割断，将割治留下的残端缩回去，不用拔出。如此往下挑割至无根可挑为止，针口可以大一些。

5）术毕，挤出术区伤口的瘀血，碘伏消毒针口，用纱布敷贴保护。

（3）注意事项

1）割治放血疗法虽然是边挑边割，最后留下一个伤口，但它并不等于用力在挑点上割一刀。用针把纤维挑松动后才割断，牵动的范围比较大，需较长的时间才能复原，刺激效应也就更大些。因此，行该疗法必须注意要先挑起纤维，然后再割断。

2）要注意挑的深度和挑的组织，否则容易把较大的血管甚至神经干当作纤维割断。特别是在局部麻醉的情况下，挑割浅在血管、神经上面的挑点，如腓骨小头下的腓总神经点、腘窝及颈前区的针挑点更要注意深度。挑皮下纤维时需要把纤维挑离后再割断，但又不需要把纤维拉出太长，否则割断后残端不易缩回，造成针口不干净。

（4）常见意外情况的预防及处理

1）晕针

［临床表现］头晕，心慌，胸闷，冷汗，严重者面青唇白、不省人事、脉沉细。

［预防措施］①治疗前应向患者解释割治放血治疗的目的、意义及注意事项，以消除患者的紧张情绪。②治疗过程中手法宜轻、巧、快。③患者体弱、情绪不好时建议治疗暂缓。

［处理措施］①停止治疗。②体位不适者应立即改变体位，以平卧为宜。③轻者饮

热水，休息片刻即可恢复。④稍重者，针刺水沟、少商、十宣等，饮热水，休息后一般自可恢复。⑤严重者立即予中西药进行常规急救处理。

2）出血过多

[临床表现] 皮下血斑、血肿，流血过多。

[预防措施] ①治疗前应向患者解释割治放血治疗的目的、意义及注意事项，以消除患者的紧张情绪。②治疗过程中手法宜轻、巧、快。

[处理措施] 出血5mL以内属正常。如果针口出现皮下瘀肿，一般不需特殊处理。如果挑破，甚至挑断了较大的血管，引起流血过多时，可用干棉签压迫针口3～5分钟止血。

3）针口疼痛

[临床表现] 针口处出现疼痛。

[预防措施] ①治疗前应向患者解释割治放血治疗的目的、意义及注意事项，以消除患者的紧张情绪。②治疗过程中手法宜轻、巧、快。

[处理措施] ①当麻醉药失效时，可嘱患者忍耐一下，局部按摩片刻，慢慢便可缓解，不必做特殊处理。②疼痛较重者，可予非甾体抗炎药。

4）针口感染发炎

[临床表现] 针口处红肿，流脓。

[预防措施] 嘱患者针口处不要沾水，天热时注意保持局部干燥，并及时换药。

[处理措施] 如感染化脓，清洁伤口后，涂点消炎膏即可。

（六）固定疗法

当肢体受伤后，引起筋出槽的原因很多，如外力的作用方向、肢体的重力、肌肉的牵拉、体位的变动等。固定就是要对抗其不利因素，并将不利因素转化为有利因素。在治疗过程中，固定和运动既相互对立，又相辅相成。然而，固定限制异常活动的同时也限制了肢体关节的生理活动和气血运行，在一定程度上影响了功能的恢复。所以，在治疗中应该适当掌握固定与活动的相对平衡，以静促动，以动促静，把合理、有效的固定和适宜的活动有机协调起来，以促进康复。

固定方法同骨折固定，如夹板、石膏、蛋清绷带等。

（七）物理疗法

物理疗法（简称理疗）是利用各种物理因子作用于机体，引起所需的各种反应，以调节、加强或恢复各种生理功能，促进病理过程向有利于疾病康复的方向发展，从而达到治疗目的的一种疗法。

1. 物理疗法的治疗作用

（1）消除炎症反应：加速创伤的愈合理疗可以改善局部血液循环，降低局部小血管的渗透性，提高白细胞和吞噬细胞的吞噬功能，从而消除局部组织水肿，改善组织缺氧和营养状态，消除炎症反应。

（2）减少瘢痕和粘连：理疗可减少胶原纤维的形成和玻璃样变性过程，也可减轻瘢痕组织水肿，改善局部组织血供和营养，从而减少瘢痕和粘连的形成。同时，理疗也可缓解或消除瘢痕瘙痒、瘢痕疼痛等症状。

（3）镇痛：炎症刺激、缺血、代谢产物、精神因素等都可导致疼痛。理疗可以提高痛阈，去除各种致痛因素，从而起到镇痛作用。

（4）避免或减轻并发症和后遗症：早期理疗可使肌肉得到较充分的活动，血运通畅，加速组织水肿的吸收，避免关节粘连、僵硬、肌萎缩等后遗症。

2. 物理疗法的种类

（1）电疗法：包括直流电疗法、低频脉冲电疗法、中频电疗法、高频电疗法等。

（2）光疗法：可分为红外线、可见光及紫外线疗法等。

（3）激光疗法：适用于扭挫伤、伤口及其感染、皮肤溃疡等。

（4）超声波疗法：适用于扭挫伤、神经损伤、关节炎、瘢痕增生等。

（5）药物离子导入疗法：适用于各种急、慢性筋伤疾病。

（6）磁疗法：适用于各种急、慢性筋伤疾病。

（7）蜡疗法：适用于各种软组织扭挫伤、瘢痕挛缩、粘连等。

除了以上理疗方法之外，还有水疗、冷疗等。总之，理疗方法很多，临床使用时，应根据病情及所具备的条件灵活选用。

（八）功能疗法

功能疗法是创伤治疗的重要组成部分，在实施过程中必须以保证骨折对位、促进骨折愈合为前提，以恢复患肢的原有生理功能为目标。

功能疗法是平乐正骨流派的精髓之一，是"动静结合"的重要组成部分，是功能恢复的关键。功能疗法强调贯穿疾病治疗与康复的全过程，与手法、固定、药物等疗法并驾齐驱，相辅相成。

1. 功能疗法的作用

（1）活血化瘀：瘀则不通，不通则痛。手法与适当的功能锻炼能促进气血流通，起到活血散结、祛瘀生新的作用。

（2）加速骨折愈合：气血畅通时，气、血、精、津、液得以濡养五脏六腑、四肢百骸，髓充骨自长。

（3）舒筋利节：关节长期固定不动，气血停滞不通，筋肉失养，则发生挛缩，关节僵硬，功能受限。功能疗法可以促进气血运行，筋得濡则柔顺，关节通利则强劲有力。

（4）防止筋肉萎缩：长期不活动，肌肉可形成失用性萎缩，活动锻炼可促使脾强和肉长。

（5）防止骨质疏松：按摩活筋和功能锻炼可促进气血流通、五脏六腑功能旺盛，使肾强、髓充、骨坚。

2. 功能疗法的应用原则

（1）功能疗法应在生理活动范围内进行，以不影响固定效果、不产生医源性损伤为前提。

（2）功能锻炼应从整复固定后即开始，并贯穿治疗的全过程，根据病程的不同阶段，有计划、循序渐进地进行。

（3）根据患者的部位、年龄、性别、体质强弱的不同，进行个体化（力度、强度与范围）施治。

（4）做好患者的思想工作，使其消除顾虑，引起重视，以发挥患者的主观能动作用。

3. 功能疗法的分类

功能疗法分为主动功能疗法（功能锻炼法）与被动功能疗法（按摩理筋法）。主动功能疗法是指在医生的指导下，患者进行的自主活动锻炼，有活血消肿、通经利关节、促进骨折愈合、强筋健骨与促进关节功能恢复的作用。被动功能疗法是医生根据疾病与患者的不同特点，对患者实施的各种相应的按摩活筋与通利关节的手法，主要作用为舒筋利节，促进筋肉、关节与肢体功能的恢复。

（1）主动功能疗法（功能锻炼法）

1）舒缩法：即不伴关节活动的肌肉等长等张运动。其有活血消肿止痛及矫正残余移位的作用，并可防止骨折移位，有"肉夹板"之功，适用于伤后早期锻炼。

2）屈伸法：即沿关节横轴的活动。其有活血通经、利关节及促进骨折愈合的作用，主要用于伤后早期肢体末端关节的功能锻炼及中期近关节的功能锻炼，也可用于脊柱的功能锻炼。

3）旋转法：即沿关节纵轴的活动。其有舒筋活络、通利关节，促进肢体功能恢复的作用，适用于恢复期患者的功能锻炼及脊柱的功能锻炼。四肢骨干骨折未愈合者禁用或慎用。

4）收展法：即沿关节矢状轴的活动，为肩、髋、腕、踝关节的内收、外展活动。其可舒筋活络、通利关节，促进关节功能的恢复，适用于上述关节的脱位、关节及近关节损伤的恢复期功能锻炼。

5）环转法：即关节多轴向联合活动，为肩、髋、腕、踝等多轴关节锻炼法。其有疏通气血经络、促进关节功能恢复及骨折愈合的作用，适用于上述关节及近关节损伤的恢复期功能锻炼及上肢骨干骨折中后期关节的功能锻炼（如前臂骨折的大小云手锻炼）。

6）抗阻法：为特定肌群负载活动法，可强筋健骨，促进肌力恢复，进而达到促进关节功能及肢体功能恢复、维护脊柱与肢体稳定的作用，多用于颈肌、腰肌与四肢伸、屈肌（如股四头肌等）的锻炼。抗阻法适用于损伤的恢复期及运动系统慢性疾病的康复锻炼，包括屈肌抗阻、伸肌抗阻、旋转抗阻等，以前两者常用。

7）引伸法：为肌肉、躯干、四肢的舒张活动，如引颈垂肩、伸张四肢等。其有舒筋活络、通经、利节、缓肌与宁心安神的作用，适用于肌筋劳损、紧张挛缩者。

（2）被动功能疗法（按摩理筋法）：包括揉药法、理筋法、活筋法。

第五节　新疆西域骨伤流派骨病治疗举隅

一、股骨头坏死

（一）病名解析

股骨头坏死是造成青壮年髋关节残疾的最常见原因之一。根据诱发因素，其可分为创伤性和非创伤性两类。目前，股骨头坏死的发病机制尚未完全阐明。近年的研究发现，股骨头坏死具有一定的遗传易感性；病理上，病变股骨头软骨下骨中有功能的微血管密度下降、血管通透性异常、血管新生能力变差；骨形成体系失衡，进一步导致骨小梁的稀疏、断裂和微骨折。

（二）诊断

1. 疾病诊断（参照 2007 年中华医学会骨科分会《股骨头坏死诊断与治疗的专家建议》）

（1）主要标准

1）临床症状、体征和病史：髋关节痛，以腹股沟和臀部、大腿为主，髋关节内旋活动受限且内旋时疼痛加重，有髋部外伤史、应用皮质类固醇史及酗酒史。

2）X线检查：①股骨头塌陷，不伴关节间隙变窄。②股骨头内有分界的硬化带。③软骨下骨有透光带（新月征阳性、软骨下骨折），X线摄片为双髋后前位（正位）和蛙式位。

3）核素骨扫描：股骨头内热区中有冷区。

4）股骨头磁共振成像（MRI）：T1 加权像显示带状低信号影（带状类型）或 T2

加权像显示双线征。建议同时行 T1 及 T2 加权序列，对可疑病灶可另加 T2 脂肪抑制或短时间反转恢复序列（STIR）序列。常规应用冠状位与横断位成像，为更精确地估计坏死体积及更清晰地显示病灶，可另加矢状位成像。

5）骨活检：骨小梁的骨细胞空陷窝多于 50%，且累及邻近多根骨小梁，骨髓坏死。

（2）次要标准

1）X 线检查：股骨头塌陷伴关节间隙变窄，股骨头内囊性变或斑点状硬化，股骨头外上部变扁。

2）核素骨扫描：股骨头内冷区或热区。

3）股骨头 MRI：等质或异质低信号强度，伴 T1 加权像的带状改变。

2 个或 2 个以上主要标准阳性，即可诊断为股骨头坏死。1 个主要标准阳性或 3 个次要标准阳性，其中至少包括 1 个 X 线检查的阳性改变，即可诊断为股骨头可能坏死。

2. 疾病分期

疾病分期采用 1993 年国际骨循环研究会（ARCO）提出的国际分期标准：

0 期：骨活检证实为骨坏死，其他检查正常。

Ⅰ期：发射型计算机断层扫描（ECT）或 MRI 确诊，X 线、计算机体层扫描（CT）表现正常。依 MRI 所见，股骨头受累区分为：

Ⅰ-A：股骨头受累＜ 15%。

Ⅰ-B：股骨头受累 15% ～ 30%。

Ⅰ-C：股骨头受累＞ 30%。

Ⅱ期：X 线表现异常（股骨头斑点状改变、骨硬化、囊性变、骨质稀少），X 线及 CT 无股骨头塌陷表现，髋臼无改变，依据股骨头受累区分为：

Ⅱ-A：股骨头受累＜ 15%。

Ⅱ-B：股骨头受累 15% ～ 30%。

Ⅱ-C：股骨头受累＞ 30%。

Ⅲ期：X 线片上出现新月征，根据正、侧位 X 线片上新月征累及股骨头的范围分为：

Ⅲ-A：股骨头塌陷＜ 2mm 或新月征＜ 15%。

Ⅲ-B：股骨头塌陷 2 ～ 4mm 或新月征 15% ～ 30%。

Ⅲ-C：股骨头塌陷＞ 4mm 或新月征＞ 30%。

Ⅳ期：X 线表现为股骨头扁平、关节间隙变窄，髋臼也显示有骨硬化、囊性变及边缘骨赘等变化。

3. 疾病分型

疾病分型采用 2001 年日本厚生省骨坏死研究会（JIC）修订的股骨头坏死分型标准。

分型体系由 4 种类型组成（A，B，C1 和 C2），以股骨头 MRI T1 加权的正中冠状位面和前后位 X 线图像为分型依据。A 型指坏死区占据小于或等于 1/3 内侧负重面；B 型指坏死区占据小于或等于 2/3 内侧负重面；C 型指坏死区占据超过 2/3 内侧负重面，其中 C2 型坏死区域向外延伸超过了髋臼的外缘，而 C1 型没有。负重面是髋臼外缘和泪点连线中点垂线以外的区域。

4. 中医证候诊断（2019 年，中华中医药学会，《股骨头坏死中医辨证标准》）

（1）气滞血瘀证

1）主症：①髋部疼痛，痛如针刺，痛处固定。②关节活动受限。

2）次症：①面色暗滞。②胸胁胀满疼痛。③舌紫、青、暗或有瘀斑。④脉弦或涩。

具备主症 2 项与次症 1 项，或主症 1 项与次症 2 项，即可判定为本证。

（2）痰瘀阻络证

1）主症：①髋部疼痛，或有静息痛。②关节沉重。

2）次症：①胸脘满闷。②形体肥胖。③舌胖大苔白腻，或舌紫、青、暗或有瘀斑。④脉弦涩、滑，或脉沉涩、滑。

具备主症 2 项与次症 1 项，或主症 1 项与次症 2 项，即可判定为本证。

（3）经脉痹阻证：

1）主症：①髋痛至膝，动则痛甚。②关节屈伸不利。

2）次症：①倦怠肢乏。②周身酸楚。③舌暗或紫。④脉涩而无力。

具备主症 2 项与次症 1 项，或主症 1 项与次症 2 项，即可判定为本证。

（4）肝肾亏虚证

1）主症：①髋部疼痛，下肢畏寒。②下肢僵硬，行走无力。

2）次症：①腰膝酸软。②下肢痿软无力。③头晕或健忘。④舌淡苔白。⑤脉沉而无力。

具备主症 2 项与次症 1 项，或主症 1 项与次症 2 项，即可判定为本证。

（三）治疗方案

1. 中医内治法

（1）气滞血瘀证：以创伤性股骨头坏死早期为主。

治法：行气活血，化瘀止痛。

推荐方药：桃红四物汤加减。桃仁、红花、川芎、当归、赤芍、生地黄、枳壳、香附、延胡索。

另予中药饮片研磨成粉末冲服：黄芪 3g，丹参 3g，川芎 1.5g，炮甲珠 1.5g，鸡血藤 3g，鹿角霜 3g，雪莲花 1.5g，盐杜仲 1.5g，三七 2g，乌梢蛇 1g，川牛膝 0.6g，红花 1g，自然铜 0.6g，藿香 0.6g，贯众 0.6g，丁香 0.6g。分为三等份，早、中、晚各 1 次，少量温水冲服。

中成药：丹参川芎嗪针、祖师麻注射液、雪莲注射液等。

（2）痰瘀阻络证：以非创伤性股骨头坏死早期为主。

治法：化痰祛瘀，通络止痛。

推荐方药：身痛逐瘀汤合二陈汤加减。秦艽、川芎、桃仁、红花、甘草、没药、羌活、五灵脂、当归、香附、牛膝、地龙、半夏、橘红、白茯苓、甘草。

（3）经脉痹阻证：多见于股骨头坏死中期。

治法：祛瘀通络，通痹止痛。

推荐方药：身痛逐瘀汤。秦艽、川芎、桃仁、红花、甘草、没药、羌活、五灵脂、当归、香附、牛膝、地龙。

（4）肝肾亏虚证：多见于股骨头坏死晚期。

治法：补益肝肾。

推荐方药：右归丸。熟地黄、炮附片、肉桂、山药、酒茱萸、菟丝子、鹿角胶、枸杞子、当归、杜仲。

2. 外治法

依据患者病情，可选择单个外治法或多个外治法以及与中医内治法相结合治疗。

（1）敷贴（孜玛得）疗法：孜玛得疗法是传统维吾尔医特色外治疗法之一。新疆西域骨伤流派以敷贴疗法治疗股骨头坏死时，将药物研成细末，用陈醋、蜂蜜、鲜姜汁、羊毛脂调成糊状，制成伤科黑药膏敷贴穴位（图 5-12）。

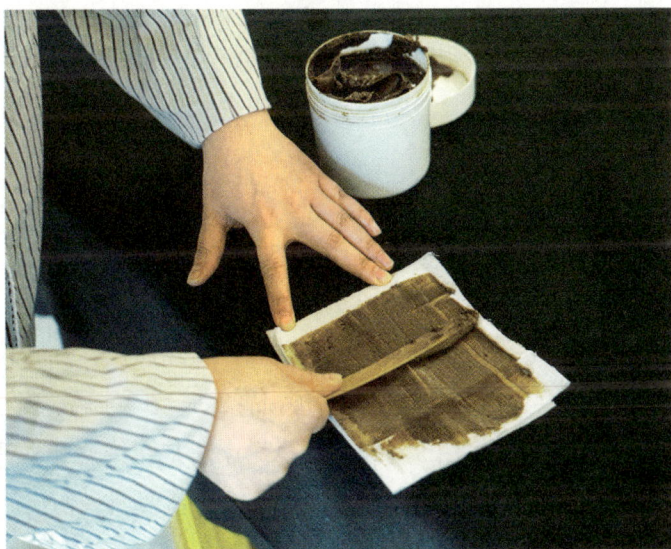

图 5-12　敷贴疗法

1）药物组成：生川乌，生草乌，生胆南星，片姜黄，透骨草，麝香，冰片。

2）穴位选择原则：辨证取穴，随症加减。①血瘀气滞证：内膝眼、外膝眼、足三里、梁丘、犊鼻、阴市、血海、鹤顶、膝阳关、阿是穴等。②肾虚血瘀证：内膝眼、外膝眼、阳陵泉、阴陵泉、足三里、犊鼻、阴市、鹤顶、膝阳关、阿是穴等。③痰瘀蕴结证：内膝眼、外膝眼、阳陵泉、阴陵泉、足三里、犊鼻、阴市、血海、膝阳关、阿是穴等。

以上穴位除任脉穴、督脉穴、奇穴取单穴外，其余均双侧取穴。

3）禁忌证：①敷贴部位有创伤、溃疡者禁用。②对药物或敷料成分过敏者禁用。

4）操作要点：①药物的制备方法：选用洁净的药材，将药物烘干，粉碎，过80～120目筛，备用。②混合：将药粉与一定比例的酒精、蜂蜜、蛋清、水充分混合。③敷贴的部位：根据患者的病情，选择相应的穴位。④敷贴的方式：将已制备好的药物直接贴压于穴位上，然后外覆医用绷带及胶布固定。⑤敷贴的时间：一般成人每次敷贴6～8小时，儿童的敷贴时间为2～4小时。具体的敷贴时间应根据患者的皮肤反应而定，同时考虑患者个人的体质和耐受能力，一般以患者能够耐受为度。患者如自觉敷贴处有明显的不适感，可自行取下。⑥疗程：连续敷贴5次为1个疗程，连续治疗3个疗程为1个周期。疗程结束后，患者可以继续进行敷贴以巩固或提高疗效。

5）注意事项：①敷贴前应洗澡，衣着宜凉爽，避免过多出汗。②治疗期间如有不适，应及时告知医生。外敷时感到局部灼热痛痒难忍，可以随时揭去药贴。如出现痒、热、微痛等感觉或皮肤有色素沉着，此为正常反应，不必过多担心。③敷贴期间饮食宜清淡，避免烟酒、海鲜，少食辛辣刺激之品、冰冻之品、豆类及豆制品、黏滞性食物及温热易发的食物（如羊肉、狗肉、鸡肉、鱼等）。④敷贴当天避免贪凉，不要过度吹电风扇或在过冷的空调房中停留，更要避免空调冷风直接吹到敷贴部位。⑤可适当活动，但不要做剧烈运动。

6）过敏反应的预防及处理

［临床表现］局部皮肤出现瘙痒、潮红、丘疹等。

［预防措施］治疗过程中，注意观察有无过敏症状。

［处理措施］①立即停止操作。②症状轻者，可用抗组胺药；症状较重者，应及时使用糖皮质激素如泼尼松、地塞米松等；皮肤破损者，应及时换药、对症处理。

（2）药浴（阿必赞）疗法（图5-13）：阿必赞疗法是在维吾尔医理论的指导下，利用药材煎汤取汤液进行全身药浴的一种外治疗法。新疆西域骨伤流派结合阿必赞疗法，选用骨科洗药作为治疗药物。

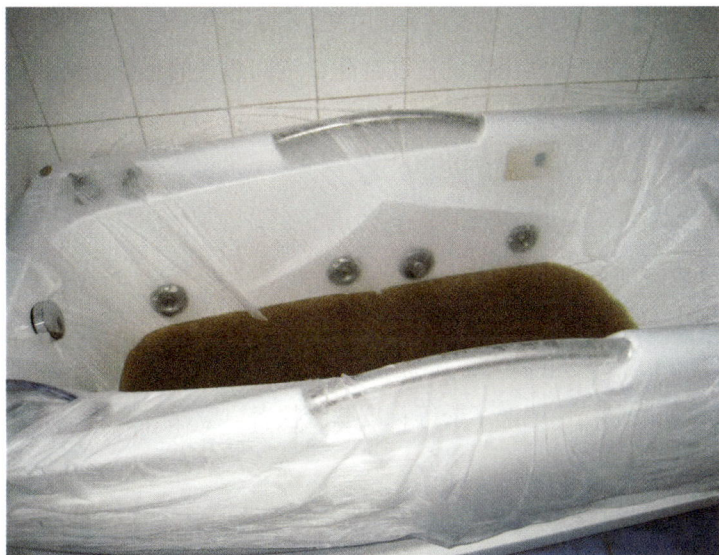

图 5-13　药浴疗法

1）骨科洗药：丹参 30g，醋没药 15g，刘寄奴 30g，肉桂 10g，威灵仙 30g，白芷 15g，香加皮 30g，伸筋草 30g。诸药用凉水浸泡 30 分钟后，用文火煎煮，开锅后煎煮 20 ～ 30 分钟，备用。

2）禁忌证：皮肤炎症、传染病、癫痫、低血压、出血倾向、外伤、烧伤、发热、癌症、重症心血管病患者及体质过度虚弱、妇女妊娠期和行经期等禁用。

3）操作要点：①对患者进行相关检查，如血常规、红细胞沉降率、类风湿因子、胸片等，有明显异常者禁用或谨慎做药浴。②对患者进行体格检查，如测血压、脉搏、呼吸、体温等。③第一次药浴时，患者先将药液用手或毛巾等在胸口和心脏处轻轻浇淋，待没有任何不适后方可慢慢浸泡全身，心功能不全或胸闷气促者可以坐式药浴或暂缓药浴；再次药浴时，患者浸入浴盆至胸骨剑突下，避免刺激心脏。每次 20 分钟左右，每日 1 次，10 日为 1 个疗程。

4）注意事项：①保持个人及盆具的卫生清洁，避免交叉感染。②饭前或饭后 30 分钟，过饥或过饱状态下不宜药浴。③若治疗中出现头晕、头痛、恶心、皮肤过敏现象，应暂停治疗。④药液温度要适宜，不可太热，以免烫伤皮肤，也不可太凉，以免产生不良刺激。⑤儿童药浴时，注意操作程序，紧密观察状况。⑥在没有出现异常反应的情况下，保证药浴的时间及疗程。⑦药浴后全身温热出汗，必须等待汗干，穿好衣服后再外出，以免受风感冒。⑧治疗期间，患者应清淡饮食。

5）常见意外情况的预防及处理

①烫伤

[临床表现] 局部皮肤发红、灼痛，或出现大小水疱。

[预防措施] a. 治疗前应向患者解释药浴疗法的目的、意义、注意事项，保证治疗安全。b. 药浴过程中随时观察患者的皮肤变化，询问患者的感受，避免烫伤。

[处理措施] a. 皮肤出现灼痛感时立即停止操作。b. 局部涂凡士林以保护皮肤，可给予冷敷，有水疱者按浅Ⅱ度烧伤处理。

②过敏反应

[临床表现] 局部皮肤出现瘙痒、潮红、丘疹等。

[预防措施] 治疗过程中，注意观察有无过敏表现。

[处理措施] a. 立即停止操作。b. 症状轻者，可用抗组胺药；症状较重者，应及时使用糖皮质激素如泼尼松、地塞米松等；皮肤破损者，应及时换药、对症处理。

③其他症状

[临床表现] 头晕眼花，恶心呕吐，呼吸急促。

[预防措施] 治疗过程中，注意观察有无不适。

[处理措施] a. 立即停止药浴。b. 协助患者平卧，予吸氧、针灸等治疗，必要时采用西医急救。

（3）火疗（库艾杜尔疗法）（图5-14）：库艾杜尔疗法在维吾尔医传统文化中有着悠久的历史，是独特的外治疗法之一。新疆西域骨伤流派将其进行改良，并选用创科药酒作为治疗药物。

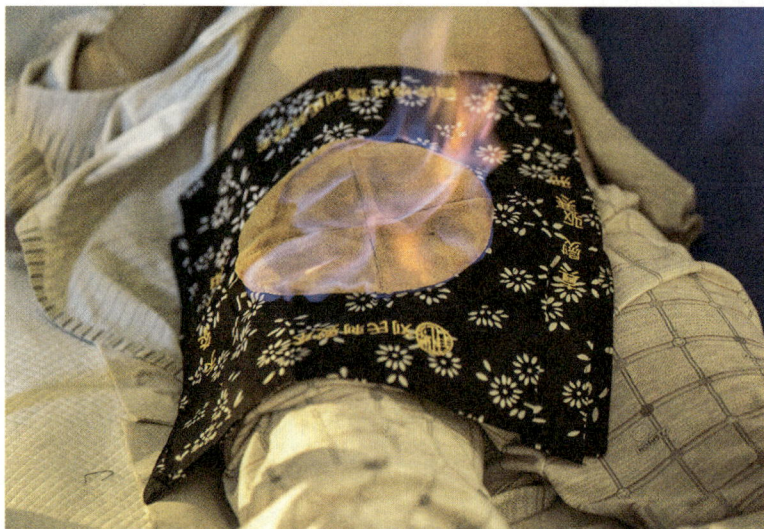

图5-14 火疗

1）创科药酒：肉桂4g，川乌12g，红花3g，草乌10g，伸筋草10g，威灵仙15g，牛膝10g，防风10g，木香15g，乳香15g，没药15g，当归12g，川芎12g，五加皮12g。上药以白酒7L，制成药酒，备用。

2）禁忌证：①阴虚阳亢、实热证者。②各种急性炎症，以热性表现为主者。③严重过敏性疾病、出血性疾病、血液病及传染性疾病患者。④严重的心脑血管、肝、肾疾病，以及极度衰弱、恶性肿瘤患者。⑤精神疾病、认知障碍等神志疾病，不能配合治疗者。⑥局部皮肤有破溃、溃疡、感染者。⑦妇女经期、妊娠期。⑧药物过敏史、感知觉障碍者。

3）操作要点：①选定需要治疗的部位，覆盖潮湿的毛巾或多层纱布。②将创科药酒倒入换药盘中，放入一块纱布将其浸湿。③将浸有药酒的纱布置于湿毛巾上。④术者右手握一块潮湿毛巾。⑤点燃药酒纱布，待患者有温热感后迅速用毛巾盖灭火焰，并持续5秒。⑥反复操作9次。

4）注意事项：①注意用火安全，关闭门窗及一切风源，做好防火、防风、防寒保暖工作，保护患者隐私。②操作过程中随时询问患者的感受（耐受程度），注重患者的主观感受。③操作后清洁及观察皮肤；注意保暖，可饮适量温开水。④治疗后2小时内禁止沐浴。

5）常见意外情况的预防及处理

①热晕厥

［临床表现］头晕、心慌，甚至晕倒。

［预防措施］a. 体质虚弱、空腹或初次接受火疗的患者热度不宜太高，时间不宜太长。b. 对于紧张的患者，要做好解释工作，消除其对火疗的恐惧。

［处理措施］a. 立即停止治疗，微通风，饮温开水，一般可随即好转。b. 晕厥严重者，可配合针刺等方法。

②药物过敏

［临床表现］皮肤过敏、皮肤异常感觉、心律失常、呼吸困难，甚至过敏性休克。

［预防措施］治疗前详细询问患者的过敏史、体质情况。

［处理措施］立即停止治疗，予抗过敏治疗。

③烫伤

［临床表现］局部皮肤出现大小不等的水疱。

［预防措施］a. 治疗前应向患者解释火疗的目的、意义、注意事项。b. 注意用火安全。c. 根据患者的体质状态、局部组织对热的耐受力，选择适宜的温度。d. 随时观察患者的状态，询问患者的感受，并用温度计测量温度。

［处理措施］a. 立即停止火疗。b. 局部涂凡士林以保护皮肤，可予冷敷，有水疱者按浅Ⅱ度烧伤处理。

（4）盐熨（索尔玛克塔）疗法（图5-15）：索尔玛克塔（sormaqta）疗法在哈萨克医传统文化中有着悠久的历史，是独特的外治疗法之一。新疆西域骨伤流派将其加以改良，以绢、布等包裹炒热的粗盐熨引患处。

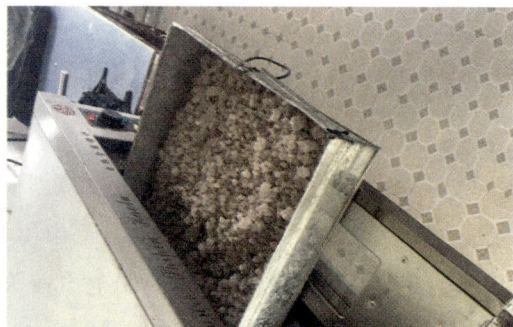
（a）

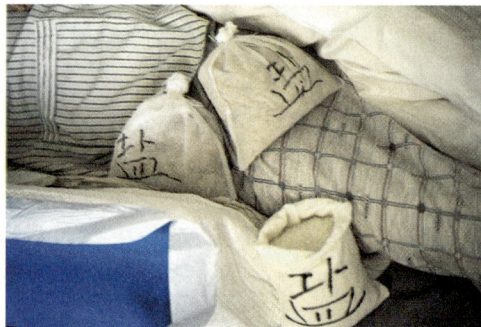
（b）

图5-15 盐熨疗法

1）禁忌证：皮肤破损处、身体大血管处、局部无知觉处、腹部包块性质不明者、炎症部位、实热证、麻醉未清醒者，以及孕妇的腹部和腰骶部禁用。

2）操作要点：①取粗盐500～1000g放入锅内，用文火炒（或按需要加适量的白酒或醋搅拌后炒），炒时用竹铲或竹筷翻拌，至温度60～70℃时将其装入双层布袋中，用大毛巾保温。②患者取合适体位，暴露盐熨部位，注意保暖，必要时用屏风遮挡。③局部皮肤涂少量凡士林，将盐袋放在患处或相应的穴位上用力来回推熨。力量要均匀，开始时用力要轻，速度可稍快，随着盐袋温度的降低，力量可增大，同时速度减慢。④盐袋温度过低时可更换药袋。⑤盐熨时间一般15～30分钟，每日1～2次。⑥盐熨过程中要注意观察患者的局部皮肤情况，防止烫伤。⑦盐熨后擦净局部皮肤，协助患者安置体位，整理床单位。

3）注意事项：①盐熨疗法一般需要裸露体表，故操作时应注意室温适宜、空气新鲜，注意避风，以免患者感受风寒。②治疗前嘱患者排空小便。③盐袋温度不宜超过70℃，年老、婴幼儿者不宜超过50℃。④治疗过程中若盐袋冷却应立即更换或加热，若患者感到局部疼痛或出现水疱应立即停止操作，并进行适当的处理。⑤治疗过程中要注意观察患者的情况，如患者有头晕、心慌应立即停止治疗。⑥治疗结束后嘱患者避风保暖，不过度疲劳，饮食宜清淡。

4）烫伤的预防及处理

［临床表现］局部皮肤发红、灼痛，或出现大小水疱。

［预防措施］a.治疗前应向患者解释盐熨疗法的目的、意义、注意事项，保证治疗安全。b.治疗过程中随时观察患者的皮肤变化，询问患者的感受，避免烫伤。

［处理措施］a.皮肤出现灼痛感时立即停止操作。b.局部涂凡士林以保护皮肤，可给予冷敷，有水疱者按浅Ⅱ度烧伤处理。

3. 推拿治疗

（1）治疗功效：早期以舒筋通络、活血止痛为治；后期以松解粘连、滑利关节为治。

（2）治疗方法：协助患者选择舒适的体位，在患病部位施以一指禅推法、滚法、拿法等，同时可予点法或按法点按相关腧穴，以患者感觉施术穴位酸胀为度。每次推拿时间以 20 ～ 25 分钟为宜，10 次为 1 个疗程。

4. 针刀治疗

（1）定点阿是穴：重按时压痛明显，有时可触及一硬结，用龙胆紫定点标记。

（2）操作：定点局部常规消毒，铺无菌洞巾，取 3 号针刀，刀口线与人体纵轴线平行，纵行剥离，觉针下松动即出针，按压针孔片刻，敷创口贴。每次选 1 ～ 2 穴，治疗后至少休息 1 周方可行下一次治疗，1 ～ 2 次为 1 个疗程。

5. 功能锻炼

（1）扶物下蹲法：单手或双手前伸，扶住固定物，身体直立，双足分开，与肩等宽，慢慢下蹲后再扶起，反复进行 3 ～ 5 分钟。

（2）患肢摆动法：单手或双手前伸，或侧身扶住固定物，单脚负重而立，患肢前屈、后伸、内收、外展摆动 3 ～ 5 分钟。

（3）内外旋转法：手扶固定物，单脚略向前外伸，足跟着地，做内旋和外旋运动 3 ～ 5 分钟。

（4）屈髋法：正坐于床边或椅子上，双下肢分开，患肢反复做屈膝屈髋运动 3 ～ 5 分钟。

（5）抱膝法：正坐于床边或椅子上，双下肢分开，双手抱住患肢膝下，反复屈肘后拉与主动屈髋运动相配合，加大屈髋力量及幅度。

（6）开合法：正坐于椅子上，髋、膝、踝关节各成 90° 角，双足并拢，以双足尖为轴心做双膝外展、内收运动，以外展为主，3 ～ 5 分钟。

（7）蹬车活动法：稳坐于特制自行车运动器械上，如蹬自行车行驶一样，速度逐渐加快，活动 10 ～ 20 分钟。

上述功能锻炼方法应注意以下肢微热不疲劳为度，每次的锻炼时间因人而异，注意循序渐进。

（四）疗效评价

1. 评价标准

（1）Harris 髋关节功能评分标准，见表 5-1。

表 5-1　Harris 髋关节功能评分标准

随访内容	分数	随访内容	分数
1.疼痛		2.□无畸形，无下列畸形	4
□无	44	□固定性内收畸形＜10°	0
□活动后稍有疼痛，不需服止痛药	40	□固定性伸直位内旋畸形10°	0
□活动后轻度疼痛，偶需服止痛药	30	□双下肢长度差异≤3.2cm	0
□活动后中度疼痛，需常服止痛药	20	□固定性屈曲畸形＜30°	0
□稍活动后明显疼痛，偶服强烈止痛药	10	（有其中一项则不得分）	
□卧床不敢活动，常服强烈止痛药	0		
3.活动度（屈＋外展＋内收＋外旋＋内旋）		4.行走时辅助	
□210°～300°	5	□不用	11
□160°～209°	4	□走长路时须用手杖	7
□100°～159°	3	□走路时总要用手杖	5
□60°～99°	2	□用单拐	4
□30°～59°	1	□用两根手杖	2
□0°～29°	0	□用双拐	0
5.系鞋带，穿袜子		6.坐椅子	
□容易	4	□任何高度椅子，1小时以上	5
□困难	2	□只能坐高椅子，0.5小时以上	3
□不能	0	□坐椅不能超过0.5小时	0
7.上汽车		8.跛行	
□能	1	□无	11
□不能	0	□轻	8
		□中	5
		□重	0
9.行走距离		10.爬楼梯	
□不受限	11	□自如	4
□1km以上	8	□基本自如，但须扶栏杆	2
□500m左右	5	□勉强能上楼	1
□只能卧床	0	□不能	0

Harris 髋关节功能评分标准分为 4 个等级：优（≥90分），良（80～89分），可（70～79分），差（＜70分）。

（2）股骨头坏死保髋疗效评价标准百分法，见表 5-2。

表 5-2　股骨头坏死保髋疗效评价标准百分法

临床评价（60分）	
疼痛（25分）	
□ A. 无痛	25分
□ B. 轻微	20分
□ C. 轻度	15分
□ D. 中度	10分
□ E. 重度	0分
功能（18分）	
A. 跛行	
□ a. 无	7分
□ b. 轻度	5分
□ c. 中度	3分
□ d. 重度	0分
B. 行走距离	
□ a. 无限制	7分
□ b.500～1000m	5分
□ c.100～500m	3分
□ d. 屋内	1分
□ e. 卧床	0分
C. 支具	
□ a. 不需	4分
□ b. 手杖	2分
□ c. 单拐	1分
□ d. 双拐	0分

关节活动度（17分）							
A. 屈曲		B. 外展		C. 内旋		D. 外旋	
□＞90°	9分	□＞30°	4分	□＞15°	2分	□＞15°	2分
□＞60°	5分	□＞15°	2分	□＞5°	1分	□＞5°	1分
□＞30°	2分	□＞5°	1分	□＜5°	0分	□＜5°	0分
□＜30°	0分	□＜5°	0分				

X 线评价（40分）	
A. 治疗前评价	分数
□ 0-Ⅰ期	35～40分
□ Ⅱ期	30分
□ Ⅲ期	20分
□ Ⅳ期	10分
B. 治疗后评价	分数

□ 0-Ⅰ期：Ⅱ-Ⅰ	40分
Ⅱ期：	
□ a.囊性变或硬化灶部分被新生骨替代	35分
□ b.无变化；Ⅲ-Ⅱ或Ⅰ-Ⅱ	30分
Ⅲ期：	
□ a.囊性变、硬化灶、塌陷或死骨部分被新生骨替代	25分
□ b.无变化；Ⅳ-Ⅲ或Ⅱ-Ⅲ	20分
Ⅳ期：	
□ a.关节间隙增宽	15分
□ b.无变化；Ⅲ-Ⅳ	10分

股骨头坏死保髋疗效评价标准百分法分为4级：优（≥90分），良（75～89分），可（60～74分），差（＜60分）。

（3）疼痛评分采用视觉模拟评分法（VAS），见表5-3。

表5-3　视觉模拟评分法（VAS）

分值	0	1	2	3	4	5	6	7	8	9	10
结果											

注：由患者打勾，记录人员记录分值，并规定0分为无痛，1～3分为轻度疼痛，4～7分为中度疼痛，8～10分为重度疼痛。

2.评价方法

（1）就诊当天：可选用Harris髋关节功能评分标准、股骨头坏死保髋疗效评价标准百分法及VAS等进行评价。

（2）治疗后3～12个月：可选用Harris髋关节功能评分标准、股骨头坏死保髋疗效评价标准百分法及VAS等进行评价。

（五）调护要点

1.一般护理

（1）避免不恰当的运动及寒冷的刺激，注意保暖。

（2）加强患肢的功能锻炼，每天按摩患肢肌肉15～30分钟，采用蹬车运动或游泳，改善患肢血液循环。

（3）患者往往因为疾病产生焦虑、悲观情绪，应予心理安慰，使其保持稳定的情绪。

（4）饮食宜清淡易消化，适当增加钙的摄入。

2.辨证施护

（1）血瘀气滞证：①保持病室安静清洁，空气流通。②多吃舒郁理气、活血化瘀之品，如陈皮、山楂，忌食辛辣刺激、壅阻气机之品。③卧床休息，患肢输液完毕进行卧位屈伸、内外旋转、抱膝等动作。④采用本院中药制剂黑药膏敷贴及中药封包治疗，以活血化瘀、消肿止痛，加速对炎症代谢物的吸收，解除神经根粘连并获得松解，缓解局部疼痛。

（2）肾虚血瘀证：①加强患肢的功能锻炼，每日按摩患肢肌肉 30 分钟，或采用蹬车运动，改善患肢血液循环。②内服补肾活血汤以活血化瘀、温阳益肾，可提高机体的内分泌功能。③饮食可多食滋补肝肾之物，忌食辛辣油腻之品。

（3）痰瘀蕴结证：①注意保暖，避免寒冷刺激。②可予中药药浴，以活血涤痰，促进新陈代谢，改善血液循环。③内服的中药汤剂宜饭后半小时热服。④饮食宜清淡易消化，忌食生冷、辛辣、肥甘厚味之品。

3. 康复指导

患者在被诊断为股骨头坏死后，医生通常让其患肢限制负重，卧床休息，进行手术或非手术治疗。对于非手术患者来说，功能锻炼尤为重要，可预防和改善废用性肌萎缩，促使功能早日恢复。功能锻炼应以自动为主，被动为辅，循序渐进，逐步增加，并根据股骨头坏死的分期、分型，髋关节周围软组织的功能受限程度，以及患者的体质，选择适宜的坐、立、卧位锻炼方法。

（1）坐位分合法：坐在椅子上，双手扶膝，双脚与肩等宽，左腿向左，右腿向右，两腿同时充分外展，然后内收。每日 300 次，分 3～4 次进行。

（2）立位抬腿法：手扶固定物，身体保持竖直，抬患腿，使身体与大腿成直角，大腿与小腿成直角。每日 300 次，分 3～4 次进行。

（3）卧位抬腿法：仰卧，抬患腿，使大腿、小腿成一直线，并与身体成一直角。每日 100 次，分 3～4 次进行。

（4）内旋外展法：手扶固定物，双腿分别做充分的内旋、外展、划圈运动。每日 300 次，分 3～4 次进行。

二、膝骨关节炎

（一）病名解析

膝骨关节炎（knee osteoarthritis，KOA），常见于 40 岁以上的中老年患者，以关节软骨退行性变、关节间隙狭窄和破坏为主要病理改变，继发关节骨质增生、滑膜急慢性炎症改变，其临床表现多为膝关节疼痛、僵硬和活动受限。其属中医学"膝痹""痹证""骨痹"等范畴。肾主骨，肝主筋，肝肾不足，精血亏损，无以濡养骨骼是本病发生的内因，而风寒湿等外邪入侵，合而为病，则是外因。随着病情的发展，邪留不去，正气虚弱，经常出现膝关节酸痛，活动受限，劳累后加重，不能长时间行走。

维吾尔医将骨关节病称为"大关节痛""母怕斯里""努克热斯"等，并在长期的临床实践中逐渐形成了独特的认识和治疗体系。2012年，在"十一五"国家科技支撑计划的带动下，维吾尔医研究者完成并明确了骨关节病的维吾尔医诊断与治疗标准。

前面章节已经介绍了维吾尔医理论基础，对于骨关节病，维吾尔医认为该病是由全身性体液失调引起局部骨关节内正常的生物化学微环境发生改变，人体异常气质和异常体液影响组成骨关节的骨骼及周围组织的气质和关节腔内正常的黏液质发生异常改变而导致的疾患。维吾尔医认为其发病机制如下：一是全身性的体液失调影响关节腔内正常的黏液质发生异常改变，形成致病体液石膏状黏液质，此种异常黏液质长时间沉积于关节面，使其失去润滑关节活动的功能，导致关节软骨不断磨损，其关节内正常的物质代谢失去平衡，局部组织及细胞物质代谢和生长发生了异常变化，从而导致了骨关节炎；二是骨骼、周围组织及关节软骨的本身气质属于干寒（黑胆质），在全身体液失调的影响下，由于库瓦体加孜巴（吸收力）和库瓦体达皮亚（排泄力）的增强，以及库瓦体马斯卡（捏住力）的减弱导致骨骼本身的各种营养成分（如蛋白质、钙、镁、钾、维生素 D 等）脱落，产生异常的黑胆质，该异常体液在关节腔内不能行使正常的生理功能，对关节软骨及软骨下骨不断损坏，从而导致了骨关节炎。

（二）诊断

1. 疾病诊断 [参照中华医学会骨科学分会《骨关节炎诊治指南（2007 年版）》]

（1）临床表现：膝关节疼痛及压痛，关节僵硬，关节肿大，骨摩擦音（感），关节无力，活动障碍。

（2）X 线检查：非对称性关节间隙变窄，软骨下骨硬化和囊性病变，关节边缘骨质增生和骨赘形成；关节腔内出现游离体，关节变形及半脱位。

（3）实验室检查：血常规、蛋白电泳、免疫复合物及血清补体等指征一般在正常范围。伴有滑膜炎者可见 C 反应蛋白及红细胞沉降率（ESR）轻度升高，类风湿因子及抗核抗体阴性。

（4）诊断标准：①近 1 个月内反复膝关节疼痛。②X 线检查（站立或负重位）示关节间隙变窄、软骨下骨硬化和（或）囊性变、关节缘骨赘形成。③关节液（至少 2 次）清亮、黏稠，白细胞计数 < 2000 个 /mL。④中老年患者（40 岁以上）。⑤晨僵 ≤ 3 分钟。⑥活动时有骨擦音（感）。

综合临床、实验室及 X 线检查，符合①＋②条或①＋③＋⑤＋⑥条或

①+④+⑤+⑥条，可诊断膝骨关节炎。

（5）骨关节炎的分级：根据 Kellgren–Lawrence 分级，骨关节炎可分为以下 5 级：

0 级：正常。

Ⅰ级：关节间隙可疑变窄，可能有骨赘。

Ⅱ级：有明显的骨赘，关节间隙轻度变窄。

Ⅲ级：中等量骨赘，关节间隙变窄较明确，软骨下骨质轻度硬化改变，范围较小。

Ⅳ级：大量骨赘形成，可波及软骨面，关节间隙明显变窄，硬化改变极为明显，关节肥大及明显畸形。

2. 疾病分期

（1）早期：膝关节疼痛，多见于内侧，上下楼或站起时尤重，无明显畸形，关节间隙及周围压痛，髌骨研磨试验（+），关节活动可。X 线表现 0～Ⅰ级。

（2）中期：膝关节疼痛较重，可合并肿胀、内翻畸形，有屈膝畸形及活动受限，压痛，髌骨研磨试验（+），关节不稳。X 线表现Ⅱ～Ⅲ级。

（3）晚期：膝关节疼痛严重，行走需支具或不能行走，内翻及屈膝畸形明显，压痛，髌骨研磨试验（+），关节活动度明显缩小，严重不稳。X 线表现Ⅳ级。

3. 中医证候诊断（2020 年，中国中医药研究促进会骨伤科分会，《膝骨关节炎中医诊疗指南（2020 年版）》

（1）气滞血瘀证

1）主症：关节疼痛如刺或胀痛，休息疼痛不减，关节屈伸不利。

2）次症：面色晦暗。

3）舌象与脉象：舌质紫暗，或有瘀斑；脉沉涩。

（2）湿热痹阻证

1）主症：关节红肿热痛，触之灼热，关节屈伸不利。

2）次症：发热，口渴不欲饮，烦闷不安。

3）舌象与脉象：舌质红，苔黄腻；脉濡数或滑数。

（3）寒湿痹阻证

1）主症：关节疼痛重着，遇冷加剧，得温则减，关节屈伸不利。

2）次症：腰身重痛。

3）舌象与脉象：舌质淡，苔白腻；脉濡缓。

（4）肝肾亏虚证

1）主症：关节隐隐作痛。

2）次症：腰膝无力，酸软不适，遇劳更甚。

3）舌象与脉象：舌质红，少苔；脉沉细无力。

（5）气血虚弱证

1）主症：关节酸痛不适。

2）次症：倦怠乏力，不耐久行，头晕目眩，心悸气短，面色少华。

3）舌象与脉象：舌淡，苔薄白；脉细弱。

（三）治疗方案

1. 中医内治法

（1）气滞血瘀证

治法：活血行气，祛瘀通络，通痹止痛。

推荐方药：身痛逐瘀汤（药物组成：秦艽、川芎、桃仁、红花、甘草、没药、羌活、五灵脂、当归、香附、牛膝、地龙等）。

（2）湿热痹阻证

治法：清热利湿，通络止痛。

推荐方药：二妙散合宣痹汤（药物组成：黄柏、苍术、防己、杏仁、滑石、连翘、栀子、薏苡仁、半夏、蚕沙、赤小豆等），或口服肿痛安胶囊、虎力散胶囊等中成药。

（3）寒湿痹阻证

治法：温经散寒，除湿止痛。

推荐方药：乌头汤（药物组成：麻黄、芍药、黄芪、炙甘草、川乌），或口服雪莲口服液、骨筋丸片、附桂骨痛胶囊、金乌骨痛胶囊等中成药。

（4）肝肾亏虚证

治法：滋补肝肾，强壮筋骨。

推荐方药：补肾通络方加鸡血藤、鹿含草、全蝎粉（冲）、蜈蚣粉（冲）、土鳖虫粉（冲）等，或口服骨康胶囊、金乌骨痛胶囊、院内制剂柔筋补脾丸等中成药。

（5）气血虚弱证

治法：益气补血。

推荐方药：八珍汤（药物组成：人参、白术、茯苓、当归、川芎、白芍、熟地黄、炙甘草），或口服骨康胶囊、院内制剂骨质增生丸等中成药。

附：补肾通络丸（图5-16）

补肾通络丸是新疆维吾尔自治区中医医院副院长孟庆才教授在其经验方——补肾通络方的基础上开发的院内制剂，由熟地黄、骨碎补、黄芪、当归、牛膝、杜仲、川芎、防风、独活、地龙、鸡血藤、红花组成，具有补肾活血、通痹止痛的功效，用于肾精亏虚，瘀血阻络所致的骨关节炎、骨质疏松等疾病。方中熟地黄入肝肾而具滋阴养血、填精益髓之效，《本草纲目》云其"填骨髓，长肌肉，生精血，补五脏内伤不足，通血脉"，《本草从新》载其"滋肾水，封填骨髓，利血脉，补益真阴"，乃大补阴血津精之上药。骨碎补，苦、温，入肝、肾经，具活血续筋、补肾壮骨之功效，与熟地黄合用，益肾充督，温而不燥，阴阳双补，共为君药。牛膝活血化瘀，补肝肾，强筋骨，利关节，走而能补，性善引诸药下行，入下焦血分；杜仲补肝肾，强督脉，壮筋骨，补而不燥，《本草汇言》云"腰膝之痛，非杜仲不除"，直达下焦气分。两药合用，加强补肝肾、强通筋骨之功。黄芪、当归大补气血，配川芎既有"治风先治血，血行风自灭"之意，又间接有健脾以补肾之功。以上诸药，共奏补肝肾、强筋骨、益气养血、活血祛瘀之功，为臣药。防风，辛、甘，微温，入膀胱、肝、脾经，功效祛风解表、胜湿解痉、止泻止血，可用于风湿痹痛。独活，辛散苦燥，微温能通，功效祛风胜湿、通痹止痛，凡风寒湿痹，关节疼痛，无论新久，均可应用，尤适宜下部之痹痛、腰膝酸痛、屈伸不利等，如《本草正义》载独活"专理下焦风湿、两足痛痹、湿痒、拘挛"。地龙，性味咸寒，归肝、脾、膀胱经，长于走窜，通络止痛，配以鸡血藤活血养血、舒筋活络，治疗肢体麻木、风湿痹痛等症，无论血虚、瘀滞，均可应用。《药品化义》记载："红花，色红类血，味辛性温，善通利经脉，为血中气药。能泻而又能补，各有妙义。"红花善通利血脉，能活血祛瘀，消肿止痛。补肾通络方抓住了骨关节炎、骨质疏松症病程多迁延日久，本虚标实之特征，攻补兼施，寓补于通，具有祛邪而不伤正的组方特点。

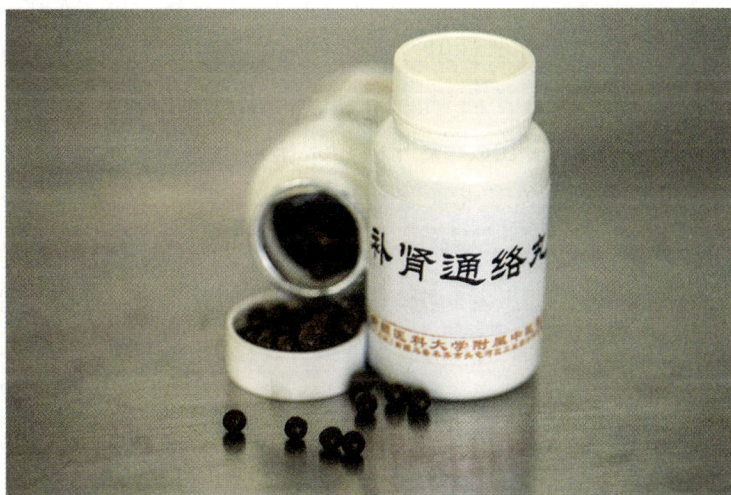

图 5-16　补肾通络丸

2. 维吾尔医内治法

维吾尔医骨伤科内服药物多辛、甘、苦，其复合味以辛苦、辛甜、辛烈为主，药性以干、热为主，用药以调整气质，控制和改善疾病症状为原则，根据不同疾病、疾病的不同分期选用不同的药物治疗。针对临床常见的膝骨关节炎，维吾尔医用药经验如下。

（1）涩味黏液质型用药：针对涩味黏液质型，选用的异常黏液质成熟剂成分为：铁线蕨、小茴香、玫瑰花、牛舌草、薰衣草、地锦草各15g，大叶破布木实、香青兰、无核葡萄干、甘草根各20g，大枣、无花果干各30g，刺糖、玫瑰花糖膏各60g等。水煎煮服用，每次100mL，每日3次，连续服用10～15天。清除剂成分为：铁线蕨、小茴香、玫瑰花、牛舌草、薰衣草、地锦草各15g，大叶破布木实、香青兰、甘草根、无核葡萄干各20g，菟丝子、番泻叶、大枣、无花果干各30g，山扁豆45g，玫瑰花糖膏、刺糖各60g，巴旦木油10g等。水煎煮服用，每次100mL，每日3次，连续服用2～3天。

（2）石膏状黏液质型用药：针对石膏状黏液质型，选用的异常黏液质成熟剂成分为：铁线蕨、小茴香、玫瑰花、牛舌草、薰衣草、地锦草各15g，大叶破布木实、香青兰、无核葡萄干、甘草根各20g，大枣、无花果干各30g，刺糖、玫瑰花糖膏各60g等。水煎煮服用，每次100mL，每日3次，连续服用5～9天。清除剂成分为：铁线蕨、小茴香、玫瑰花、牛舌草、薰衣草、地锦草各15g，大叶破布木实、香青兰、甘草根、无核葡萄干各20g，菟丝子、番泻叶、大枣、无花果干各30g，山扁豆45g，玫瑰花糖膏、刺糖各60g，巴旦木油10g等。水煎煮服用，每次100mL，每日3次，连续服用2～3天。

（3）异常黑胆质型用药：针对异常黑胆质型，选用的成熟剂成分为：香青兰、小茴香、铁线蕨、牛舌草、薰衣草、地锦草各15g，甘草根20g，大叶破布木实、大枣各30g，刺糖60g等。水煎煮服用，每次100mL，每日3次，连续服用15～30天。清除剂成分为：香青兰、小茴香、铁线蕨、巴旦木油、薰衣草、地锦草各15g，甘草根、菟丝子、番泻叶各20g，大叶破布木实、牛舌草、大枣、卡布尔诃子各30g，山扁豆、刺糖各60g等。水煎煮服用，每次100mL，每日3次，连续服用2～3天。

异常体液改变后，可根据患者病情予开通阻滞、消肿止痛、强筋壮骨等药物，也可根据患者的具体病情调整成熟剂和清除剂的成分及疗程。疼痛严重者也可合用西药。

3. 外治法

依据患者的病情，可选择单个外治法或多个外治法以及与中医内治法相结合治疗。

（1）敷贴（孜玛得）疗法：见本章第五节下面"股骨头坏死"的相关内容。

（2）热罨包（铁热布劳和哈普塔勒格布劳）疗法：见本章第四节的相关内容。

（3）足浴（帕雪雅）疗法（图5-17）：帕雪雅疗法又称膝下药浴法，是维吾尔医的一种外治法。其疗法与普通足浴的不同之处在于选用了新疆道地药材，新疆西域骨伤流派则在此基础上选用院内制剂——骨科熏洗液。

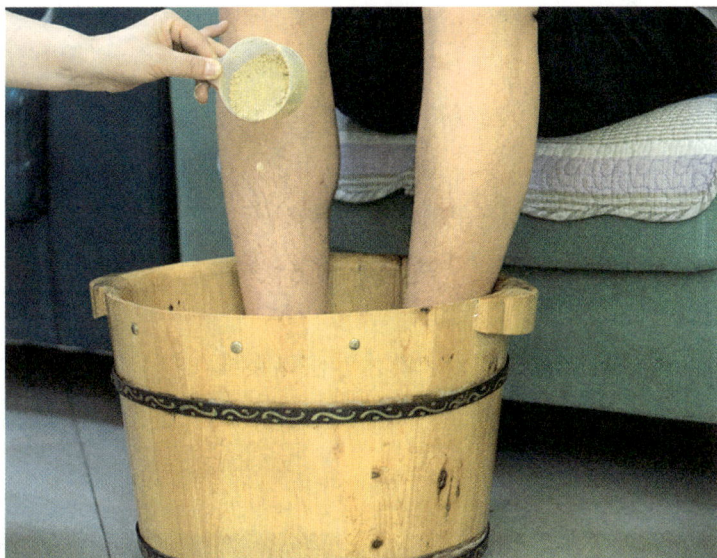

图 5-17　足浴疗法

1）骨科熏洗液：前面章节已经介绍过，骨科熏洗液是吕发明在王继先的经验方——骨科洗剂的基础上，按照中药新制剂开发与应用要求而研制的，组成药物包括雪莲、伸筋草、大黄、没药、透骨草、威灵仙、香加皮、刘寄奴。

2）禁忌证：①患有心、肺、脑等严重疾病及精神障碍者禁用。②消化道出血及有出血倾向者禁用。③传染性皮肤病、皮肤破损或感染溃烂者慎用。

3）操作要点：①检查足浴器性能是否完好，以保证安全。②将 40℃左右的骨科熏洗液注入盛药容器内，将患者足部浸泡于药液中，每次 30 分钟。

4）注意事项：①足浴过程中注意室内避风，冬季注意保暖，暴露部位尽量加盖衣被，洗毕应及时擦干药液和汗液。②煎好的药液用干净的纱布过滤，以免药中杂质在泡洗时刺激皮肤。③泡洗药液温度适宜，以防烫伤。操作中应随时询问患者的感受，老年人泡洗的温度宜稍低。④泡洗过程中应适量饮用温水，以补充体液，增加血容量，以利于代谢废物的排出。⑤饭前、饭后 30 分钟不宜泡洗。⑥所有物品需清洁消毒，用具一人一份一消毒，避免交叉感染。

5）常见意外情况的预防及处理

①过敏反应

[临床表现] 皮肤出现瘙痒、潮红、丘疹、水疱，甚至患者出现烦躁不安、胸闷气促等。

[预防措施] a. 泡洗前详细询问患者有无中药过敏史，并注意药物禁忌证。b. 仔细查对药液是否正确。

[处理措施] a. 立即停止操作。b. 症状轻者，可用抗组胺药；症状较重者，应及时使用糖皮质激素如泼尼松、地塞米松等；皮肤破损者，应及时换药、对症处理。

②烫伤

[临床表现] 局部皮肤发红、灼痛，或出现大小水疱。

[预防措施] a. 治疗前应向患者解释足浴的目的、意义、注意事项，保证治疗安全。b. 根据患者的体质状态、局部组织对热的耐受力，选择适宜的温度。c. 泡洗过程中随时观察患者的皮肤变化，询问患者的感受，避免烫伤。

[处理措施] a. 立即停止泡洗。b. 局部涂凡士林以保护皮肤，可给予冷敷，有水疱者按浅Ⅱ度烧伤处理。

（4）蜡（莫木）疗法（图5-18）：莫木疗法是在维吾尔医基础理论的指导下，根据疾病的 Mizaj（气质）分型，将莫木加热融化，制作成块、垫、束等形状在相应患病部位外敷，通过热敷进行治疗的技术。

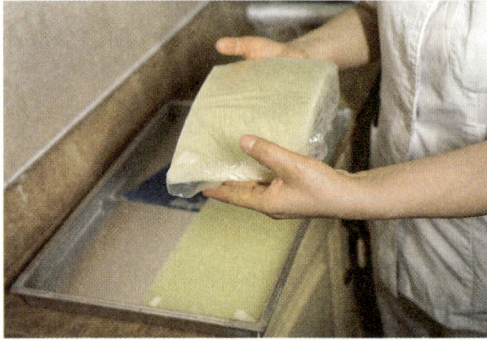
（a）

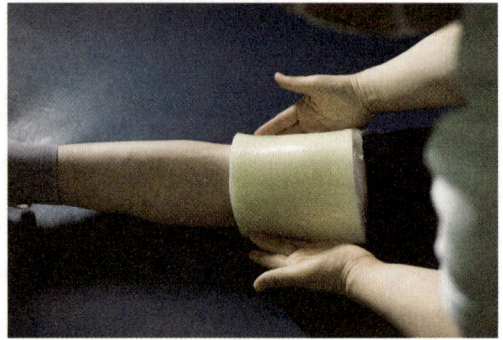
（b）

图 5-18　蜡疗法

1）禁忌证：感觉障碍、有出血倾向、结核、化脓性感染，以及创面渗出未停止者禁用此法。

2）操作要点：将熔化的蜡倒在各种规格的盘子里（最好用木盘），厚度为1.5～2cm，待成饼状后将其取出放在塑料布上，然后敷在治疗部位上，再用棉垫包裹保温。每次治疗的部位不超过3个，时间一般为30～60分钟。

3）注意事项：①勿空腹进行本项治疗，治疗前、中、后应适当补充水分。②治疗后皮肤表面发红、出汗均属正常现象，但需注意避风寒。③操作加热医用蜡时要用隔水加热法，以防烧焦或燃烧。用过的蜡可重复使用，但由于用过的蜡其性能降低，重复使用时，需要加入15%～25%的新蜡。④用于创面或体腔部位的蜡不能再做蜡疗。⑤蜡疗的温度要因人因病而异，既要防温度过低而影响疗效，又要防温度过高而烫伤皮肤。⑥治疗后，皮肤发红、发热、出汗状况未消退之前，勿用任何护肤品及化妆品，以免使邪无出路。⑦局部皮肤出现泛红、肿胀甚至脱屑、色素沉着等反应多为蜡疗法的疗效体现，数日后可自然消失。

4）常见意外情况的预防及处理

①烫伤

［临床表现］局部皮肤发红、灼痛，或出现大小水疱。

［预防措施］a.治疗前应向患者解释蜡疗的目的、意义、注意事项，保证治疗安全。b.治疗过程中随时观察患者的皮肤变化，询问患者的感受，避免烫伤。

［处理措施］a.皮肤出现灼痛感时立即停止操作。b.局部涂凡士林以保护皮肤，可给予冷敷，有水疱者按浅Ⅱ度烧伤处理。

②过敏反应

［临床表现］局部皮肤出现瘙痒、潮红、丘疹等表现。

［预防措施］治疗过程中随时注意观察有无过敏表现。

［处理措施］a.立即停止操作。b.症状轻者，可用抗组胺药；症状较重者，应及时使用糖皮质激素如泼尼松、地塞米松等；皮肤破损者，应及时换药、对症处理。

（5）刺血拔罐（罕达玛托恩科尔蔻）疗法（图5-19）：罕达玛托恩科尔蔻是哈萨克医的常用技术，其以"阿拉斯掏"法拔罐，使其局部充分瘀血，局部消毒后，再用刺血刀具浅刺特定的部位或浅表血络，放出适量血液，以达到治疗疾病的目的。哈萨克医传统罐具多用羚羊角、牛角或铜制成，一般为手工制作；罐内壁点火多用毛毡、动物绒毛等，其特点是点燃迅速、不易损伤皮肤。新疆西域骨伤流派则采用血管钳夹住95%乙醇棉球点火，先在治疗部位以"阿拉斯掏"法拔罐，使局部充分瘀血后留罐10分钟再起罐，然后局部常规消毒，用放血工具浅刺出血后再行拔罐，留罐10分钟，起罐后消毒局部皮肤。

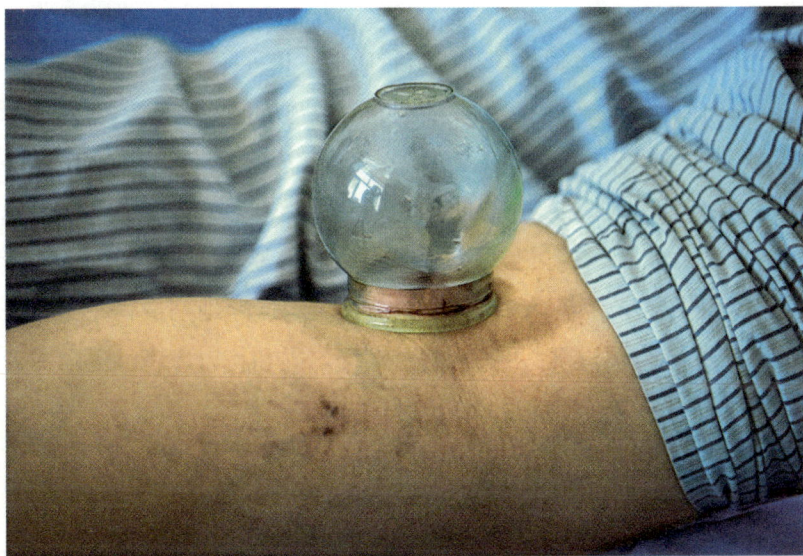

图5-19　刺血拔罐疗法

1）禁忌证：①急性严重性疾病禁用。②皮肤过敏、传染性皮肤病及皮肤肿瘤（肿块）部、皮肤溃烂部禁用。③出血性疾病及有出血倾向者禁用。④孕妇腹部及腰骶部禁用。⑤中度和重度水肿部位慎用。

2）注意事项：①治疗室保持冷暖适宜，注意避风，防止受凉。②拔罐应选择肌肉丰厚的部位，尽量避开骨略凹凸不平处、毛发较多处及瘢痕处，充分暴露治疗部位。③选择适宜的体位，局部应舒展松弛。④老年人、儿童、体质虚弱及初次接受拔罐者，拔罐数量宜少，留罐时间宜短。⑤若留针拔罐，选择的罐具宜大，毫针针柄宜短，以免罐具触碰针柄而造成损伤。⑥用于点火的乙醇棉球不可吸含乙醇过多，以免拔罐时滴落到患者的皮肤上而造成烫伤。⑦起罐操作时不可硬拉或旋转罐具，否则会引起疼痛，甚至损伤皮肤。

3）常见意外情况的预防及处理

①晕罐

［临床表现］a.局部出现发热、发紧、发酸，疼痛较明显。b.晕罐者出现头晕、心慌、恶心、面色苍白等。

［预防措施］拔罐时询问患者的感受，注意观察局部和全身的情况。

［处理措施］a.局部出现不适时应取下重拔。b.有晕罐征兆时，应及时起罐，让患者平卧，轻者饮些温水，静卧片刻即可恢复，重者应立即做相应的处理。

②烫伤

［临床表现］局部皮肤出现大小水疱。

［预防措施］a.用于点火的乙醇棉球大小适宜，不可吸含乙醇过多。b.拔罐动作要稳、准、快。

［处理措施］a.小水疱无须处理，可自行吸收。b.水疱较大者，局部皮肤消毒后，用无菌注射器吸出液体，覆盖无菌敷料，保持干燥，防止感染。

4. 推拿治疗

（1）治疗功效：舒筋通络，松解粘连，滑利关节。

（2）治疗方法：患者取俯卧位，下肢伸直放松，踝关节下垫低枕，术者施予点、推、拿、滚、揉、拔伸牵引等手法。实施手法前可用按摩油剂或膏（如青鹏软膏）涂抹患处，增加消肿止痛的作用。手法力量要求均匀柔和，以患者舒适耐受为度。每次治疗约20分钟，每周2次，3周为1个疗程。

5. 针刀治疗

（1）分析病情，寻找高应力点：膝骨关节炎的高应力点主要包括韧带（髌前韧带止点，内侧、外侧副韧带起止点，髌骨斜束支持带）、滑囊（髌上、下囊，鹅足囊，腘窝囊等）、关节内（翼状襞起点、脂肪垫、髌尖内血管祥）、神经卡压点（隐神经髌下支、腓总神经腓骨小头部卡压点）。

（2）操作方法：患者仰卧或俯卧，以充分暴露膝关节（膝下垫一软枕），以碘伏消毒皮肤，根据病情轻重和功能障碍关键点（主要三大部分：肌腱、韧带、关节囊）进行松解治疗。

1）髌前松解

①松解髌前韧带止点（胫骨结节附着处），进行纵向剥离。松解髌下脂肪垫（从两侧膝眼处斜向45°进针，有柔韧感时进行通透剥离，然后将针刀退至髌尖两侧，直达髌下翼状襞，将刀口线垂直于翼状襞内侧切割1～2刀）。如果髌骨上下活动度明显变小，可将针刀改为沿髌尖下骨面内侧缘横向松解髌骨滑膜皱襞附着点，横向切割2～3刀，使其张力减低。如果髌骨上下左右活动度均小，可选择髌骨斜束支持带附着点。

②病程过久，髌尖处可形成血管袢（小血管迂曲增生，牵拉髌骨而疼痛），可将针刀从髌尖左右两侧斜束支持带和髌韧带夹角部沿髌尖平行进针，切割已增生变性的血管袢，突破柔韧部分。术后可能有少量出血，需要压迫止血1～2分钟。当此处增生的小血管神经束被切割破坏后，疼痛可消失。

③松解股胫关节变窄部位的侧副韧带。

④去除软枕，膝关节呈伸直位，使侧副韧带处于紧张状态。松解侧副韧带的起止点，必要时松解腓侧副韧带起止点，或髂胫束止点，注意不要伤及腓总神经。

2）膝后松解：可选择膝后胫侧的半腱肌、半膜肌、腘肌、腓肠肌止点，腓侧的跖肌，腓肠肌外侧头，股二头肌止点，沿肌纤维方向平行进针，达骨面后剥离2～3次，不要横向切割。

3）关节囊松解：病变的关节囊由于长期高应力状态，囊壁出现变性、变厚、挛缩、粘连，其外膜与相关肌腱筋膜密切相连，不同程度地增加了关节的拉应力。同时，囊内压处于高张力状态，加上囊内液体增多，协同致炎因子相互作用，引起严重疼痛症状。松解后，一方面关节囊得到减张、减压，另一方面也解除了相关神经支配区域的卡压。

①髌上囊：附于股骨髌面上方浅窝边缘及股四头肌深面。当膝骨关节炎时，此处可产生大量积液。

②髌前皮下囊：位于髌骨前方深层皮下组织内，在髌骨下半和髌韧带上半皮肤之间，股四头肌前方。当膝骨关节炎时，膝关节屈曲功能受限，松解连接此囊的周边肌腱筋膜可增加其活动度。

③髌下皮下囊：位于胫骨粗隆下半与胫骨之间。功能同髌前皮下囊。

④髌下深囊：位于髌韧带深面与胫骨之间。功能与髌前皮下囊、髌下皮下囊相同。

⑤膝外侧滑液囊：包括股二头肌滑囊，腓肠肌外侧头滑囊，腘肌腱滑囊。其囊壁

不同程度地与膝关节副韧带起点以及外侧半月板相连。当膝骨关节炎时，为解决关节屈曲功能障碍，必须松解以上滑液囊。

⑥膝内侧滑液囊：如鹅足囊、半膜肌囊、腓肠内侧头腱下囊。其中鹅足囊炎常与脂膜炎并存，多见于 50 岁以上的偏胖女性。

⑦腘窝囊肿：膝骨关节炎时较常见，患者自觉膝后发胀，下蹲困难。腘窝囊肿好发于腘窝后外侧，开口位置相当于腓肠肌、半膜肌滑液囊的交通口，紧贴腓肠肌内侧头之下。在此疏通可使液体经口外泄，减轻肿胀。

以上关节囊的松解法主要采取透通切割法，必要时做十字切开 2～3 刀，使囊内压减低。液体超过 5mL 时，可用无菌针管抽出，再将原针头注入 2% 利多卡因 2mL，加得宝松 5mg，并用小棉垫加弹力绷带固定 3～5 天（注意固定物以下的血循环情况，不要太紧，以防深静脉血栓形成）。

如果经 2～3 次治疗滑液仍不减少，可考虑在抽取滑液后用消痔灵 2～3mL 加 2% 利多卡因 2～3mL 缓缓注入囊内，外用棉垫加压气垫，使囊壁粘连。

6. 关节腔注射

依据患者病情，嘱患者取坐位，膝关节屈曲 90°，选用髌骨下内外侧或上外侧入路为进针点，皮肤消毒后，将 2～5mL 注射针头由髌韧带旁或股四头肌腱外侧穿刺进入关节腔内，回抽无血后注入玻璃酸钠注射液 2mL。如关节积液较多，可选用丹参注射液，先行抽出关节内积液，将丹参注射液 4～5mL 注入关节腔内。每周 1 次，5 次为 1 个疗程。

（四）疗效评价

1. 评价标准

（1）临床治愈：膝痛、肿胀完全消失，行走及上下楼梯无不适感。

（2）显效：静息无膝痛，无肿胀，偶有活动时疼痛，行走时无疼痛，不影响工作及生活。

（3）有效：膝痛时发时止，行走时仍有轻度疼痛，上下楼稍感不便，关节活动稍受限。

（4）无效：膝痛、肿胀及活动时疼痛无明显改善。

2. 评价方法

其主要应用美国西安大略和麦克马斯特大学骨关节炎调查量表（WOMAC）（表 5-4）进行评价，也可以结合中医全身证候观察表（表 5-5）、膝骨关节炎症状分级量化表（表 5-6）综合评价。

表 5-4　WOMAC

WOMAC 问卷（由患者了解以下说明后自行填写）

患者须知

三个部分的问题将用以下格式提出。您必须在直线上打一个"×"做出回答。

举例：

一、如果您把"×"划在直线的左端（如图下所示），即表示您无疼痛感。

无疼痛感　×————————————————┤　极度疼痛

二、如果您把"×"划在直线的右端（如图下所示），即表示您极度痛感。

无疼痛感　├————————————————×　极度疼痛

三、请注意：

1. 您把"×"越向右划，即表示您感到的疼痛越强烈。

2. 您把"×"越向左划，即表示您感到的疼痛越微弱。

3. 请不要把"×"划在线的两端之外。

请您在这种量度线上标明您在过去 48 小时内感觉到的疼痛程度、僵硬程度，或行动障碍的程度。

当回答调查表上的问题时，请想着您的 膝（研究关节）。请把您感觉到的、由您的 膝（研究关节）所患关节炎引起的疼痛、僵硬和身体行动障碍的严重程度表示出来。

您的医生已经选择了您的研究关节，如果您确定不了哪一处才是您的研究关节，请在填写本调查表以前询问清楚。

项目		分值
疼痛	在直线上打一个"×"做出回答	
（1）在平坦的地面上行走	├————————————┤	
（2）上楼梯或下楼梯	├————————————┤	
（3）晚上，在床上时，就是说打扰您睡觉的疼痛	├————————————┤	
（4）坐着或躺着	├————————————┤	
（5）挺直身体站着	├————————————┤	
僵硬	在直线上打一个"×"做出回答	
（6）您的僵硬状况在早晨刚醒来时有多严重	├————————————┤	
（7）您的僵硬状况在坐、卧或休息之后有多严重	├————————————┤	
进行日常活动的程度	在直线上打一个"×"做出回答	
（8）下楼梯	├————————————┤	
（9）上楼梯	├————————————┤	
（10）由坐着站起来	├————————————┤	
（11）站着	├————————————┤	
（12）向地面弯腰	├————————————┤	
（13）在平坦的地面上行走	├————————————┤	

进行日常活动的难度	在直线上打一个"×"做出回答
（14）进出小轿车或上下公交车	├────────────────────┤
（15）出门购物	├────────────────────┤
（16）穿上您的短袜和长袜	├────────────────────┤
（17）从床上坐起来	├────────────────────┤
（18）脱掉您的短袜和长袜	├────────────────────┤
（19）躺在床上	├────────────────────┤
（20）走出浴缸	├────────────────────┤
（21）坐着的时候	├────────────────────┤
（22）坐到马桶上或从马桶上站起来	├────────────────────┤
（23）做繁重的家务活	├────────────────────┤
（24）做轻松的家务活	├────────────────────┤

表 5-5　中医全身证候观察表

项目 评分	精神	二便	纳食	夜寐	面色	疲乏无力	舌	脉
1	良□	良□	良□	良□	有华□	无□	正常□	正常□
2	可□	可□	可□	可□	少华□	有□	异常□	异常□
3	差□	差□	差□	差□	无华□			
合计								

表 5-6　膝骨关节炎症状分级量化表

症状	程度	治疗前	治疗后
夜间卧床休息时疼痛或不适	偶有疼痛或不适	轻（1）	轻（1）
	时有疼痛	中（2）	中（2）
	频频疼痛	重（3）	重（3）
晨僵或起床后疼痛加重	无疼痛，有不适感，稍活动后消失	轻（1）	轻（1）
	有疼痛，稍活动后减轻	中（2）	中（2）
	疼痛明显，活动后不能减轻	重（3）	重（3）
行走时疼痛或不适	长途行走（＞1km）后出现不适感	轻（1）	轻（1）
	短途行走（＜1km）后出现	中（2）	中（2）
	一行走就疼痛，行走后疼痛加重	重（3）	重（3）
从坐位站立时疼痛或不适	有轻度疼痛或不适	轻（1）	轻（1）
	疼痛或不适明显，但不需要帮助	中（2）	中（2）
	疼痛明显，需要帮助	重（3）	重（3）
最大行走距离（可以伴痛行走）	＞1km，但有限	轻（1）	轻（1）
	300m～1km	中（2）	中（2）
	＜300m	重（3）	重（3）

症状	程度	治疗前	治疗后
日常活动	偶有困难	轻（1）	轻（1）
	时有困难	中（2）	中（2）
	不能	重（3）	重（3）
登上标准登机梯	能	轻（1）	轻（1）
	困难	中（2）	中（2）
	不能	重（3）	重（3）
走下标准登机梯	能	轻（1）	轻（1）
	困难	中（2）	中（2）
	不能	重（3）	重（3）
蹲下或弯曲膝关节	能	轻（1）	轻（1）
	困难	中（2）	中（2）
	不能	重（3）	重（3）
在不平的路上行走	能	轻（1）	轻（1）
	困难	中（2）	中（2）
	不能	重（3）	重（3）

（五）调护要点

1. 一般护理

（1）耐心细致向患者讲述疾病治疗及康复的过程、注意事项，介绍同种疾病不同个体成功的例子，消除紧张和顾虑，积极配合治疗和护理。

（2）注意休息，适当进行一些活动，以保持关节的活动功能。疼痛严重者应卧床休息，膝关节制动，软枕抬高下肢。

（3）膝关节注意保暖，勿受寒冷刺激，戴护膝保暖，保护膝关节。

（4）进行必要的锻炼，如练气功、游泳、散步等，以维持肌力和保持关节活动，但应注意避免过度活动引起损伤。

（5）患者因体位改变，出现剧烈的疼痛和功能障碍，应立即扶患者平躺，协助医生帮助患者松解关节，减轻疼痛。

（6）患者行走不方便，卧床期间要做好生活护理，定时洗头抹身、修剪指甲胡须，整理床单位，使患者舒适。

（7）饮食宜清淡易消化，多吃蔬菜水果，忌生冷、发物及煎炸品。

（8）膝关节肿胀较甚，疼痛加重，应警惕关节内积液。及时报告医生在局麻下抽出积液，并常规送检，加压包扎。

2. 辨证施护

（1）风寒湿痹证：卧床休息，膝关节制动、软枕抬高，做好生活护理。注意保暖，尤其是阴雨天气，戴护膝保护，病房温湿度适宜。观察膝关节肿胀、疼痛的变化。行膝关节穿刺抽液后要加压包扎，患肢减少活动。予祛风散寒的中药外洗患处，加强热疗、热敷。饮食宜祛风胜湿、温经通络之品，如姜蒜辣面条、防风葱白粥或牛膝、独活煲猪胰等，趁热食用，以汗出为度。中药汤剂宜温服。

（2）风湿热痹证：卧床休息，膝关节制动、软枕抬高，做好生活护理。观察膝关节肿胀、疼痛的变化。予祛风除湿清热的中药外洗或外敷患处。饮食宜祛风胜湿清热之品，忌食生冷、辛辣、滋腻之品。服用中药汤剂宜以不热为度。

（3）瘀血闭阻证：观察膝关节肿胀、疼痛的变化。患者卧床休息，不宜下地行走，做好生活上的护理，患肢软枕抬高。膝部予艾灸、热敷或推拿疗法，以达到活血通络止痛的目的。注意饮食，宜活血通络、温经壮阳之品，如参芪当归煲粥。中药汤剂宜温服。

（4）肝肾亏虚证：卧床休息，做好病情观察及安全防护措施，防止患者跌倒损伤。病房保持安静、舒适，避免噪声，保证患者得到充足的休息。关节酸痛可予理疗以缓解疼痛。头晕、耳鸣明显时，绝对卧床休息，保持情绪稳定，对症处理。食宜补益气血、益肝肾，可用熟地黄、当归、黄芪煲鸡汤，杜仲、牛膝煲猪脚筋，桃仁做粥。中药汤剂宜分次温服。

（5）肾虚血瘀证：卧床休息，头晕、耳鸣时绝对卧床休息，指导患者改变体位时动作宜缓慢，防止跌倒损伤。关节疼痛者可予中药封包、中药敷贴以活血化瘀。饮食宜清淡易消化，可选用川芎茶，即以川芎 3g，茶叶 3g，研细末，开水冲泡，代茶饮，每日 1 次。中药汤剂宜分次温服。

3. 日常生活注意事项

（1）减轻关节的负担：主要包括减肥，改变不良的饮食时间及饮食习惯，防止骨质疏松；避免引起疼痛的动作，如上下楼梯、爬山、长时间行走，可骑自行车运动；注意关节的保暖。

（2）加强肌力：肌力的增强可防止关节破坏与关节囊挛缩之后的关节屈伸障碍。

（3）最大限度地伸展和屈曲膝关节：防止膝关节粘连。

三、骨质疏松症

（一）病名解析

骨质疏松症属于中医学"骨痿"范畴，肾精亏虚为其主要病机。中医学认为，肾为先天之本，肾生髓，其充在骨。骨的生长、发育与肾精之盛衰密切相关，肾精充足则骨髓生化有源，骨得到骨髓的充分滋养而坚固有力；反之，凡是引起肾精亏虚的原因，如年迈、天癸已绝、先天禀赋不足、他病日久累肾、房劳过度等，都可使骨髓化源不足，不能濡养骨骼，形成骨质疏松症。肾为先天之本，脾为后天之本、气血生化之源，肾精依赖脾精的滋养才能得到补充。如饮食失调、久病等可致脾气受损，运化无力，水谷精微化生不足，不能滋养先天之精，无以充养骨髓，骨枯髓减，发生骨质疏松症。

　　骨质疏松症在维吾尔医里被称为"骨骼于木夏可力西西"（骨软化）、"骨骼卡瓦可力西西"（骨多孔症）、"骨骼可日西"（骨虚劳）。维吾尔医体液理论认为，体液在肝脏中合成并转化，是用于提供人体活动所需力量的物质总称。正常体液分为胡尼（血液质）、赛非拉依（胆液质）、白里海密（黏液质）和赛危大依（黑胆质）4种，体液在各种内外因素的影响下发生失衡，使得体液数量或质量发生异常变化从而引起疾病。维吾尔医认为，骨质疏松症是由异常黏液质和异常黑胆质停留在脉管、骨膜内，降低骨骼的库瓦依提台比业（营养力）、库外依提那密业（生长力）、库外依提木色维热（成形力）而引起的，所以临床上以异常黑胆质型和异常黏液质型最为多见。

（二）诊断

1. 疾病诊断

　　骨质疏松症是一种以骨量减少、骨组织微结构破坏、骨脆性增加，从而容易发生骨折的全身性骨病。其主要临床表现如下。

　　（1）腰背酸痛：初期表现为活动时出现腰背痛，此后逐渐发展到持续性疼痛，有时可伴有四肢放射性疼痛和麻木感。

　　（2）驼背：身材缩短，坐高与身高的比例缩小，这是骨质疏松的特点之一。

　　（3）骨折：骨折是骨质疏松的主要后果。

2. 辅助检查

　　（1）实验室检查：一般血清钙、磷水平均正常，有骨折时血清碱性磷酸酶稍升高。

　　（2）X线检查：X线片表现为全身骨密度下降，此时骨组织至少已丧失了30%～50%。椎体成双凹状；管状骨皮质变薄，髓腔扩大。脊柱椎体出现压缩性骨折后，可有下列4种表现：①双凹形中央形压缩性骨折。②前缘楔形压缩性骨折。③对称性横形压缩性骨折。④混合型骨折。正常情况下第2掌骨干中段骨皮质的厚度至少应占该处直径的一半，骨质疏松患者骨皮质的厚度减小。

　　（3）Nosland-Cameson单光子吸收仪：以I作为单能光子来源，根据骨组织和软组织吸收光子的差别，可以测定肢体内骨组织含量。以桡骨为例，正常情况下，桡骨近端干骺端95%为皮质骨、5%为松质骨，而远端干骺端则75%为皮质骨、25%为松质骨。最近还采用了双光子吸收仪，可以区分骨内脂肪组织和软组织成分之间的差别。

　　（4）双能定量CT扫描：定量CT扫描可以区别脂肪、软组织和骨组织，而双能定量 CT 扫描还可将骨组织中的软组织成分（骨髓）区分出来。

（5）双能 X 线吸收测定：双能 X 射线吸收技术（DEXA）具有扫描速度快、精密度与准确度高、放射性剂量低等优点，是目前各国测定骨密度、预测骨折发生率的精确而有效的方法，已广泛应用于临床。DEXA 可测定脊柱、股骨及全身骨量，标准部位是腰椎、股骨近端和桡骨远端，有较高的准确度和精度。患者接收的辐射剂量很低。该技术可用于一般诊断，也可作为早期诊断、监测病情和药物疗效之用。目前 DEXA 在骨密度测定中已经成为事实上的标准，通常是评价其他骨密度测定方法的基准和参考。一般认为，与骨性别峰值骨量相比，小于 2.5 个标准差即视为骨质疏松。

3. 中医证候诊断（2017 年，中国中医科学院广安门医院、中国中医科学院骨伤科研究所、中国中医科学院望京医院等，《原发性骨质疏松中医诊疗指南》）

（1）肾精不足证：患部酸楚隐痛，筋骨痿软无力，动作迟缓，早衰，发脱齿摇，耳鸣健忘，男子精少，女子经闭，舌淡红，脉细弱。

（2）脾肾气虚证：腰背酸痛，肢体倦怠无力，消瘦，少气懒言，纳少，大便溏薄，舌淡，苔白，脉缓弱无力。

（3）肝肾阴虚证：腰膝酸痛，膝软无力，驼背弯腰，患部痿软微热，形体消瘦，眩晕耳鸣，或五心烦热，失眠多梦，男子遗精，女子经少经闭，舌红少津，苔少，脉沉细数。

（三）治疗方案

1. 中医内治法

本病在辨证施治原则的指导下，可在中药中加入血肉有情之品，如鹿茸、紫河车、鳖甲等。

（1）肾精不足证

治法：益肾填精，强精壮骨。

方药：左归丸加减。阴虚火旺症状明显者，可与知柏地黄丸合用；肾阳虚症状明显者，加杜仲、狗脊、淫羊藿，或河车大造丸。

（2）脾肾气虚证

治法：健脾益肾。

方药：参苓白术散合右归丸加减。饮食不佳、胃脘不适者，加焦三仙等。

（3）肝肾阴虚证

治法：补益肝肾，强筋壮骨。

方药：骨松八味饮。药物组成：巴戟天 10g，淫羊藿 10g，龙骨 15g，牡蛎 15g，骨碎补 10g，鸡血藤 10g，鹿角胶 3g，枸杞子 10g。《景岳全书》云："善补阴者，必于阳中求阴,则阴得阳升,而泉源不竭。"方中巴戟天、淫羊藿、骨碎补补肾阳、强筋骨为君,以达阳中求阴之用;龙骨、牡蛎平肝潜阳、敛阴固涩,为臣;鹿角胶、枸杞子滋补肝肾、益精养血,以制君臣阳过,为佐;鸡血藤活血补血、舒筋通络,为使。诸药合用,具有补益肝肾、强筋壮骨的作用。

附:益元壮骨膏方(图 5-20)

吕发明根据多年的临床经验,认为骨质疏松症的病机为肾脾虚,周身疼痛为血瘀所致,故治疗上强调补肾壮骨、益气健脾、活血调肝止痛,创制了益元壮骨膏方。药物组成:补骨脂 12g,益智仁 12g,牛膝 10g,熟地黄 12g,泽泻 10g,山药 12g,茯苓 12g,山茱萸 12g,牡丹皮 10g,杜仲 12g,鸡血藤 15g,鹿衔草 15g,当归 12g,川芎 10g,阿胶 30g,鹿角胶 15g。颈项部痛者加白芍 30g,甘草 10g,葛根 15g;腰背痛者加牛膝 15g,桑寄生 30g;膝痛者加防己 10g,伸筋草 15g;踝部痛者加木瓜 10g,薏苡仁 10g,黄芪 15g;兼有风湿者加秦艽 10g,淫羊藿 10g,桂枝 10g。

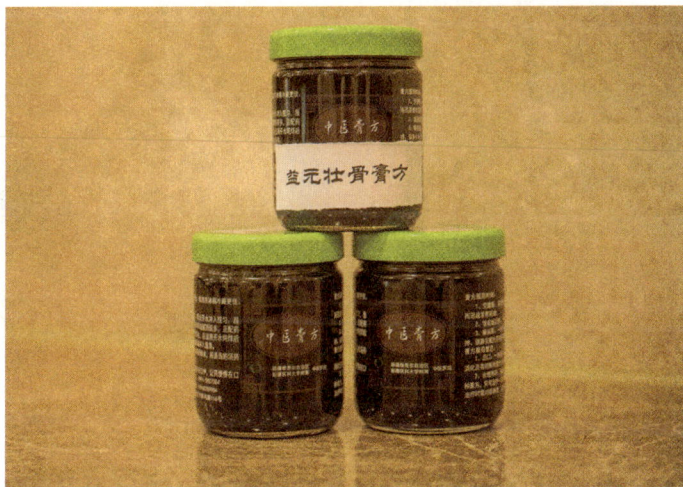

图 5-20 益元壮骨膏方

2. 外治法

依据患者病情,可选择单个外治法或多个外治法以及与中医内治法相结合治疗。

(1)督灸(图 5-21):骨质疏松症与肾虚有关,其临床症状以腰背痛为主,《黄帝内经》中对其病机的阐述为"骨痹,举节不用而痛"。痛为虚痛,故痛势隐隐,绵延不绝;精舍神,精衰则神弱而致神疲乏力;精虚则不能化气,鼓励血脉无力,气血不行,痹阻经络而致腰背肢骨疼痛。督脉为"阳脉之海",为肾之精气之通路,督脉又赖肾之精气之涵养、充实,若肾之精气亏虚,则督脉必空疏。张锡纯《医学衷中参西录》曰:"肾虚者,其督脉必虚,是以腰疼。"《素问·骨空论》云"督脉生病治督脉,治在骨上",提示了本病的治疗靶点——督脉、骨,而《素问·调经论》"病在骨,焠针药熨"，就提示了具体治法——药熨。研究发现，督脉循行于脊里，入络于脑，与脊髓有密切的联系，督脉的第二、三分支又分别属于或联络于肾。

骨质疏松症患者腰背痛正是由于肾虚精亏，督脉阻滞，因正虚而生邪，痰湿阻于气机，瘀浊滞于血脉，"至虚之处，便是留邪之所"，督脉为之阻滞而导致。骨质疏松症患者肝肾阴虚多见为虚寒证，利用"寒者温之"通过督灸长时间的穴位温热刺激作用，改善血液循环，从而改善骨代谢，使得骨髓在一定时间内得以充盈，而达到治疗虚寒证的目的。故骨质疏松症的发生亦与督脉有关，灸督脉能够有效治疗骨质疏松症。

督灸治疗骨质疏松症可结合子午流注学说，督灸的最佳时机应为酉时（17：00～19：00），十二经脉气血于酉时注入肾经，肾气于时开始转旺，即酉时为肾所主时，此时肾经气血旺盛，肾藏生殖之精和五脏六腑之精，人体于此时进入注入贮藏精华的阶段，有利于储存一日的脏腑之精华。酉时行督灸能够有效改善骨质疏松患者腰背痛症状，并能在疼痛缓解后进一步改善患者各方面的功能障碍，有效提高患者的生活质量。

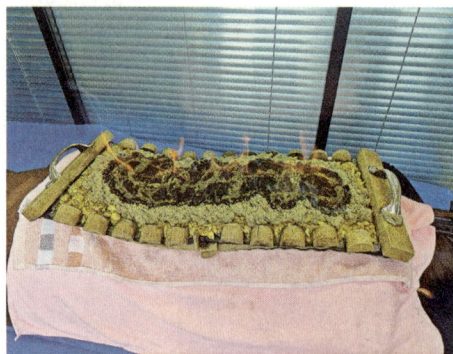
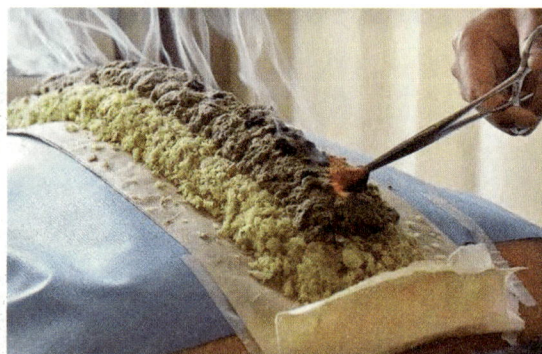

（a）　　　　　　　　　　　　　　　　　（b）

图 5-21　督灸

1）禁忌证：①背部有创伤、溃疡者禁用。②对药物或敷料成分过敏者禁用。

2）操作要点：①选择体位：患者裸背俯卧于床上。②取穴：术者用拇指指甲沿脊椎尖端按压"十"字痕迹。③消毒：75% 乙醇棉球沿施术部位自上而下消毒 3 遍。④涂抹姜汁：沿施术部位涂抹姜汁。⑤撒督灸粉：沿施术部位撒督灸粉，使之呈线条状。⑥覆盖桑皮纸：将裁好的桑皮纸覆盖在药粉上面。⑦铺姜泥：将姜泥铺在桑皮纸上，然后塑成厚度 2～3cm、宽 8～10cm 的长条状姜墙。⑧放置艾炷：在姜墙上面放置橄榄形艾炷。⑨点燃艾炷：点燃艾炷的上、中、下 3 点，任其自燃自灭。⑩换艾炷：连续换 3 壮。换 3 壮艾炷后移去姜泥，用温毛巾擦去药粉，患者穿衣平躺休息。

3）操作注意事项：①患者取舒适的体位：由于督灸时间长且不能随意活动，所以治疗前患者取舒适体位很重要。一般在患者胸部下方和额头下方各置一个枕头，双臂置于头部两侧，双手自然放于头部前方。胸部下面的枕头可以使肩关节自由活动而不会产生疲劳感，额头下面的枕头可以使呼吸畅通。②做好取穴标记：一定要按顺序做好脊椎尖端的"十"字标记，按标记撒药粉，按药粉铺姜泥，避免因脊柱侧弯而影响疗效。③乙醇消毒环节必不可少：乙醇不仅有消毒的作用，还具有扩张局部血管的作用，加速皮肤对药物的吸收，达到事半功倍的效果。④涂抹姜汁：姜汁不仅可以刺激穴位，还具有皮试作用。有些人对姜特别敏感，如果不涂抹姜汁，直接铺姜施灸后果将不堪设想，所以在涂抹姜汁时，一定要与患者及时沟通交流，询问其感受。⑤撒督灸粉：一定按"十"字印记，而且成条状，这样铺桑皮纸时才能看出穴位走向，不至于偏离穴位和经脉方向。⑥铺姜泥：这是督灸的重要环节，姜墙一定不能松散，否则无法放艾炷。姜泥厚度 2～3cm、宽 8～10cm，过厚导热不佳，过薄容易烫伤，过窄艾炷容易滑落烧伤患者。⑦艾炷：姜泥上的艾炷一定是橄榄形，而且要首尾相连。这样点燃的橄榄形艾炷产生的热能就会像大海的波涛一样起伏不断，持续刺激人体督脉。⑧全程监控：施灸中点燃的艾炷脱落是督灸中最严重的责任事故，严重时可导致烧伤，所以施灸过程中要严密观察，灸前嘱咐患者不动或少动，活动之前要告知术者，以防止意外发生。⑨及时了解患者的感受：操作时要多与患者沟通，及时了解其感受，掌控督灸的进程，避免燃烧过快导致烫伤或燃烧过慢影响疗效。

4）操作后注意事项：①饮食清淡，忌食肥甘厚腻之品，如各种肉类。②忌海鲜、酒、香菜、辣椒等发物。③忌喝冷饮、吹空调、吹风扇等。④24 小时内禁洗冷水澡，注意保暖。

（2）埋沙疗法（图 5-22）：体液学说是维吾尔医的主要基础理论，体液是指人体在自然界火、气、水、土四大物质和人体气质的影响下，以各种营养物质为原料，通过肝脏的正常功能产生的 4 种体液，即胆液质、血液质、黏液质和黑胆质。体液在人体整个生命中不断地消耗和补充，保持一定比例的平衡，从而维持身体的正常状态。各种体液之间的平衡是相对的，对抗是绝对的。如果 4 种体液在各自的数量和质量上失去平衡，则会导致病理状态的产生，其中黏液质异常变化引起多种湿汗性疾病。维吾尔医认为干热型地区的热沙其性质是干热性的，可以祛除体内的湿寒性异常黏液质，从而起到治病作用。

1）禁忌证：①妇女月经期和妊娠期，大汗、饥饿、饱食及过度疲劳者，昏迷、急性传染性疾病、恶性肿瘤、严重心脏病、严重高血压、呼吸困难及有出血倾向者，眼部肿瘤、眼出血、急性结膜炎，有大范围感染性病灶并已化脓破溃者禁用。②肢体末梢感觉异常者慎用。

2）操作要点：①在沙池中挖一个与患者体型相当的沙坑，深度约 30cm，长度 1～1.5m，宽度 70～80cm。②患者身体卧于其中，用沙子覆盖患者胸部以下，四肢部位的盖沙厚度为 15～20cm，胸部以下的盖沙厚度为 6～8cm。③埋沙的时间，初期多为 30 分钟，以后可逐次增加。一般 30 分钟调换一个沙坑，每次从沙坑出来之后用热沙子擦干身上的湿汗，稍休息待全身汗水干后继续埋入沙坑，每天 1 ~ 2 次，每次调换 2 ~ 3 个沙坑。④埋沙的时间、次数、深度以个人的耐受程度为宜。一般 15 ~ 20 天为 1 个疗程，连续 3 ~ 5 年沙疗效果更好。

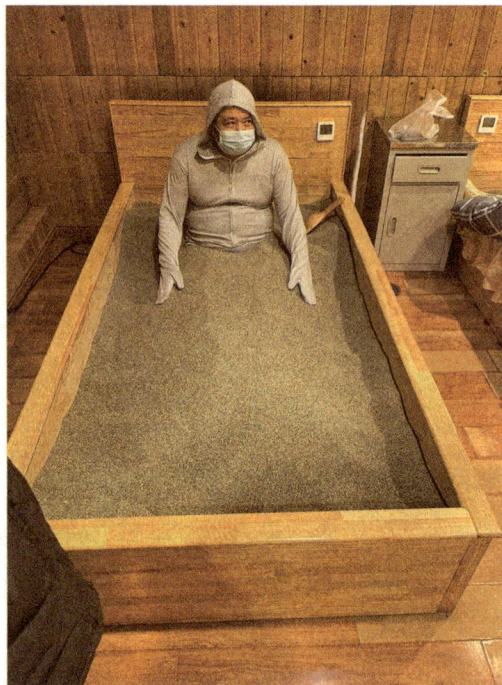

图 5-22　埋沙疗法

3）注意事项：①凡埋沙治疗的患者，沙疗开始之前必须接受医生检查，有禁忌证者不得埋沙。②埋沙期间为预防中暑，可多喝加少量盐的温水。③不得空腹埋沙，沙疗期间应加强营养，不得喝冷饮和酒类饮料。④埋沙初期，时间不宜过久。如埋沙期间出现头晕、眼花、心慌、恶心、呕吐等症状，应及时离开沙场，暂时停止沙疗，并接受医生的检查。⑤埋沙期间可以涂擦适合病情的外用药。⑥每次沙疗完回病房之前，需要等身上的湿汗干了，穿好外衣或身上覆盖外套之后才能离开沙场，回去后不能用凉水洗澡。⑦埋沙期间定期进行药浴可提高沙疗的效果。⑧有些患者沙疗初期感到原有病症加重或身上出现红疹，适应治疗几天之后会自行消失。

4）常见意外情况的预防及处理

①烫伤

［临床表现］局部皮肤出现大小水疱或破溃。

［预防措施］a. 沙疗温度不宜过热。b. 肢体末梢感觉异常者慎用此法。

［处理措施］a. 立即停止沙疗。b. 若局部出现小水疱，无需处理，可自行吸收。c. 水

疱较大者，消毒局部皮肤后，用无菌注射器吸出液体，覆盖无菌敷料，保持局部干燥，防止感染。

②低血糖

［临床表现］头晕、胸闷、心慌、气促等。

［预防措施］患者不宜空腹沙疗，进餐前后30分钟内不宜进行沙疗。

［处理措施］立即停止沙疗，协助患者平卧，喝糖水或温水，更换干衣服，保暖。

（3）敷贴（孜玛得）疗法：见本章第五节下面"股骨头坏死"的相关内容。

（4）火疗（库艾杜尔）疗法：见本章第五节下面"股骨头坏死"的相关内容。

（四）疗效评价

1. 中医证候疗效评价标准

中医证候疗效评价可采用中医证候积分表（表5-7）。中医证候疗效率=（治疗前分数 - 治疗后分数）/治疗前分数×100%。中医证候总有效率=（全部受试者数量 - 无效受试者数量）/全部受试者数量×100%。舌脉只记录不评分。

（1）临床痊愈：中医临床症状基本消失，证候疗效率≥95%。

（2）显效：中医临床症状明显好转，95% ＞证候疗效率≥70%。

（3）有效：中医临床症状有好转，70% ＞证候疗效率≥30%。

（4）无效：中医临床症状无好转，甚至进展，证候疗效率＜30%。

表5-7　中医证候积分表

	证候	评分			
		无（0分）	轻（2分）	中（4分）	重（6分）
主证	腰背疼痛				
	腰膝酸软				
	畏寒肢冷				
	证候	评分			
		无（0分）	轻（1分）	中（2分）	重（3分）
次证	精神萎靡				
	夜尿频多				
	目眩				
	下肢浮肿				
	发槁齿摇				
舌脉	舌				
	脉				

2. 综合疗效评价标准

可结合视觉模拟评分法（VAS）和骨密度指标（表5-8，表5-9）进行综合疗效评价。

（1）显效：受试者疼痛完全消除，并且BMD增高。

（2）有效：受试者疼痛有减轻，但未完全消除，并且BMD增高。

（3）无效：受试者疼痛无缓解，或BMD无升高甚至下降。

注：综合疗效总有效率=（全部受试者数量–无效受试者数量）/全部受试者数量×100%。

表5-8　视觉模拟评分法（VAS）

分值	0	1	2	3	4	5	6	7	8	9	10
结果											

注：由患者打勾，记录人员记录分值，并规定0分为无痛，1～3分为轻度疼痛，4～7分为中度疼痛，8～10分为重度疼痛。

表5-9　骨密度指标

骨密度（腰椎）	治疗前	治疗后
T值		
T值		
T值		

（五）调护要点

1. 生活调护

运动可促进人体的新陈代谢，进行户外运动及接受适量的日光照射有利于钙的吸收，运动中肌肉的收缩直接对骨骼进行牵拉，有助于增加骨密度。

2. 饮食调护

（1）注意合理膳食，多食富含钙、磷的食物。

（2）供给机体充足的维生素D及维生素C，它们在骨骼代谢上具有重要的调节作用。

（3）摄取过多的盐会增加钙的流失，故饮食应低盐、清淡，并忌辛辣、过咸、过甜等刺激性食物。

（4）吸烟会影响骨峰的形成，过量饮酒不利于骨骼的新陈代谢，喝咖啡、浓茶及含碳酸饮料能增加尿钙的排泄，影响身体对钙的吸收，故应禁烟、禁酒，少喝咖啡、浓茶及含碳酸饮料。

3. 骨松八式功法锻炼

功法归属于中医导引的范畴,自古有之,其以中医理论为基础,注重整体观,外练筋骨肌肉,内调意念呼吸,在骨质疏松症的防治上起到了重要作用。我们以"肝肾同治,筋骨平衡"理论为指导,将康复疗法、八段锦、五禽戏及太极的相关动作进行整合,创制了骨松八式功法。该功法可以改善骨质疏松症患者的肌肉力量,调节动态平衡功能,从而降低跌倒风险及骨折发生率,方便骨质疏松症患者进行居家预防和治疗。

(1)动作

1)第一式:双脚分开,与肩同宽,脚尖朝前;双上肢平伸,与肩齐高;双手扶墙蹲起为1次,共做8次。此式可锻炼下肢的肌肉。

2)第二式:两足横开,两膝下蹲,呈"骑马步";双手握拳,拳眼向下;左拳向前方击出,顺势头稍向左转,两眼通过左拳凝视远方,右拳同时后拉,与左拳出击形成一种"争力";随后,收回左拳,击出右拳,要领同前。反复6次。此式可疏泄肝气,锻炼肢体的肌肉力量及协调平衡能力。

3)第三式:左脚向左侧横开一步,两膝下蹲,呈"骑马步";左手侧举掌心朝下,与肩同高;右肘屈曲,右手握空拳,拳面朝内,与右乳平高,呈拉满弓状,两眼凝视左手远方;稍停顿,随即身体上起,两手顺势归于体侧,并同时收回左腿,还原成自然站立。右式动作与左式相同,方向相反,一左一右为1次,共做3次。此式可养护肾气,疏泄肝气,锻炼肢体的肌肉力量及协调平衡能力。

4)第四式:左腿向左迈开半步,屈膝,脚尖外展踏实,右腿伸直蹬实;身体左转,轻弯腰,两掌握空拳,左臂弯曲,外展平伸,肘抵靠左腰侧,右臂举至头前;身体右转,左脚收回,开步站立,两手自然下落于体侧。一左一右为1次,共做3次。此式可养护肾气,疏泄肝气,锻炼腰背部的肌肉力量。

5)第五式:左脚向前迈出一步,脚跟着地,右腿屈膝下蹲,成左虚步;上体前倾,两手成爪状向前下扑至膝前两侧;随后上体抬起,左脚收回,开步站立,两手自然下落于体侧。一左一右为1次,共做3次。此式可助肾气化,疏泄肝气。

6)第六式:左腿挺膝,伸直站立,两眼凝视前方;右腿屈膝,外展抬起,自然呼吸5次,右膝下落。同理,左右互换,交替站立为1次,共做3次。此式可疏泄肝气。

7)第七式:两腿挺膝,伸直站立,两掌心向内沿颈部两侧向下划至臀部;上体前俯,沿腿后向下划经脚两侧,两掌沿地面前伸;上体抬起,两手自然下落于体侧。此为1次,共做3次。此式可养护肾气。

8)第八式:十趾抓地,两脚跟提起,头往上顶,两眼凝视前方,两脚跟自然下落,轻震地面,一起一落为1次,共做7次。此式可疏泄肝气,锻炼小腿后方肌群的力量，提高身体的平衡能力。

（2）择时配音治疗：《中藏经》云，"阳始于子前，末于午后；阴始于午后，末于子前。阴阳盛衰，各有其时，更始更末，无有休息。人能从之，亦智也"，提示阴阳盛衰因时而异。王继先认为疾病的治疗应该结合阴阳盛衰时间规律而定，故骨松八式功法可以选择在酉时，即肾经当令时（17点至19点）锻炼。《灵枢·经别》云："黄帝问于岐伯曰：余闻人之合于天道也，内有五脏，以应五音……"王继先指出，合适的音乐对疾病的治疗有所帮助。针对肝肾亏虚型骨质疏松症患者，可选用入肝、肾的羽、角音，如《流水行云》《梅花三弄》等。

［1］苗德胜，吕发明.中医骨伤学术流派渊源与创新发展［M］.北京：中国中医药出版社，2022.

［2］孟庆才，吕刚，马丽.维医学理论及中维医结合理论探索之我见［J］.中国民族医药杂志，2006，5（3）：7-11.

［3］艾力肉孜.维吾尔医学基本理论探索［J］.中国民族医药杂志，1998，4（2）：3-5.

［4］帕提古力·阿布拉.维吾尔医体液学说的生理学意义探讨［J］.中国民族医药杂志，2008，6（6）：13-14.

［5］阿尔根别克·艾尼瓦尔，马尔江·马迪提汗.哈萨克医阿勒特吐格尔学说（六元学说）与人体生理病理［J］.中国民族医药杂志，2013，11（11）：1-6.

［6］海拉提·哈力毛拉，迪娜·阿里汗，木拉提·巨尼斯.浅谈哈萨克民族医药理论［J］.中国民族医药杂志，2013，6（6）：1-5.

［7］郭成功，陈堃.回族医药的定位［J］.中国民族医药杂志，2012，3（3）：65-67.

［8］傅景华.再论回回医道中的过程论思想［J］.中国民族医药杂志，2002，8（4）：1-3.

［9］侯荔桉，贾孟辉，丁婷婷.中国回医药四液学说的源流探析［J］.现代中医药，2018，38（3）：64-66.

［10］妥斯根.蒙医发展进程研究［J］.中国民族医药杂志，2022，28（7）：54-57.

［11］关宝柱，白玉华.简述蒙医治疗疾病的特点［J］.中国民族医药杂志，2017，9（9）：57-59.

［12］张强，卢洁，张天民.基于人体弓弦力学解剖系统理论的颈椎病病理构架研究［J］.中国医药导报，2018，15（21）：146-149.

［13］Gartlehner Gerald，Patel Sheila V，Reddy Shivani，et al. Hormone Therapy for the Primary Prevention of Chronic Conditions in Postmenopausal Persons: Updated Evidence Report and Systematic Review for the US Preventive Services Task Force［J］.JAMA，2022，328：1747-1765.

［14］石秀娥，方国恩，杨克虎，等.骨质疏松症康复指南（下）［J］.中国康复医学杂志，2019，34（12）：1511-1519.

［15］张如云.新疆地区2454例老年骨折患者流行病学特征分析［D］.石家庄：河北医科大学，2014.

［16］张献方，吾兰·塞塔合买提，高静.哈萨克医学骨伤科特色治疗方法举隅［J］.新疆中医药，2020，38（5）：61-63.

［17］包金山，包占宏，包科尔沁夫.蒙医正骨［M］.赤峰：内蒙古科学技术出版社，2015.

后记

　　中华民族是一个大家庭，汉族及各少数民族共同生活在新疆这片生机盎然的土地上，创造了灿烂的文化及艺术。虽然各民族有各自的风俗习惯及礼仪，但它们又是相互融合的，你中有我，我中有你，互相学习、借鉴。就维吾尔医药、哈萨克医药、回医药、蒙医药等传统民族医药而言，它们虽然各自的理论不同，但都是从宏观上认识疾病，强调人与自然密切相联的整体观、平衡观，治疗以治中、调和、求同、纠偏、以平为期为总基调。

　　新疆西域骨伤流派的创立首先是存在各民族医药融合的沃土，然后有中原中华民族发源地文化的滋养，有勤劳、拼搏、男干奉献的一代代中医骨伤人。新疆西域骨伤流派的形成，正是高举平乐正骨这个大旗，将我们的学术思想、理论与实践经验与新疆主要少数民族医药骨伤治疗经验、技法整合在一起，为我所用。这项工作虽已初具规模，但融合的深度还远远不够：首先，各民族医药理论不同，如何准确地找到共性，在哪些方面可以结合还需要不断深入地去探索和研究。其次，各民族医药伤科注重外治法，在外治法方面的内容较丰富，但因各医学理论不同，用药指导思想各异，药物组合不同，因此目前很难自如地掌握、应用各少数民族医药方药的适应性，所以在少数民族内服药物的应用方面着墨不多。

　　万事开头难，我们已经迈出了第一步，虽然步履有些艰难，但在攀登的道路上我们会不断地努力，深入地工作，为新疆的中医骨伤事业添砖加瓦，做出我们自己微薄的贡献。

吕发明

2025 年 4 月